»Du hast die Pflicht, gesund zu sein!«

Schriftenreihe zur Medizin-Geschichte, Bd. 18

Herausgegeben von Kristina Hübener für die
Brandenburgische Historische Kommission e. V.

Thomas Beddies

»Du hast die Pflicht, gesund zu sein!«

Der Gesundheitsdienst der Hitler-Jugend 1933–1945

be.bra
wissenschaft verlag

Bibliografische Informationen der Deutschen Nationalbibliothek
Die Deutsche Nationalbibliothek verzeichnet diese Publikation in der Deutschen Nationalbibliografie; detaillierte bibliografische Daten sind im Internet über http://dnb.d-nb.de abrufbar.

KulturBrauerei Haus 2
Schönhauser Allee 37, 10435 Berlin
post@bebraverlag.de
Redaktion des Bandes: Matthias Zimmermann
Redaktion der Reihe: Dr. Kristina Hübener
Umschlaggestaltung: hawemannundmosch, bureau für gestaltung, Berlin
Satz: typegerecht berlin, Berlin
Schrift: Walbaum 9,5 pt, DIN Mittelschrift
Druck und Bindung: Friedrich Pustet, Regensburg

ISBN 978-3-937233-62-8
ISSN 1611-8456

www.bebra-wissenschaft.de

Inhaltsverzeichnis

Danksagung

Die vorliegende Arbeit ist die überarbeitete und leicht gekürzte Fassung meiner Habilitationsschrift, die Anfang 2009 von der Medizinischen Fakultät der Charité – Universitätsmedizin Berlin angenommen wurde.

Mein besonderer und vorzüglicher Dank gilt Prof. em. Dr. med. Eduard Seidler (Freiburg) – meinem „Habilitations-Vater". Ihm verdanke ich nicht nur die Anregung zu der vorliegenden Studie, sondern auch eine mehrjährige, immer aufbauende und lehrreiche Begleitung meiner Arbeit. Vieles wird leichter, wenn man in dieser Weise bestärkt wird.

Zu danken habe ich darüber hinaus Johanna Bleker, Volker Hess, Gerhard Baader, Robert Giel, Peter Schmiedebach und Klaus von Fleischbein-Brinkschulte, die Teile des Manuskripts gelesen und mit mir diskutiert haben. Ich danke den Kolleginnen und Kollegen des Berliner Instituts für Geschichte der Medizin, denen ich im Rahmen unseres internen Colloquiums Aspekte der Arbeit vorstellen durfte.

Den Mitarbeiterinnen und Mitarbeitern der besuchten Archive und Bibliotheken danke ich für eine hervorragende Betreuung. Den Bibliothekarinnen des Berliner Instituts für Geschichte der Medizin – Almuth Kliesch, Jutta Buchin und Melanie Scholz – bin ich für zahlreiche Hilfestellungen bei der Literaturbeschaffung verpflichtet.

Kristina Hübener und dem be.bra wissenschaft verlag danke ich für die Aufnahme der Arbeit in die Schriftenreihe zur Medizingeschichte; Matthias Zimmermann für eine immer angenehme und kompetente Betreuung seitens des Verlags.

Ich danke natürlich meiner Familie, die das Päckchen jederzeit mitgetragen hat. Meiner Frau Anja sei die Arbeit gewidmet.

„Nur der Jugend gelang, was theoretisch nie hätte gelingen können und sich gedanklich auch nicht widerspruchslos verteidigen lässt, die Verschmelzung Nietzsches und Marx' im Lebensgefühl heroischer Gemeinschaftsbejahung. Allerdings hätte sich weder Nietzsche noch Marx darin wiedergefunden. Vom einen kam der antidemokratische Geist, die Verpflichtung zur Form, Exklusivität, die Sehnsucht nach Größe, Aufopferung, Irrationalität, vom anderen (wenn auch fälschlich verabsolutierte) Gesellschafts- und Zivilisationsfeindschaft, eschatologische Haltung und Liebe zu den Armen. Die Synthese aus beiden lässt freilich keinen Individualismus, keine Massenverachtung, keine rücksichtslose Geistverneinung um des schöpferischen Lebens willen, auch keinen Materialismus, keine Dogmatisierung des wirtschaftlichen Betriebes mehr zu. Eine neue Jugend war da, körperlich ertüchtigt, aber ganz und gar geistgläubig, Pharisäer, wo die Väter large, religiös, wo diese aufgeklärt, ernst und enthaltsam bis zum Haß gegen Freiheit, wo sie feuchtfröhliche Burschen und Bohemiens gewesen waren."

Helmuth Plessner, Grenzen der Gemeinschaft.
Eine Kritik des sozialen Radikalismus, S. 36

Einführung

Die Jugend trägt als Jugend die Zukunft in sich. Noch bis weit in das 19. Jahrhundert hinein war diese auf allgemeiner Lebenserfahrung der Älteren beruhende Banalität mit der Vorstellung einer Weitergabe von Kenntnissen und Lebensart im Aufeinanderfolgen der Generationen ebenso verbunden wie mit der Idee einer „natürlichen" Rangfolge, die vom Primat des Alters und der Erfahrung bestimmt wurde. Die Selbstverständlichkeit einer Tradierung ideeller und materieller Werte, die klassen- und geschlechtsspezifisch an Kinder und Kindeskinder weitergegeben wurden, verlor jedoch in den ersten Jahrzehnten des 20. Jahrhunderts zunehmend an Gültigkeit. Die Jugend erhob Anspruch auf Vorstellungen und Lebensformen außerhalb der immer stärker urban und industriell geprägten Gesellschaft und präsentierte in klarer Absetzung vom Althergebrachten und den älteren Generationen eigene Lebensentwürfe, die unter dem Oberbegriff „Jugendbewegung" eine nachhaltige Wirkung auf Politik und Kultur bis in die 1930er Jahre hinein ausübten. Die historische Jugendforschung hat sich dieses Phänomens und seiner bis heute wahrnehmbaren Reflexe vornehmlich hinsichtlich seiner soziologischen, pädagogischen und kulturellen Ausprägungen umfangreich und intensiv arbeitend angenommen.[1]

In der vorliegenden Untersuchung geht es dagegen um eine andere, die biopolitische Komponente der Jugendbewegung, die sich in einer Hervorhebung natürlicher Lebensweisen und dem Aufkommen eines neuen Körper- und Gesundheitsbewusstseins junger Frauen und Männer manifestierte. Zu Beginn des 20. Jahrhunderts betrat die Jugend, so Heiko Stoff in seiner Hamburger Dissertation, „die gesellschaftliche, kulturelle und politische Bühne als durch und durch biologisches Wesen"[2]. Eine Einschätzung, die schon in zeitgenössischen Bewegungen Ausdruck fand: „Jugend ist Revolution nicht allein im übertragenen Sinne. Jugend ist physische Revolution, Revolution des gesamten Wesens."[3] Tatsächlich war der Gedanke, dass sich „Jugendlichkeit" – Vitalität und Leistungsstärke, Enthusiasmus und Entschlusskraft

1 Vgl. zur neueren historischen Jugendforschung: Winfried Speitkamp, Jugend in der Neuzeit. Deutschland vom 16. bis zum 20. Jahrhundert, Göttingen 1998; Mark Rosemann (Hrsg.), Generations in Conflict. Youth Revolt and Generation Formation in Germany 1770–1968, Cambridge 1995; Heinz Hermann Krüger, Handbuch der Jugendforschung, Opladen 1992; immer noch gültig: Detlev J. Peukert, Jugend zwischen Krieg und Krise, Köln 1987.

2 Heiko Stoff, Ewige Jugend. Konzepte der Verjüngung vom späten 19. Jahrhundert bis ins Dritte Reich, Köln/Weimar/Wien 2004, S. 219.

3 Georg Engelbert Graf, Jung und alt in der proletarischen Jugendbewegung (= Proletarische Jugend. Sammlung sozialistischer Jugendschriften, H. 4), Berlin 1922, S. 17.

der Jugend – im „Volkskörper“ auszubreiten und durchzusetzen habe, um die gesellschaftliche Erstarrung und politische Schwäche zu überwinden, in seiner unmittelbaren Bildhaftigkeit naheliegend. Der kultur- und biopolitische Erneuerungs- bzw. „Verjüngungs“-Gedanke konnte sich auf diesem Wege sogar mit der Metapher „Jugendlichkeit“ verbinden, ohne dass diese an die „soziologisch fassbare Alterskohorte“[4] als Akteurin gebunden blieb. Diesen Effekt nutzte – bewusst oder unbewusst – in den 1920er Jahren auch die „frische“ und „unverbrauchte“ nationalsozialistische Bewegung, deren Anhänger „begeistert“ und „entschlossen“ angetreten waren, das „Alte“ und „Morsche“ beiseite zu wischen. „Jung“ durfte sich nennen, wer „fanatisch“ und „rücksichtslos“ mittat; „alt“ war, wer „die Zeichen der Zeit nicht erkennend“ beiseite stand.[5]

Allenfalls rhetorisch noch auf die vor 1933 typische Marginalisierung von Standes- und Geschlechtergrenzen innerhalb der Jugendbewegung Bezug nehmend,[6] wurde die deutsche Jugend von der dauerhaft „jungen“ nationalsozialistischen Bewegung nach der „Machtergreifung“ gleichgeschaltet; die scheinbar zugestandene eigene Verantwortung („Jugend muß durch Jugend geführt werden!“[7]) wurde in der Einheitsorganisation Hitler-Jugend im Führerprinzip realisiert und damit zugleich aufgelöst. Die Hitler-Jugend war eine obligatorische oder quasi-obligatorische Massenorganisation, die sich nie von pädagogischer und ideologischer Führung und Kontrolle befreien und in diesem Sinne auch zu keiner Zeit zu einer autonomen jugendkulturellen Bewegung werden konnte und durfte.[8] Im Vordergrund der Beschäftigung mit der Jugend stand vielmehr ihr Nutzen für die Nation, der sich vorrangig in optimierter physischer Leistungsfähigkeit und „wertvollen“ Erbanlagen ausdrückte und mit einer Utopie vom perfekten Körper und einer hochgezüchteten Herrenrasse einherging.

Im Folgenden soll es darum gehen, der Programmatik und den konkreten Ausprägungen dieser völkischen Utopie des „Neuen Menschen“[9] am

4 Stoff, Ewige Jugend, S. 217.

5 Zitate aus: Victor Klemperer, LTI. Notizbuch eines Philologen, 12. Aufl., Leipzig 1993, passim.

6 Vgl. Joachim Schmitt-Sasse, „Der Führer ist immer der Jüngste“. Nazi-Reden an die deutsche Jugend, in: Thomas Koepner/Rolf-Peter Janz/Frank Trommler (Hrsg.), „Mit uns zieht die neue Zeit“. Der Mythos Jugend, Frankfurt am Main 1985, S. 128–149.

7 Motto zu: Baldur von Schirach, Die Hitler-Jugend. Idee und Gestalt, Berlin 1934.

8 In diesem Sinn ist die Hitler-Jugend auch als entpolitisiert zu bezeichnen und befand sich damit in einer Tradition der deutschen Jugendbewegung, die der ehemalige Wandervogel Walter Benjamin rückblickend als „Regression aus der sozialen in die natürliche und biologische Realität“ bewertete (Walter Benjamin, Rückblick auf Stefan George, in: Rolf Tiedemann u.a. (Hrsg.), Walter Benjamin. Gesammelte Schriften, Bd. III, Frankfurt am Main 1991, S. 392–399, hier S. 392 f.).

9 Zum Begriff des „Neuen Menschen“ vgl. Alexandra Gerstner/Barbara Könczöl/Janina Nentwig (Hrsg.), Der Neue Mensch. Utopien, Leitbilder und Reformkonzepte, Frankfurt am Main u.a. 2006; Bernd Wedemeyer-Kolwe, Der Neue Mensch. Körperkultur im Kaiserreich und in der Weimarer Republik, Würzburg 2004 (aus sporthistorischer Sicht); Karl Otto Hondrich, Der Neue Mensch, Frankfurt am Main 2001; anschaulich außerdem: Nicola Lepp/Martin Roth/Klaus Vogel (Hrsg.), Der neue Mensch. Obsessionen des 20. Jahrhunderts (= Katalog zur Ausstellung des Deutschen Hygiene-Museums Dresden), Ostfildern-Ruit 1999.

Beispiel der „Gesundheitsführung“ der Hitler-Jugend nachzugehen, ihre Wirkungen aufzuzeigen und Nachwirkungen zu belegen. Dabei wird davon ausgegangen, dass die „Gesundheitsführung“ – anders als die medizinische Versorgung der Bevölkerung im engeren Sinne – im NS-Staat als politisch-ideologische Aufgabe galt, die dementsprechend von der Partei („Hauptamt für Volksgesundheit“) zu übernehmen war: „Wenn die Aufgaben des Staates auf innerpolitischem Gebiet in der Ordnung, Verwaltung und Sicherung des völkischen Lebens bestehen, so hat die Partei den Auftrag, den deutschen Menschen auf allen Gebieten seiner Lebensäußerung zu führen und ihn zur Erfüllung seiner politischen und biologischen Aufgabe zu erziehen.“[10] Folglich wurde unter „Gesundheitsführung“ tatsächlich nicht nur „die Erhaltung der Anlagen und der Leistungskraft unter den veränderlichen Bedingungen der Umwelt“ verstanden, sondern darüber hinaus „die Entfaltung aller Anlagen zu Höchstleistungen und die Verbesserung des Anlagenbestandes von Geschlecht zu Geschlecht“.[11]

Forschungsstand und Materiallage

Die Gesundheitspolitik im Nationalsozialismus ist in der jüngeren Vergangenheit Gegenstand einer großen Anzahl von Untersuchungen gewesen;[12] und auch zur Kinder- und Jugendwohlfahrt in der Zeit zwischen 1933 und 1945 wurde umfassend geforscht.[13] Um so mehr fällt auf, dass der Aufbau und die Wirkungsweise der Medizinalorganisation der Hitler-Jugend und damit das gesundheitspolitische und medizinische Einwirken auf rund ein Fünftel der Bevölkerung des Deutschen Reiches bislang kaum untersucht wurden.[14] Selbst in zentralen neueren Darstellungen des NS-Gesundheitssystems und der Gesundheitspolitik wird die Problematik der „Jugendgesundheitsführung“ – und zwar ohne weitere Begründung – nicht erwähnt: Von Alfons Labisch und Florian Tennstedt (1985)[15] über Norbert Frei

10 Rudolf Ramm, Ärztliche Rechts- und Standeskunde. Der Arzt als Gesundheitserzieher, 2. Aufl., Berlin 1943, S. 72.

11 N.N. (Eugen) Stähle, Gedanken über die Gesundheitsführung, in: Die Gesundheitsführung „Ziel und Weg“, Jg. 1941, S. 228–232, S. 228.

12 Vgl. etwa die Auswahlbibliografie von Christoph Beck in: Kristina Hübener (Hrsg.), Brandenburgische Heil- und Pflegeanstalten in der NS-Zeit (= Schriftenreihe zur Medizin-Geschichte des Landes Brandenburg, Bd. 3), Berlin 2002, S. 403–474.

13 Vgl. neuerdings: Ernst Berger (Hrsg.), Verfolgte Kindheit. Kinder und Jugendliche als Opfer der NS-Sozialverwaltung, Wien/Köln/Weimar 2007 (Literatur-Anhang: S. 389–412).

14 Vgl. Michael Buddrus, Totale Erziehung für den totalen Krieg. Hitlerjugend und nationalsozialistische Jugendpolitik (= Texte und Materialien zur Zeitgeschichte, Bd. 13, 1 und 13, 2), München 2003, T. 2, S. 903f.

15 Vgl. Alfons Labisch/Florian Tennstedt, Der Weg zum „Gesetz über die Vereinheitlichung des Gesundheitswesens“ vom 3. Juli 1934. Entwicklungslinien und -momente des staatlichen und kommunalen Gesundheitswesens in Deutschland (= Schriftenreihe der Akademie für öffentliches Gesundheitswesen, Bd. 13, 1 und 13, 2), Düsseldorf 1985.

(1991)[16], Sabine Fahrenbach und Achim Thom (1991)[17], Johanna Bleker und Norbert Jachertz (1993)[18] bis hin zu Winfried Süß (2003)[19] findet sich in der umfangreichen historischen Literatur zur „Medizin im Nationalsozialismus" nichts zu diesem Thema. Süß hat zwar deutlich das duale System von staatlicher und parteiamtlicher Gesundheitspolitik herausgearbeitet,[20] indem er neben die staatliche Gesundheitsbürokratie das Gesundheitswesen der NSDAP mit ihren Gliederungen NS-Ärztebund und Hauptamt für Volksgesundheit stellt. Er behandelt in diesem Zusammenhang auch die Medizinalorganisation der Deutschen Arbeitsfront und der Nationalsozialistischen Volkswohlfahrt,[21] die Gesundheitsführung der Hitler-Jugend findet bei ihm jedoch keine Erwähnung. Süß blendet damit kommentarlos einen wesentlichen Teil der parteigebundenen gesundheitspolitischen Aktivitäten aus, der zudem in besonderer Weise durch das spannungsreiche Verhältnis zwischen Staat und Partei geprägt war. Auch bei Michael Kater gibt es keine nennenswerten verbindenden Elemente zwischen seinem zuletzt erschienenen Buch über die Hitler-Jugend (2005) und seinen Forschungen zur Medizin im Nationalsozialismus (2000).[22] Allein Michael Buddrus (2003) thematisiert in einem rund 40 Seiten umfassenden Kapitel seiner sorgfältig recherchierten und umfangreichen Untersuchung zur Hitler-Jugend und der nationalsozialistischen Jugendpolitik die „Gesundheitsführung der deutschen Jugend" und die HJ-Medizinalorganisation, wobei er vor allem den Aufbau und die Arbeitsgebiete der HJ-Gesundheitsorganisation „auf dem Weg in den Krieg" und im Krieg nachzeichnet.[23]

Die Ursachen dieses Defizits liegen auf verschiedenen Ebenen. Zum einen hat sich die medizinhistorische Forschung der vergangenen Jahrzehnte, gerade auch bezogen auf Kinder und Jugendliche, vor allem auf die sogenannten negativen, also die selektierenden und ausmerzenden

16 Vgl. Norbert Frei (Hrsg.), Medizin und Gesundheitspolitik in der NS-Zeit (= Sondernummer Schriftenreihe der Vierteljahreshefte für Zeitgeschichte), München 1991.

17 Vgl. Sabine Fahrenbach/Achim Thom (Hrsg.), Der Arzt als „Gesundheitsführer". Ärztliches Wirken zwischen Ressourcenerschließung und humanitärer Hilfe im 2. Weltkrieg, Frankfurt am Main 1991.

18 Vgl. Johanna Bleker/Norbert Jachertz (Hrsg.), Medizin im Dritten Reich, 2. erw. Aufl., Köln 1993.

19 Vgl. Winfried Süß, Der „Volkskörper" im Krieg. Gesundheitspolitik, Gesundheitsverhältnisse und Krankenmord im nationalsozialistischen Deutschland 1939–1945 (= Studien zur Zeitgeschichte, Bd. 65), München 2003.

20 Vgl. ebd., S. 41–94.

21 Vgl. ebd., S. 53–73.

22 Vgl. Michael H. Kater, Hitlerjugend, Darmstadt 2005; ders., Ärzte als Hitlers Helfer, Hamburg/Wien 2000. Auf S. 133 wird kurz erwähnt, dass „fast jeder zehnte Arzt" etwas mit der Hitler-Jugend „zu tun hatte". Vgl. auch: ders., Die „Gesundheitsführung" des Deutschen Volkes", in: Medizinhistorisches Journal 18 (1983), S. 349–375, hier S. 373.

23 Vgl. Buddrus, Totale Erziehung für den totalen Krieg, T. 2, S. 903–950. Aktuelle Literaturübersichten finden sich außerdem bei: Christa Förster (Bearb.), Hitler-Jugend. Primär- und Sekundärliteratur der Bibliothek für Bildungsgeschichtliche Forschung (= Bestandsverzeichnisse zur Bildungsgeschichte, Bd. 10), Berlin 2003; Heinz Schreckenberg, Erziehung, Lebenswelt und Kriegseinsatz der deutschen Jugend unter Hitler; Quellen sind abgedruckt bei: Karl Heinz Jahnke/Michael Buddrus, Deutsche Jugend 1933–1945. Eine Dokumentation, Hamburg 1989.

Maßnahmen der NS-Medizin konzentriert.[24] Die entsprechend sogenannten positiven Maßnahmen der Gesundheitserziehung und Gesundheitssicherung, der Prävention und Leistungssteigerung traten hinter die Untersuchung dieser Verbrechen zurück.[25] Ein weiterer Grund für fehlende Forschungen auf dem Gebiet des Gesundheitsdienstes der HJ ist zweifellos die vergleichsweise schwierige Quellenlage. Verluste durch Kriegsschäden spielen hier ebenso eine Rolle wie die vorsätzliche Aktenvernichtung 1945 und schließlich auch die mangelnde Archivwürdigkeit massenhaft anfallenden seriellen Schriftguts, wie es die Akten und Karteien der Gesundheitsführung darstellten. Die Aussagekraft der erhalten gebliebenen programmatischen Schriften der NS-Jugendorganisation als weiterer potentieller Quellengruppe ist ihrerseits eingeschränkt, da sich, wie Michael Buddrus zu Recht anmerkt, die handlungsbestimmenden Hintergründe der allgemeinen NS-Medizinalpolitik darin kaum je thematisiert finden; vielmehr wurden sie entweder als – intern – bekannt vorausgesetzt oder in ihren Kernbereichen als geheim zu halten angesehen und ausgeblendet.[26] Das Studium dieses Schrifttums ist zudem ermüdend und eintönig bis zum Verdruss; geschrieben wurde fast durchgängig in einer „bettelarmen", monotonen und beschwörenden Sprache.[27] Weitgehende Redundanz als weiteres Merkmal der Texte bringt es überdies mit sich, dass recht bald der Eindruck einer „argumentativen Sättigung" entsteht, die gültige Schlussfolgerungen zulässt; eine Lektüre zahlreich vorhandener weiterer Schriften kaum variierten Inhalts erscheint sinnlos. Diesen quellenbedingten Schwierigkeiten begegnet die vorliegende Arbeit durch die Annäherung an den Gegenstand „Gesundheitsführung" von medizinischer Seite her. Als Quellen dienen ihr daher vor allem einschlägige Beiträge in zeitgenössischen medizinischen Fachzeitschriften und Lehrbüchern sowie die Akten von Fachgesellschaften, außerdem medizinische Dissertationen und schließlich Unterlagen und Arbeiten des Reichsberufswettkampfes.

Die Hitler-Jugend ist ein nach vielen Seiten offenes Forschungsgebiet, das sich nur mit einiger Willkür eingrenzen lässt. Das gilt auch und besonders für den großen Bereich der Gesundheitsführung, der von seiner ganzen Anlage her – umfassende, dauernde Überwachung und Erziehung der Jugend – in zahlreiche andere Tätigkeitsbereiche der Reichsjugendführung und darüber hinaus in verschiedene Bereiche der NS-Gesellschaft hinein-

24 Vgl. zur ersten Orientierung etwa: Udo Benzenhöfer, „Kinderfachabteilungen" und „NS-Kindereuthanasie". Wetzlar 2000; ders., Genese und Struktur der „NS-Kinder- und Jugendlicheneuthanasie", in: Monatsschrift für Kinderheilkunde 151 (2003), S. 1012–1019; Sascha Topp, Der „Reichsausschuß zur wissenschaftlichen Erfassung erb- und anlagebedingter schwerer Leiden". Zur Organisation der Ermordung minderjähriger Kranker im Nationalsozialismus 1939–1945, in: Thomas Beddies/Kristina Hübener (Hrsg.), Kinder in der NS-Psychiatrie (= Schriftenreihe zur Medizin-Geschichte des Landes Brandenburg, Bd. 10), Berlin 2004, S. 17–54.

25 Zum Begriff der positiven und negativen Eugenik vgl. zeitgenössisch: Wilhelm Schallmayer, Vererbung und Auslese. Grundriss der Gesellschaftsbiologie und der Lehre vom Rassedienst, Jena 1903; ders., Vererbung und Auslese in ihrer soziologischen und politischen Bedeutung: preisgekrönte Studie über Volksentartung und Volkseugenik, 2. Aufl., Jena 1910.

26 Vgl. Buddrus, Totale Erziehung für den totalen Krieg, T. 2, S. 903.

27 Vgl. Klemperer, LTI, S. 25ff.

reichte. Zu nennen wären die großen Gebiete des Sports und der Leibesübungen, der Schule und Pädagogik, der NS-Volkswohlfahrt einschließlich der Kinderlandverschickung, des Arbeitsdienstes sowie der Wehrmacht. Hier existierten Berührungspunkte und Überschneidungen, die sich zum Teil als institutionalisierte Beziehungen darstellten und so auch zur Komplexität des Gegenstandes wesentlich beitragen; es sei deshalb ausdrücklich darauf verwiesen, dass für den hier verfolgten Zusammenhang der Fokus klar auf die Gesundheitsführung gerichtet sein soll.

„Wie schön sind unsere Mädchen und unsere Knaben."[28] – Von der Konkretion der Utopie

Der von Thomas Morus' Kunstwort „Utopia"[29] abgeleitete klassifikatorische Begriff der „Utopie" bezeichnet das Phänomen einer „in sich geschlossenen, […] stimmigen, überzeugenden und sozusagen lebensfähigen Welt"[30]; ein Gebilde, das, wenn es schon nicht wirklich ist, es doch immerhin sein könnte. Für die Gestaltung dieser Welt müssen allerdings experimentelle Bedingungen geschaffen werden, „unter denen, isoliert von allen störenden Fremdeinwirkungen, wohlberechnete Kräfte ein bestimmbares Ergebnis zeitigen"[31]. Um die Utopie vor der Realität zu schützen, wird sie auf eine ferne Insel oder in eine unbestimmte Zukunft übertragen. In der Zeit der Entdeckungsfahrten, als noch ohne Weiteres mit dem Auffinden neuer Landstriche oder sogar ganzer Kontinente zu rechnen war, bot es sich geradezu an, sie – wie etwa bei Thomas Morus – in eine (bis dahin) unerreichte Ferne zu verlegen. Erst die Autoren der Aufklärung wechselten vom utopischen Raum zur utopischen Zeit: Werke, deren Handlung in die Zukunft projiziert wurden, finden sich seit der zweiten Hälfte des 18. Jahrhunderts.[32] Der Wechsel der Dimension vom Nicht-Ort zu einer Nicht-Zeit ist jedoch nicht allein als vordergründiges Stilmittel zu verstehen; vielmehr

28 Adolf Hitler, Proklamation zum Bau des Reichsparteitagsgeländes vom 7. September 1937, in: Max Domarus (Hrsg.), Reden und Proklamationen 1932–1945, Bd. 1, München 1965, S. 715ff., S. 717; das Zitat lautet vollständig: „Wie schön sind unsere Mädchen und unsere Knaben, wie leuchtend ist ihr Blick, wie gesund und frisch ihre Haltung, wie herrlich sind die Körper der Hunderttausende und Millionen, die durch unsere Organisationen geschult und gepflegt werden."

29 Bildung aus den griechischen Wörtern *ou* (= nicht) und *tópos* (= Ort); Thomas Morus, „De optimo statu repuplicae deque nova insula Utopia", Löwen 1516 (engl. 1551, dt. unter dem Titel „Insel Utopia", 1612; dt. Ausgabe beispielsweise: Thomas Morus, Ein wahrhaft kostbares und ebenso bekömmliches wie kurzweiliges Buch über die beste Staatsverfassung und die neue Insel Utopia, Frankfurt am Main u. a. 1986).

30 Hans Freyer, Die politische Insel – Eine Geschichte der Utopien von Platon bis zur Gegenwart, Leipzig 1936, S. 22f.

31 Hubertus Schulte-Herbrüggen, Utopie und Anti-Utopie – Von der Strukturanalyse zur Strukturtypologie (= Beiträge zur Englischen Philologie, Bd. 43) (= Diss. Münster 1959), Bochum 1960, S. 3; vgl. auch: Hiltrud Gnüg, Utopie und utopischer Roman, Stuttgart 1999, S. 11.

32 Vgl. Louis-Sébastien Mercier, L'an deux mille quatre cent quarante. Rêve s'il en fut jamais, London (recte: Neuchâtel) 1771 (dt.: Das Jahr 2440. Ein Traum aller Träume, Frankfurt am Main 1982).

ging damit auch die Ausbildung der Vorstellung einher, „daß die Geschichte ein Ziel habe und die Utopie gerade nicht mehr eine regulative, auf den Unterschied von Sein und Sollen zielende moralische Fabel sei, sondern die Beschreibung einer idealen Ordnung, zu der die Welt am Ende eines historischen Prozesses gelangen werde“[33]. Diese Verwirklichungstendenz im Sinne eines innerweltlichen Fortschrittsdenkens ist auch ein Merkmal neuerer Staats-, Sozial- und auch Wissenschaftsutopien, die in der Regel darauf angelegt sind, die Menschheit frei von Not, Krankheit und Ausbeutung leben zu lassen.[34] Es wird keine andere, sondern eine bessere Welt angestrebt.

Indem der Wandel vom zeitlosen Gleichnis zu einem anzustrebenden und grundsätzlich erreichbaren Ideal Utopien konkret werden ließ, entwickelten sie sich von reiner Fiktionalität zu einem Plädoyer, einem politischen Programm oder auch einer Forschungsstrategie, deren Verwirklichung allerdings einen radikalen Umbruch im Denken und Handeln erforderte. Die Welt, so die Botschaft des späten 18. und des 19. Jahrhunderts, sei nicht nur vom Menschen zu planen und einzurichten; mit Unterstützung der Naturwissenschaften solle es sogar möglich werden, Fehler und Missgriffe eines göttlichen Schöpfungsplans zu korrigieren, der ohnehin immer häufiger als Mythos desavouiert werde. „Im Grunde“, so Joachim Fest mit Blick auf den Rationalisierungsprozess dieser Zeit,[35] „ist die Vorstellung des leidenschaftslos agierenden, durch Züchtung und Erziehung abgerichteten Neuen Menschen nur ein anderer Ausdruck des Allmächtigkeitswahns der Epoche“.[36]

Zusätzlichen Schub erhielt diese Idee, seitdem im Verlauf des 19. Jahrhunderts naturwissenschaftliche Entdeckungen und technische Entwicklungen eine zunehmend differenzierte Beschäftigung mit dem menschlichen Körper ermöglichten, der damit zu einem bevorzugten Objekt der Wissenschaft, insbesondere der Medizin, wurde.[37] Mit der Erforschung und Erklärung physiologischer Abläufe ging das Registrieren und Messen von Körpern und ihren Funktionen einher,[38] und es entwickelte sich seit dem letzten Drittel des Jahrhunderts ein von der Degenerations- und der Evoluti-

33 Joachim Fest, Der zerstörte Traum. Vom Ende des utopischen Zeitalters, 3. Aufl., Berlin 1991, S. 18.

34 Vgl. etwa die Herleitung bei: Friedrich Engels, Die Entwicklung des Sozialismus von der Utopie zur Wissenschaft (= Nachdr. der Ausg. Hottingen-Zürich 1882), Berlin 1980.

35 Rationalisierung wird von Fest im Sinne Max Webers verstanden: „Die zunehmende Intellektualisierung bedeutet also nicht eine zunehmende allgemeine Kenntnis der Lebensbedingungen, unter denen man steht. Sondern sie bedeutet [...] das Wissen davon oder Glauben daran, daß man, wenn man nur wollte, es jederzeit erfahren könnte, daß es also prinzipiell keine geheimnisvollen unberechenbaren Mächte gebe, die da hereinspielen, daß man vielmehr alle Dinge – im Prinzip – durch Berechnen beherrschen könne.“ (Max Weber, Wissenschaft als Beruf. Gesammelte Aufsätze zur Wissenschaftslehre, Tübingen 1922, S. 536).

36 Fest, Der zerstörte Traum, S. 30.

37 Vgl. Andrew Cunningham (Hrsg.), The Laboratory Revolution in Medicine, Cambridge 2002; Timothy Lenoir, Politik im Tempel der Wissenschaft. Forschung und Machtausübung im deutschen Kaiserreich, Frankfurt am Main 1992.

38 Vgl. etwa: Volker Hess, Der wohltemperierte Mensch. Wissenschaft und Alltag des Fiebermessens (1850–1900), Frankfurt am Main/New York 2000.

onstheorie beeinflusster Normalisierungs- und Pathologisierungsdiskurs.[39] Auf der Grundlage der Vorstellung eines wissenschaftlich klassifizierbaren bzw. qualifizierbaren Körpers dienten Begriffe wie „Entartung" und „Auslese" der Einordnung in eine Hierarchie, die nicht allein individualbiologisch, sondern – über den einzelnen hinausgehend – auch rassisch definiert wurde. Insbesondere die Evolutionstheorie Darwins zog seit den 1860er Jahren eine Reihe popularisierender Interpretationen und Übertragungen nach sich. Diese fanden auch in politische Programme Eingang und schlugen sich in einem Vokabular nieder, das sowohl die jeweiligen Normierungs- und Optimierungsambitionen ausdrückte als auch die Vorstellung eines (natur-)gesetzmäßigen Ablaufs menschlichen Fortschritts beförderte. Dabei ging der Glaube an die Höherentwicklung des Menschen einher mit der Angst vor dem „Abnormen" und den Auswirkungen von „Degeneration".[40] Eine Furcht, die schließlich die Grenzen der Wissenschaft überschritt und sich durch die rassenhygienische Populärliteratur auch in das soziale Imaginäre fortpflanzte.[41]

Die Kehrseite dieser Angst vor Abweichung und „Entartung" zeigte sich in der utopischen Vorstellung einer Optimierung des menschlichen Körpers, in Konzepten umfassender Vorbeugung physischen und psychischen Verfalls und schließlich in dem Ziel der Züchtung einer den Idealvorstellungen der Zeit entsprechenden Rasse, für das insbesondere die neue Lehre der Eugenik eintrat. Ihre wissenschaftliche Utopie zu formulieren und zu verbreiten, diente den Vertretern der Eugenik zur Legitimierung ihres Anspruchs, dass sich künftig alle einschlägigen medizinischen Fragestellungen, Beobachtungen und Interpretationen an den Methoden und Lehren ihres Fachs zu orientieren hätten. Sie bestimmten so die direkte Verbindung zwischen dem „kognitiv fundierten Forschungsplan (Definition des Erkenntnisstandes, Methoden, Erklärungsziele)"[42] und dem gesellschaftlichen Ziel, das durch die Umsetzung erreicht werden sollte (Verhaltensänderungen, institutionelle Reorganisation, Neudefinition von Werten). Öffentlichen Vorbehalten und wissenschaftlicher Skepsis traten die Vertreter der Eugenik offensiv mit dem Konzept einer auf eine biologische Zukunft ausgerichteten „Sozial-

39 Vgl. grundlegend: Peter Weingart/Jürgen Kroll/Kurt Bayertz, Rasse, Blut und Gene. Geschichte der Eugenik und Rassenhygiene, Frankfurt am Main 1988.

40 Der Psychiater Bénédict Auguste Morel (1809–1873) etwa konzentrierte sich in seiner wissenschaftlichen Arbeit auf Anomalien und Degenerationen. Vgl. Bénédict Auguste Morel, Traité des dégénérescences physiques, intellectuelles et morales de l'espèce humaines et des causes qui produisent ces variétés maladives, Paris 1857 (mit einem Atlas).

41 Vgl. Paula Diehl, Macht – Mythos – Utopie. Die Körperbilder der SS-Männer (= Politische Ideen, Bd. 17), Berlin 2005, S. 44f.

42 Peter Weingart, Eugenische Utopien. Entwürfe für die Rationalisierung der menschlichen Entwicklung, in: Harald Welzer (Hrsg.), Nationalsozialismus und Moderne (= Tübinger Beiträge zu Philosophie und Gesellschaftskritik, Bd. 5), Tübingen 1993, S. 166–183, hier S. 166. Zum Begriff des „sozialen Imaginären" vgl. Diehl, Macht – Mythos – Utopie, S. 26f.: „Das soziale Imaginäre stützt sich auf das kollektive Gedächtnis und ist ein Produkt seiner Zeit, es entsteht aus sozialen Vorstellungsbildern und erzeugt soziale Bilder. [...] Die Strukturen des sozialen Imaginären werden stets von sozialen Gruppen verhandelt, von der Politik umkämpft und von der kulturellen Produktion umkämpft. In dieser Perspektive sind politische Propaganda und politische Diskurse immer Produkte und Gestaltungselemente des sozialen Imaginären."

technologie" zur Verbesserung des „Menschenmaterials" entgegen, mit der sie ihre selbst gestellte Aufgabe radikal am Erbgut der Bevölkerung angehen wollten. Ihre Grundsätze finden sich als sozialhygienische Programme seit Beginn des 20. Jahrhunderts verfasst und wissenschaftlich begründet.[43]

Das von Francis Galton, Alfred Ploetz, Wilhelm Schallmayer und anderen formulierte wissenschaftliche Konzept einer Verbesserung der Rasse durch Züchtung[44] machte jedoch – konsequent zu Ende gedacht – Veränderungen ethischer Normen und gesellschaftlicher Institutionen unumgänglich: Als Beispiele seien hier Christian von Ehrenfels, Willibald Hentschel und Walther Darré genannt, die mit ihren Plädoyers für die Polygamie und einer Mystifizierung des Landlebens und der nordischen Rasse nicht nur die wissenschaftliche Diskursebene verließen,[45] sondern auch herkömmliche Moralvorstellungen und Lebensformen wie monogame Ehe und Familie radikal infrage stellten. Ironischerweise propagierten diese völkischen Puristen die Verjüngung durch eine Anbindung an die Vergangenheit. Mit ihrer Abkehr von der modernen Welt und dem technischen Fortschritt auf der einen sowie der gläubigen Hinwendung zu den angeblich altgermanischen Werten „Blut und Boden"[46] und einem rassenreinen Ariertum[47] auf der anderen Seite verorteten sie die Zukunft Deutschlands und seiner Bevölkerung in einer mythisch verklärten Vorzeit.[48] Noch 1936 schrieb Leonardo Conti, damals Ministerialrat im Reichs- und Preußischen Ministerium des Innern: „Der Strom des völkischen Lebens aber vermag in die Unendlichkeit zu fließen, wenn die Führung des Staates durch bewusste Erbgesundheits- und Rassenpflege die Volksentwicklung in die richtigen Bahnen lenkt. Nur eine weltanschauliche Rückkehr zu den Wurzeln eines Staatsgefüges, zu Blut und Boden, kann die Gegenwart aus dem Elend herausführen und die Zukunft retten."[49]

Doch auch in der etablierten Wissenschaft wuchs die mit weit reichenden Hoffnungen verbundene Bereitschaft zur umfassenden gesellschaftlichen Kontrolle der individuellen Körpergesundheit und menschlichen Repro-

43 Vgl. Peter Weingart, Züchtungsutopien – wildes Denken über die Verbesserung des Menschen, S. 1 (http://bieson.ub.uni-bielefeld.de/volltexte/2003/112/pdf/PeterWeingart.pdf, letzter Zugriff: 1.4.2010).

44 Vgl. Francis Galton, Eugenics. Its Definition, Scope and Aims, London 1905; Alfred Ploetz, Die Tüchtigkeit unserer Rasse und der Schutz der Schwachen, Berlin 1895; Schallmayer, Vererbung und Auslese.

45 Vgl. Christian von Ehrenfels, Die konstitutive Verderblichkeit der Monogamie, in: Archiv für Rassen- und Gesellschaftsbiologie 4 (1907), S. 615–651, 803–830; Willibald Hentschel, Mittgart. Ein Weg zur Erneuerung der germanischen Rasse, 3. Aufl., Dresden 1911; R. Walther Darré, Neuadel aus Blut und Boden, München 1930.

46 Vgl. Mathias Eidenbenz, „Blut und Boden". Zu Funktion und Genese der Metaphern des Agrarismus und Biologismus in der nationalsozialistischen Bauernpropaganda R.W. Darrés, Frankfurt am Main u.a. 1992.

47 Vgl. Léon Poliakov, Der arische Mythos. Zu den Quellen von Rassismus und Nationalismus, Wien u.a., 1977, S. 139ff.

48 Vgl. Jost Hermand, Die Utopie des Fortschritts. 12 Versuche, Köln u.a. 2007, S. 33.

49 Leonardo Conti, Gedanken zur Stellung des Arztes im Dritten Reich, in: Arthur Gütt u.a. (Bearb.), Der Amtsarzt. Ein Nachschlagewerk für Medizinal- und Verwaltungsbeamte, Jena 1936, S. 1–5, S. 3.

duktion – und wirkte von dort in den politischen Bereich hinein:[50] Krankheit wurde als schädlich nicht nur für jeden einzelnen, sondern auch für den „Volkskörper" wahrgenommen und damit als Bedrohung für den Bestand und die Produktivität der Gemeinschaft insgesamt verstanden, sodass folgerichtig gesellschaftliche Abwehrmaßnahmen erforderlich wurden. Körperliche Gesundheit und Leistungsfähigkeit wurden zum Staatsinteresse deklariert, mit der Folge einer Biologisierung des Sozialen und einer „gesellschaftlichen Bemächtigung des Körpers"[51]. In letzter Konsequenz führten diese Auffassung und die daraus resultierende Gesundheits- und Sozialpolitik zu einem Konzept der Unschädlichmachung und sogar Vernichtung der vermeintlichen Träger von „Erbkrankheiten". Solcherart „biologisch determiniert" zu sein, so Zygmunt Baumann, bedeutet „einen Mangel, der seinen Träger daran hindert, in die gesunde und normale Gesellschaft integriert zu werden. Ist eine Behebung des Defekts nicht bekannt, bleibt als einzige ‚Lösung' die strikte Trennung der Kranken von den Gesunden."[52] Auch und gerade vor dem Hintergrund eines durch radikale partikulare Ansichten gekennzeichneten Meinungspluralismus in der demokratisch verfassten Weimarer Republik konnten diese Vorstellungen Fuß fassen und trugen in den 1920er Jahren entscheidend zum Entstehen eines geistigen Klimas bei, in dem bereits vor 1933 „Rassenhygiene zu einer wissenschaftlichen Orthodoxie in der deutschen Medizinergemeinschaft geworden war"[53].

Die mit der sozialhygienischen „Gefahrenabwehr" einhergehenden Bemühungen um kontinuierliche Verbesserung und Steigerung physischer Möglichkeiten korrespondierten mit einer Utopie vom perfekten individuellen Körper. Beide Konzepte wurden, schreibt Paula Diehl, schließlich im Nationalsozialismus in Gestalt zweier an sich widersinniger Visionen im sozialen Imaginären verankert und bestimmten die Vorstellungen von einem „Neuen Menschen": Die eine konstruierte ein Ideal der Rückeroberung angeblich verlorener natürlicher Bedingungen und Eigenschaften, während die andere das Bild des „Neuen Menschen" an wissenschaftlich-technische Verbesserungen koppelte.[54] Die nationalsozialistische Utopie des „Neuen Menschen" speiste sich aus diesen sowohl rückwärts gewandten als auch modernen Körpervorstellungen, indem sie das Ziel der Leistungsoptimierung und Disziplinierung des industriellen Maschinenmodells mit

50 Vgl. Mitchell Ash, Wissenschaft und Politik als Ressourcen für einander, in: Rüdiger vom Bruch/Brigitte Kaderas (Hrsg.), Wissenschaften und Wissenschaftspolitik. Bestandsaufnahmen zu Formationen, Brüchen und Kontinuitäten im Deutschland des 20. Jahrhunderts, Stuttgart 2002, S. 32–49. Alfred Grotjahn formulierte zeitgenössisch: „Aber auch wir sehen dieses Ziel schon deutlich vor uns: es ist die Zeit, in der von der sozialen Hygiene keine Rede mehr sein wird, weil sie es verstanden hat, sich selbst überflüssig zu machen." (Alfred Grotjahn, Fünfundzwanzig Jahre Soziale Hygiene. Rückblick und Ausblick, in: Sozialhygienische Mitteilungen. Mitteilungen der Baden-Württembergischen Gesellschaft für Sozialhygiene 3 (1930), S. 68–71, S. 71).

51 Diehl, Macht – Mythos – Utopie, S. 45.

52 Zygmunt Baumann, Biologie und das Projekt der Moderne, in: Mittelweg 36, 4 (1993), S. 3–16, S. 6.

53 Robert Proctor, Racial Hygiene: Medicine under the Nazis, Cambridge 1988, S. 38.

54 Vgl. Diehl, Macht – Mythos – Utopie, S. 43.

der Vision von Ganzheit und Vollkommenheit als „natürlichem Zustand" verknüpfte.

Nach 1918 waren es im „Generationenkonflikt" der Weimarer Republik zunächst vor allem die Lebensreform- und Jugendbewegungen, die alternative Lebenskonzepte entwickelten, deren Praktiken darauf abzielten, den „natürlichen" Zustand des Körpers wiederherzustellen.[55] Besonders die breite und an sich vielgestaltige Jugendbewegung lehnte urbane Lebensweisen geschlossen ab und betonte die Naturerfahrung als Schlüssel für die gesamte Lebensreform und für die Ausbildung eines „Neuen Menschen".[56] Zwar artikulierten sich diese Vorstellungen zunächst noch nicht in ausformulierten Programmen, doch ist festzustellen, dass die Auffassungen von „Einfachheit, Natürlichkeit, Gemeinsamkeit und Volksverbundenheit" romantische, antibürgerliche und antimoderne Gesellschaftsbilder in sich trugen, die später auch in der Erziehungs- und Körperpolitik der Nationalsozialisten wirksam wurden.[57] Hermann Giesecke spricht in diesem Zusammenhang von einer „‚Gleichgestimmtheit' zwischen dem Generationsgefühl der bürgerlichen Jugend am Ende der Weimarer Republik und der HJ"[58]. Veränderungen der Lebensweise sollten Körper und Seele Harmonie sowie Schutz gegen Krankheit und Schwäche garantieren. Der Aspekt der Selbstreform, also der Koppelung von Gesundheit an (Selbst-)Disziplin, wurde vom Nationalsozialismus – etwa in der Ablehnung von Alkohol und Tabak – aufgenommen und mit dem rassenhygienischen Ansatz kombiniert.[59] Letztlich leitete sich hieraus das Prinzip der „Veredelung", d.h. der Hervorbringung und Optimierung schon vorhandener Eigenschaften der Rasse, ab.[60] Der individuelle Körper schien gestaltbar und optimierbar zu sein, womit Normierung, Quantifizierung und Kategorisierung der biologischen Eigenschaften verbunden waren: „Im modernen Umgang mit dem Körper ging es [...] vor allem um die Steigerung seiner Potenziale, um die Rationalisierung seiner Praxis, um die Optimierung seiner Leistung und um

55 Zum Begriff und Phänomen des Generationenkonflikts als Leitmotiv in Politik und Kultur der Weimarer Republik vgl. Barbara Stambolis, Mythos Jugend – Leitbild und Krisensymptom. Ein Aspekt der politischen Kultur im 20. Jahrhundert (= Edition Archiv der deutschen Jugendbewegung, Bd. 11), Schwalbach/Ts. 2003; außerdem: Stoff, Ewige Jugend, S. 258ff.

56 Der erste Freideutsche Jugendtag fand am 11./12. Oktober 1913 auf dem Hohen Meißner als „Fest der Jugend" statt. In der dort verabschiedeten „Meißner-Formel" („Die Freideutsche Jugend will nach eigener Bestimmung, vor eigener Verantwortung, in innerer Wahrhaftigkeit ihr Leben gestalten ...") heißt es abschließend: „Alle gemeinsamen Veranstaltungen der Freideutschen Jugend sind alkohol- und nikotinfrei." (Gustav Mittelstraß/Christian Schneehagen (Hrsg.), Freideutscher Jugendtag 1913, Hamburg 1913, S. 8).

57 Vgl. Peter Schröder, Die Leitbegriffe der deutschen Jugendbewegung in der Weimarer Republik. Eine ideengeschichtliche Studie (= Geschichte der Jugend, Bd. 22), Münster 1996.

58 Hermann Giesecke, Die Hitlerjugend, in: Ulrich Herrmann (Hrsg.), Die Formung des Volksgenossen, Der „Erziehungsstaat" des Dritten Reiches (= Geschichte des Erziehungs- und Bildungswesens in Deutschland, Bd. 6), Weinheim u.a. 1985, S. 173–188, S. 185, vgl. auch: Ulrike Treziak, Deutsche Jugendbewegung am Ende der Weimarer Republik. Zum Verhältnis von Bündischer Jugend und Nationalsozialismus (= Quellen und Beiträge zur Geschichte der Jugendbewegung, Bd. 28), Frankfurt am Main 1986.

59 Vgl. Diehl, Macht – Mythos – Utopie, S. 49.

60 Vgl. ebd., S. 50.

die Verbesserung seiner Gesundheit."[61] Dass der so (ab-)gestimmte Mensch Höchstleistungen vollbringen und anderen Individuen und Kollektiven überlegen sein würde, war ein Gedanke, der in unterschiedlichen Varianten der Utopie vom „Neuen Menschen" zu finden war – und in der NS-Ideologie bei der (Wieder-)„Hervorbringung des Ariers" artikuliert wurde.[62] Hinzu trat, dass sich im Nationalsozialismus mit der Utopie vom idealen und gesunden Einzelkörper, seiner vollkommenen Beherrschung und Gestaltung analog die Vorstellung einer perfekt organisierten und funktionierenden „Volksgemeinschaft" verband,[63] die als „Vision einer über die Jugend zu revolutionierenden und zu reformierenden Gesellschaft"[64] an Kraft gewann.

Es ist mit einiger Sicherheit davon auszugehen, dass, selbst wenn „Hitler den Krieg gewonnen hätte"[65], seine megalomanen Pläne und Visionen für die Zeit nach dem „Endsieg" nicht durchführbar gewesen wären. Dies hat auch für die anthropologische Utopie der Züchtung eines nordisch-arischen Menschentyps zu gelten, der hinsichtlich Charakter, Erscheinung und Leistungsfähigkeit geradezu übermenschliche Eigenschaften besitzen sollte. Obwohl auch die Pläne und Vorstellungen Hitlers und führender Vertreter des Nationalsozialismus für ein von der „nordischen Rasse" beherrschtes „Tausendjähriges Reich" letztlich als Größenwahn und Verstiegenheit abgetan werden können, ist gleichwohl festzustellen, dass die auf dem Weg zum Endziel der Weltbeherrschung bis 1945 geplanten, erprobten und begonnenen Vorhaben, auch unvollendet oder gescheitert, tiefe Einblicke in die „Vollcharakteristik" (Ralph Giordano) des Nationalsozialismus erlauben.

61 Paula Diehl, Körperbilder im Nationalsozialismus, in: Dies. (Hrsg.), Körper im Nationalsozialismus. Bilder und Praxen, Paderborn 2006, S. 9–32, S. 17.

62 Vgl. den Forschungsüberblick bei: Gerhard Baader, Zwischen Züchtungsutopien, Leistungsideologie und der „Ausmerze" des sogenannten erblich „Minderwertigen". 20 Jahre Forschung in der sozial- und Rassenhygiene, in: Virus. Beiträge zur Sozialgeschichte der Medizin 5 (2005), S. 23–42.

63 Nach: Peter Diehl-Thiele, Partei und Staat im Dritten Reich. Untersuchungen zum Verhältnis von NSDAP und allgemeiner innerer Staatsverwaltung 1933–1945 (= Münchener Studien zur Politik, Bd. 9), München 1969, S. 7. Der Philosoph Helmuth Plessner formulierte bereits 1924 über das „Idol der Gemeinschaft": „Verständlich als Ideologie der Ausgeschlossenen, Enttäuschten und Wartenden, des Proletariats, der Verarmten und der die Ketten noch frisch spürenden Jugend, gerechtfertigt als Protest der unter Großstadt, Maschinentum und Entwurzelung leidenden, entfaltet (es) seine Anziehungskraft auf die Schwachen dieser Welt. In seinem Zeichen sind Armeen entstanden und tausende zum Sterben bereit. Darum bedient sich seiner Macht über das Gemüt unbedenklich der Machthaber, die eigene Position im Lichte der Sozialdienlichkeit zu erklären, sich zu schützen und zugleich die gegen ihn erhobene Waffe der Unterdrückten abzustumpfen." (Helmuth Plessner, Grenzen der Gemeinschaft. Eine Kritik des sozialen Radikalismus (Nachdruck der Erstausgabe, Bonn 1924), Frankfurt am Main 2002, S. 28).

64 Buddrus, Totale Erziehung für den totalen Krieg, T. 1, S. XXX. Der stellvertretende Reichsärzteführer Kurt Blome formulierte 1940: „Das Ziel ist es, die gesündeste Jugend der Welt zu haben, die immer in der Lage ist, die Aufgaben der vorhergehenden Generationen aufzugreifen und sie der Vollendung näherzubringen." (Kurt Blome, Kindergesundheit im Krieg, in: Die Gesundheitsführung „Ziel und Weg", Jg. 1940, S. 363ff., S. 365).

65 Vgl. Ralph Giordano, Wenn Hitler den Krieg gewonnen hätte. Die Pläne der Nazis nach dem Endsieg, Hamburg 1989.

Mit der vorliegenden Arbeit sollen für den im NS-Staat mit hoher Priorität versehenen Bereich der Jugendgesundheitsführung die Konzepte und konkreten Schritte zur Schaffung eines überlegenen „erbgesunden" Menschentypus dargestellt und in die Entwicklung des Gesundheitswesens der ersten Hälfte des 20. Jahrhunderts eingeordnet werden. Dabei kann es nicht um eine Präsentation der (erb-)gesundheitspolitischen Ziele und Ergebnisse als Resultate unüberprüfbarer Pseudowissenschaft gehen. Vielmehr muss es Leitlinie der Untersuchung sein, den utopischen Charakter dieser Zielvorstellungen in den Blick zu nehmen und gleichzeitig nach ihren konkreten Manifestationen zu fragen. Kaum ein anderes gesellschaftliches Handlungsfeld wurde von den Nationalsozialisten so politisiert, ideologisiert und propagandistisch flankiert wie die Gesundheitspolitik sowie die ihr zugrunde liegenden anthropologischen, biopolitischen und damit auch rassen- und körperpolitischen Zielvorstellungen.[66] Konkret wird mit der Jugendgesundheitspflege ein Paradigma der Arbeit an der gesamten „Volksgemeinschaft" zum Gegenstand der Untersuchung. Wenn nämlich bereits zeitgenössisch argumentiert wurde, dass die Jugendgesundheitspflege „Vorbild einer beginnenden, totalen gesundheitlichen Erfassung des gesamten deutschen Volkes"[67] sei, so kann im Rückblick festgestellt werden, dass die NS-Jugendgesundheitspolitik hinsichtlich sowohl ihrer Konzeption als auch ihrer Umsetzung als Muster der auf die Gesamtgesellschaft gerichteten medizinalpolitischen Aktivitäten zu gelten hat.[68] Insofern ist die Untersuchung der Gesundheitsführung der Hitlerjugend nicht nur als ein Beitrag zur nationalsozialistischen Jugendpolitik im Allgemeinen und zur Geschichte der Hitler-Jugend im Besonderen zu sehen, sondern muss auch als ein Beitrag zur Geschichte der Medizin im Nationalsozialismus insgesamt aufgefasst werden.

War also das Ziel der Schaffung eines „Neuen Menschen" auch utopisch, so ist der Weg dorthin für die Handelnden doch markiert und sichtbar gewesen, und bis heute sind die konkreten (Handlungs-)Felder erkennbar, an denen sich die Methoden und Resultate des Strebens nach biologischer Vollkommenheit festmachen und beschreiben lassen. Diesem Phänomen soll hier unter Anlehnung an die Foucaultsche Vorstellung der „Heterotopie" nachgegangen werden. Foucault beschrieb in zwei Vorträgen („Die Heterotopien" bzw. „Der utopische Körper") Orte „tatsächlich verwirklichter Utopien"[69], die er im Gegensatz zu den eigentlichen Utopien als „Heterotopien" bezeichnete. In einer Heterotopie würden utopische Vorstellungen in einem Raum verwirklicht, der eigens für die Transformation des imaginären Entwurfs in die Wirklichkeit geschaffen worden sei. Der utopische Aspekt der Heterotopie zeige die „gute" Seite des Entwurfs, die aber nur

66 Vgl. Süß, Der „Volkskörper" im Krieg, S. 12.

67 Thiele, Jugendgesundheitspflege, S. 253.

68 Oftmals, so urteilt Michael Buddrus zu Recht, wirkte sie „geradezu antizipativ, prädisponierend und präjudizierend" (Buddrus, Totale Erziehung für den totalen Krieg, T. 2, S. 903).

69 Michel Foucault, Von anderen Räumen, in: Ders., Schriften in vier Bänden. Dits et Ecrits, Bd. IV (1980–1988), hrsg. von Daniel Defert und François Ewald, Frankfurt am Main, S. 931–942, S. 935.

dann Überzeugungskraft erhalte, wenn sie sich auch auf eine „schlechte“ Seite beziehen könne. Gunter Gebauer hat ausgeführt, dass im Unterschied zu Foucaults apolitischen Heterotopien „die Räume des ‚Guten‘ im Nationalsozialismus [...] von staatlicher Macht organisierte Räume“[70] gewesen seien, die eine für die Konstitution des Staates wichtige Aufgabe erfüllt hätten, indem sie dem utopischen und imaginären Gehalt der NS-Staatsideologie eine Wirklichkeit gaben: „In ihnen wurden nicht nur neue Werte dargestellt und beglaubigt, sondern diese überhaupt erst geschaffen.“[71]

So wurden etwa an den Orten, an denen sich die Hitlerjugend versammelte und ihre Rituale, Wettkämpfe und Spiele vollzog, ursprünglich gewöhnliche Eigenschaften zu hohen Werten veredelt: „Wenn es nicht die Heterotopien der HJ gegeben hätte“, so Gebauer, „wären die von Hitler gewünschten Werte der Schnelligkeit, Zähigkeit und Härte funktionelle Eigenschaften geblieben, die [...] niemals zu Werten einer nationalen Jugenderziehung geworden wären. [...] Erst die reale Existenz von Orten, an denen sich die ‚deutsche Jugend‘ versammelte, von Zeltlagern, Sport- und Aufmarschplätzen, wo diese Eigenschaften gezeigt, vorgeführt und zelebriert wurden und wo ausschließlich deutsche Jugendliche zugelassen waren, machte sie zu positiven Werten.“[72] Die zahlreichen Praktiken, denen sich die Körper in den Heterotopien des Nationalsozialismus unterziehen mussten, hatten demnach den Sinn, positive Werte überhaupt erst herzustellen, indem sie immer wieder vorgeführt wurden; das gilt für sportliche Übungen und Gemeinschaftsrituale gleichermaßen wie für die Gesundheitspraktiken. Insofern wurden in diesen Räumen nicht nur genau jene Eigenschaften erzeugt, die als ihre Zugangsvoraussetzung dienten; vielmehr wurde durch diese räumliche Exklusivität gleichzeitig anderen die Möglichkeit verwehrt, die gleichen Qualitäten hervorzubringen.[73] Heterotopien als Enklaven real gewordener Utopien waren jedoch nicht nur innerhalb der Hitler-Jugend anzutreffen, sondern auch auf medizinischer Seite. Zu nennen wären hier etwa die medizinischen Fachschaften und Mannschaften der Reichsberufswettkämpfe oder die Jungärzte-Lehrgänge an der Führerschule der deutschen Ärzteschaft in Alt Rehse, wo angestrebte Werte nicht nur dargestellt und beglaubigt, sondern vielmehr erst kreiert wurden.

Die effektive Umsetzung des Konzepts der Gesundheitsführung der Jugend im Nationalsozialismus setzte eine feste gedankliche Grundlage und zugleich die möglichst lückenlose Erfassung aller Betroffenen voraus, zwei Faktoren, die sich unter den Bedingungen des „Dritten Reiches“ in ihrem Zusammenwirken noch einmal verstärkten: Von erheblicher Bedeutung war, dass die umfassenden, auch repressiven Möglichkeiten des totalitären Regimes die Einbeziehung nahezu der gesamten deutschen Jugend zwischen zehn und 18 Jahren in die konkreten Maßnahmen der Gesundheitsführung gewährleisteten. Auf dem Gebiet des „Altreichs“ waren im Mai 1939

70 Gunter Gebauer, Räume des Anderen, in: Diehl (Hrsg.), Körper im Nationalsozialismus, S. 325–330, S. 329.

71 Ebd., S. 329.

72 Ebd., S. 330.

73 Vgl. ebd.

etwa 8,7 Millionen Kinder und Jugendliche in der Hitler-Jugend organisiert; das entsprach rund 85 Prozent der deutschen Jugend im HJ-Alter (zehn bis 18 Jahre). Michael Buddrus gelangt, diesen prozentualen Anteil auf den Gebiets- und Bevölkerungsstand von 1941 übertragend, „mit aller gebotenen Zurückhaltung" auf eine Gesamtmitgliedschaft der Hitler-Jugend von sogar 10,6 bis 11 Millionen Jungen und Mädchen zum Zeitpunkt ihrer größten Ausdehnung bzw. Durchdringung.[74] Diese Zahlen zeigen bereits, dass der medizinischen Betreuung der Hitler-Jugend als Teil nationalsozialistischer Gesundheitspolitik erhebliche Bedeutung zukam; die HJ war als Jugendorganisation und als mitgliederstärkste Unterorganisation der NSDAP ein bevorzugtes Tätigkeitsfeld der NS-Gesundheitspolitiker.

Qualitativ war ein disziplinenübergreifender humanwissenschaftlicher Ansatz bei der Jugendgesundheitsführung entscheidend, der mit dem Erklärungsmodell einer „Verwissenschaftlichung des Sozialen" beschrieben werden kann.[75] Diese war nach Lutz Raphael gekennzeichnet durch „die dauerhafte Präsenz humanwissenschaftlicher Experten, ihrer Argumente und Forschungsergebnisse in Verwaltungen und Betrieben, in Parteien und Parlamenten, bis hin zu den alltäglichen Sinnwelten sozialer Gruppen, Klassen oder Milieus"[76]. Unter dem Begriff „Humanwissenschaften" wurden dabei – bezogen auf die Gesundheitsführung der Jugend – alle Fächer subsumiert, die einschlägige Forschungen betrieben und anwendeten, und zwar ungeachtet ihres jeweiligen spezifischen fachlichen Zugriffs. Dabei handelte es sich unter anderem um die Pädiatrie und die Konstitutionsmedizin, die Pädagogik und die Psychiatrie sowie – außerhalb der Medizin – die Kriminologie und die (Sozial-)Hygiene, die den Menschen im Reifungsalter in seinen Lebenszusammenhängen analysierten und beschrieben. Und bereits vor 1933 gehörten auch vielfältige Spielarten „sozialdarwinistischer bzw. sozialbiologischer Programme und Theorien [...] zu den erfolgreichsten und folgenschwersten Denkprodukten, die in dieser Konstellation entstanden sind"[77]. Die Geschichte der Gesundheitsführung der HJ ist also auch als Geschichte eines Verwissenschaftlichungsprozesses aufzufassen, wobei davon auszugehen ist, dass die Führung der HJ, an sich eingebunden in die parteiamtlichen Strukturen der NSDAP, neben „wohlfahrtsstaatlichen" gerade auch „humanwissenschaftliche" Methoden zur Durchsetzung ihrer Ziele nutzte. So legen zahlreiche, im Kontext der HJ-Gesundheitsführung entstandene medizinische Dissertationen von der „Wissenschaftlichkeit" der Arbeit ebenso beredt Zeugnis ab wie die Maßnahmen des sozialen Amtes der NSDAP, das etwa in Fragen der Jugenderholung und des Jugend-

74 Vgl. Buddrus, Totale Erziehung für den totalen Krieg, T. 1, S. 13.

75 Vgl. Lutz Raphael, Die Verwissenschaftlichung des Sozialen als methodische und konzeptionelle Herausforderung für eine Sozialgeschichte des 20. Jahrhunderts, in: Geschichte und Gesellschaft 22 (1996), S. 165–193.

76 Ebd., S. 166.

77 Ebd., S. 168f. Zum Aufstieg der Medizin vgl. Gerd Göckenjan, Kurieren und Staat machen. Gesundheit und Medizin in der bürgerlichen Welt, Frankfurt am Main 1985; Claudia Huerkamp, Der Aufstieg der Ärzte im 19. Jahrhundert, Göttingen 1985; Heinz-Georg Marten, Sozialbiologismus. Biologische Grundpositionen der politischen Ideengeschichte, Frankfurt am Main 1983.

schutzes eng mit dem Gesundheitsdienst zusammenarbeitete. Kaum zurück standen auch die leistungsmedizinischen Forschungen im Bereich des Sports und der Wehrertüchtigung.

Da es den NS-Gesundheitspolitikern nach 1933 nie gelungen war, die Herrschaft und Deutungshoheit über das öffentliche Gesundheitswesen zu erlangen, und mit dem Tod des Reichsärzteführers Gerhard Wagner Anfang 1939 entsprechende Versuche endgültig scheiterten, waren in großem Umfang Parallelstrukturen zum staatlichen Gesundheitssystem aufgebaut worden, die zu tief greifenden Kompetenzkonflikten führten. Dies, da neben die staatlichen und das parteiamtliche Gesundheitswesen noch die niedergelassen Ärzte und die Universitätsmedizin als weitere Interessengruppen hinzukamen. Das Handeln der gesundheitspolitischen Akteure bestand folglich zu erheblichen Teilen aus Versuchen, eigene Einflussbereiche zu sichern und auszudehnen bzw. eine Führungsrolle konkurrierender gesundheitspolitischer Institutionen zu verhindern. Die Rivalität der beteiligten Fächer und Disziplinen in Fragen der Zuordnung sozialer Phänomene oder individueller Krankheitssymptome unter die Leitkategorie „Jugend" ist daher ebenso Gegenstand der Untersuchung wie die Konkurrenz der staatlichen und parteiamtlichen Gesundheitsdienste. Dabei verliefen die Interessengrenzen nicht nur zwischen konkurrierenden Organisationen von Staat und Partei. Vielmehr waren beide Bereiche auch noch in sich zersplittert, wodurch sich der organisatorische Kontext, in dem sich gesundheitspolitisches Handeln vollzog, beständig veränderte:[78] „Der unglückliche Zustand, daß in der staatlichen Verwaltung die Gesundheit fast auf sämtliche Reichsministerien zersplittert ist, hat sein Gegenstück darin, daß fast alle Parteigliederungen ihre eigenen Gesundheitsabteilungen besitzen. Allein schon im Gebiete der Innenverwaltung bedurfte es eines Gesetzes zur Vereinheitlichung des Gesundheitswesens, um halbwegs eine einheitliche Führung zu ermöglichen. [...] Wer dieses Gesetz kennt, weiß auch, daß eine Reihe von Lücken und spätere Durchlöcherungen eine wirkliche Vereinheitlichung bisher noch nicht zustande kommen ließen."[79] Die gesundheitspolitischen Institutionen des „Dritten Reiches" können vor diesem Hintergrund nicht isoliert voneinander, sondern nur als vielfältig verflochtener Komplex angemessen analysiert werden. Die Wirksamkeit und der Einfluss einzelner Dienststellen und Personen wurden nämlich nicht nur durch den ihnen übertragenen Aufgabenbereich bestimmt, sondern auch durch ihr Verhältnis zu anderen Herrschaftsträgern und ihre Nähe zum nationalsozialistischen Diktator selbst. Wenn überhaupt von Verschmelzungen und Synergieeffekten gesprochen werden kann, so entstanden diese erst unter den Bedingungen des Krieges und wirkten sich, etwa im Bereich des Schularztwesens, zumeist zugunsten des etablierten staatlichen Systems aus.[80]

78 Vgl. Süß, Der „Volkskörper" im Krieg, S. 43.

79 Stähle, Gedanken über Gesundheitsführung, S. 228f.

80 Vgl. dazu: Peter Hüttenberger, Nationalsozialistische Polykratie, in: Geschichte und Gesellschaft 2 (1976), S. 417–442.

Die Untersuchung gliedert sich im Wesentlichen in zwei große Abschnitte, die in einer ersten Teilung als Beschäftigung mit den „Führenden“ (1) und den „Geführten“ (2) im Rahmen des HJ-Gesundheitsdienstes beschrieben werden können. Für jeden dieser Teile sollen anhand zweier Fallbeispiele Heterotopien als Orte der Realisation nationalsozialistischer Gesundheitsideologie in den Blick genommen werden.

(1) Die Gesundheitsführung der Hitler-Jugend war ein konstitutives Element der „körperlichen, geistigen und sittlichen Erziehung der gesamten deutschen Jugend“[81] und ihre Bedeutung spiegelt sich nicht zuletzt in der Position des „Amts für Gesundheitsführung“ innerhalb der „Jugendführung des Deutschen Reiches“ wider, einer bürokratischen Organisation, die in Umfang und Aufbau ohne weiteres einem Reichsministerium gleichzusetzen war.[82] Dessen Verwaltungsapparat bildete jedoch nur eine Komponente der Gesundheitsführung, während ihr eigentlicher Schwerpunkt bei den praktischen gesundheitsdienstlichen Tätigkeiten in den Einheiten der Hitler-Jugend und ihrer Untergliederungen lag.

Die tatsächlichen Akteure der praktischen Umsetzung gesundheitsdienstlicher Maßnahmen waren in der Mehrzahl ehrenamtlich tätige Ärztinnen und Ärzte – zumeist Berufsanfänger –, die als „Jungärzte“ in der Hitler-Jugend eingesetzt wurden. Sie wurden bereits während des Studiums durch extracurriculare Aktivitäten in den sogenannten „Fachschaften“ und vor allem in medizinischen Arbeitsgemeinschaften im Rahmen des Reichsberufswettkampfs auf ihre Aufgaben vorbereitet. Diese Aktivitäten, die in erster Linie der Verpflichtung der Studierenden auf die gesundheitspolitischen Ziele des nationalsozialistischen Staates dienten, sollen hier als eine der Heterotopien im oben genannten Sinne verstanden und beschrieben werden. Sie bildeten jene Sphäre, die eigens für die Transformation eines Entwurfs der Gesundheitsversorgung in die Wirklichkeit geschaffen wurde und in der sich die ideologischen Vorstellungen der Eigenschaften und Funktionen einer künftigen Generation von Ärztinnen und Ärzten materialisieren sollten.

Entsprechendes gilt für die Teilnahme junger Ärztinnen und Ärzte an den sogenannten „Jungarzt-Kursen“ in der Führerschule der deutschen Ärzteschaft im mecklenburgischen Alt Rehse. Auch hier kann von einer Heterotopie gesprochen werden, indem die angestrebten Eigenschaften im Rahmen eines strikten Reglements in ritueller Weise immer wieder vorgeführt und dadurch überhaupt erst hergestellt wurden. Das betrifft nicht nur die Leibesübungen und weiteren Gemeinschaftsbräuche, die in bewusst herbeigeführter ländlicher Abgeschiedenheit in der „Schulungsburg“ praktiziert wurden, sondern auch für die medizinischen Praktiken und Wertvorstellun-

81 Erste Durchführungsverordnung zum Gesetz über die Hitler-Jugend vom 25. März 1939.

82 Der „Jugendführer des Deutschen Reiches“ hatte „die Stellung einer Obersten Reichsbehörde mit dem Sitz in Berlin“ und war dem Führer und Reichskanzler unmittelbar unterstellt (Gesetz über die Hitlerjugend vom 1. Dez. 1936 (§ 3), in: Reichsgesetzblatt 1936 I, S. 993).

gen, die den jungen Menschen für ihre künftige Tätigkeit als „Gesundheitsführer" vermittelt wurden.[83]

Neben den „Jungärzten" sind noch zwei weitere Gruppen von Ärztinnen und Ärzten zu nennen, die sich als Spezialisten in besonderer Weise für die Durchführung und fachliche Begleitung des Jugendgesundheitsdienstes anboten bzw. dafür in Anspruch genommen wurden. Dabei handelte es sich zum einen um die dem öffentlichen Gesundheitsdienst angehörenden Schulärzte und zum anderen um die in Forschung, Lehre und Praxis tätigen Kinderärzte. Für beide Gruppen lässt sich feststellen, dass sie mit ihren hergebrachten Tätigkeitsfeldern den neuen Aufgaben einer Gesundheitsführung der Jugend nur in Teilen entsprachen und entsprechen konnten. Dennoch waren sie prinzipiell in bewusster Ausdehnung ihrer traditionellen Zuständigkeiten bereit und willens, im Bereich der gesundheitlichen Überwachung der 14- bis 18-Jährigen tätig zu werden. Sowohl für den öffentlichen Gesundheitsdienst als auch für die deutsche Gesellschaft für Kinderheilkunde soll ihre Beteiligung an den Aufgaben der HJ-Gesundheitsführung dargestellt und anhand zumeist personengebundener Beispiele konkretisiert werden.

(2) Hinsichtlich des Umgangs mit den in Fragen der Erhaltung ihrer (Erb-)Gesundheit und der Steigerung ihrer Leistungsfähigkeit geleiteten (oder „geführten") Jugendlichen folgt die Darstellung der zeitgenössischen Einteilung der Gesundheitsführung in Gesundheitssicherung (Feldscherdienst), Gesundheitserziehung (Aufklärung und Schulung) und Gesundheitspflege (Reihenuntersuchungen, Sommerlager) der Jugend.[84] Auch für diesen Teil der Untersuchung sollen beispielhaft zwei Orte beschrieben werden, die sich für eine Transformation der utopischen Vorstellungen einer (erb-)gesunden, leistungsstarken Jugend in die Realität in besonderer Weise eigneten, da sie als Räume des „Guten" wahrgenommen wurden, in denen die neuen Werte dargestellt und beglaubigt wurden.[85] Unter diesem Aspekt werden zum einen die Sommerlager der Hitler-Jugend hinsichtlich ihrer Konzeption und ihrer praktischen Durchführung – bezogen auf die Gesundheitssicherung und Gesundheitspflege – untersucht. Außerdem wird das für das Jahr 1939 ausgerufene „Jahr der Gesundheitspflicht" unter dem Aspekt der Gesundheitserziehung im Rahmen des Hitler-Jugend-Dienstes näher betrachtet, maßgeblich anhand des für dieses Jahr relativ reichlich überlieferten Schrifttums (Schulungsmaterialien).

83 Vgl. zur Heterotopie des Lagers (auch der im Folgenden noch anzusprechenden Sommerlager der HJ): Kiran Klaus Patel, „Auslese" und „Ausmerze". Das Janusgesicht der nationalsozialistischen Lager, in: Zeitschrift für Geschichtswissenschaft 54 (2006), S. 339–365: „Im Nationalsozialismus wurde das Lager im doppelten Sinne zur Heterotopie. Es stand paradigmatisch für die avisierte Idealgesellschaft, zugleich war es Ort der Bekämpfung und Vernichtung aller nur denkbaren Feindgruppen. Jeweils wurde es als Instrument zur Beschleunigung gesellschaftlichen Wandels verstanden." (Ebd., S. 362).

84 Exemplarisch bei: Erika Geisler, Jugendarzt und Jugendführung, München 1942 (SD aus: Hans Reiter/J. Breger (Hrsg.), Deutsches Gold. Gesundes Schaffen – Frohes Schaffen, München 1942).

85 Vgl. Gebauer, Räume des Anderen, S. 329.

Die Darstellung konzentriert sich in Bezug auf das bislang Ausgeführte auf die Jahre von der Machtergreifung bis 1939 – ein Zeitabschnitt, der als Phase der Stabilität und des kontinuierlichen Auf- und Ausbaus sowohl in Forschung und Lehre als auch in der konkreten Umsetzung der gesundheitsdienstlichen Maßnahmen angesehen werden kann. Höhepunkt dieser Zeit ist das eben erwähnte für 1939 ausgerufene „Jahr der Gesundheitspflicht". Wie ein Menetekel erscheint im Nachhinein der Tod des Reichsärzteführers Gerhard Wagner im März 1939, der für die Gesundheitsführung das Ende der Vorkriegszeit markierte: „Wagners Tod", so Michael Kater, „leitete zufällig auch die zweite, kriegsgeprägte Phase des öffentlichen Gesundheitswesens ein, in der es der Rationalität bedurfte und nicht des Mystizismus".[86] Anfang September wurden alle noch geplanten Veranstaltungen des Jahres der Gesundheitspflicht abgesagt, darunter die wissenschaftliche Jahrestagung der deutschen Pädiater. Der Beginn des Weltkriegs bedeutete das Ende der Jugendgesundheitsführung in der gewohnten und in der für die Zukunft geplanten Form.

In einem letzten Schritt soll deshalb der Gesundheitsdienst der Hitler-Jugend unter den Bedingungen des Krieges betrachtet werden, der angesichts der Realitäten von Front und Heimatfront zunehmend durch Mangelverwaltung und chronische Überbeanspruchung geprägt war. Bereits der Polenfeldzug brachte für die HJ einen nicht mehr auszugleichenden Aderlass auch im Bereich des medizinischen Personals mit sich, durch den die HJ-Gesundheitsführung sich genötigt sah, Maßnahmen der Gesundheitssicherung zunehmend staatlichen Stellen zu überlassen.[87] Der im Grunde mit dem Überfall auf die Sowjetunion begonnene totale Krieg wurde schließlich unter Bedingungen geführt, die allen Bemühungen um Jugendschutz und Jugendgesundheit Hohn sprachen. Die Jungen und Mädchen der Hitler-Jugend wurden psychisch und physisch über Gebühr belastet; als „Kriegskinder" leiden viele von ihnen bis heute unter der damaligen Überforderung.[88]

86 Kater, Ärzte als Hitlers Helfer, S. 371. Wagners Zuständigkeit hatte die Gesundheitsabteilung des RMdI, die ärztlichen Standesorganisationen und das NSDAP-Hauptamt für Volksgesundheit umfasst. Zwar war sein Nachfolger Conti zunächst in etwa mit denselben Kompetenzen ausgestattet, blieb aber, zumal unter den Bedingungen Krieges, ohne Fortune. Er wurde in seinem Wirkungsbereich zunehmend zugunsten des Generalkommissars für das Gesundheitswesen Karl Brandt eingeschränkt (Erlass des Führers über das Sanitäts- und Gesundheitsweisen vom 28. Juli 1942; veröff. in: Reichsgesetzbl. T. I, Nr. 87 vom 17.8.42); vgl. auch: Süß, Der „Volkskörper" im Krieg, S. 160ff., und jetzt auch: Ulf Schmidt, Karl Brandt. The Nazi doctor. Medicine and power in the Third Reich, London 2007.

87 Vgl. RdErl.d.RmdI. vom 30.III.1940 (RMin.Bl. f. inn. Verw. Nr. 14/40), zitiert in: Der Öffentliche Gesundheitsdienst (A) 6 (1940), S. 156.

88 Ein erster internationaler interdisziplinär angelegter Kongress „Die Generation der Kriegskinder" (Frankfurt am Main, Frühjahr 2005) traf auf unerwartet große Resonanz. Die Veranstalter hatten sich zum Ziel gesetzt, (1) den Zweiten Weltkrieg aus der Perspektive damaliger Kinder zu vergegenwärtigen, (2) die offizielle Erinnerungskultur von der Nachkriegszeit bis heute sowie die Rolle der Kriegskinder dabei zu beleuchten sowie (3) die anhaltenden psychischen Belastungen der Kriegskinder zu thematisieren (Tagungsbericht von Lu Seegers unter: http://hsozkult.geschichte.hu-berlin.de/tagungsberichte/id=766, letzter Zugriff: 1.4.2010); vgl. auch: Homepage des Projekts „Kinder des Weltkriegs" des Kulturwissenschaftlichen Instituts

Da sich aus der Studentenschaft und der Gruppe der Jungärzte ein beträchtlicher Teil jener Eliten rekrutierte, die nach 1945 den Aufbau der Bundesrepublik mittrugen,[89] kann die Studie in gewisser Hinsicht auch einen Beitrag zur Vorgeschichte der Nachkriegszeit im deutschen Gesundheitswesen leisten. Die bereits im Jugendalter begonnene und umfassende Einstimmung und Verpflichtung junger Ärztinnen und Ärzte auf die Utopie einer krankheitsfreien, leistungsstarken Gesellschaft, die anerkanntermaßen auch mit Mitteln der „Ausmerze minderwertigen Erbgutes" zu realisieren war, dürfte nach 1945 eine kritische Auseinandersetzung mit dem Fach, seinen Lehrern und auch eigenen Positionen nicht gefördert haben. Das übrigens um so mehr, als die Mitgliedschaft in der Hitler-Jugend bzw. die Tätigkeit als Hitlerjugend-Ärztin oder -Arzt in den Spruchkammer- und Entnazifizierungsverfahren nach 1945 kaum jemals dazu geführt haben, dass der Arztberuf auch nur vorübergehend nicht mehr oder nur eingeschränkt ausgeübt werden durfte. Schuldgefühle oder Scham kamen so kaum auf bzw. wurden schnell wieder verdrängt. Karrierebrüche gab es fast keine, vielmehr werden dem einigermaßen kundigen Leser zahlreiche Akteure der Gesundheitsführung der Hitler-Jugend auch als an hervorragender Stelle in der Nachkriegsmedizin tätige Forscher und Lehrer vertraut sein.

Essen (http://www.kwi-nrw.de/home/projekt-32.html, letzter Zugriff: 1.4.2010); vgl. außerdem: Hermann Schulz/Hartmut Radebold/Jürgen Reulecke, Söhne ohne Väter. Erfahrungen einer Kriegsgeneration, Berlin 2004.

89 Vgl. etwa: Heinz Bude, Deutsche Karrieren. Lebenskonstruktionen sozialer Aufsteiger aus der Flakhelfer-Generation, Frankfurt am Main 1987.

Organisation und Aufbau der Hitler-Jugend

Die Hitler-Jugend wurde als nationalsozialistische Jugendorganisation schon auf dem zweiten Reichsparteitag der NSDAP am 3. und 4. Juli 1926 in Weimar gegründet.[1] Doch erst mit der Machtübernahme wandelte sie sich in sehr kurzer Zeit von einer relativ kleinen Formation zu einer Massenorganisation, in der schließlich nahezu die gesamte deutsche Jugend zusammengefasst war. Zwar wurde die Zugehörigkeit zur HJ faktisch erst im März 1939 durch die Einführung der „Jugenddienstpflicht" für alle Kinder und Jugendlichen ab zehn Jahren obligatorisch,[2] doch hatten bereits in den Jahren zuvor Millionen von Familien ihre Kinder freiwillig oder genötigt in die Jugendorganisation gegeben. Häufig war es auch einfach zur korporativen Übernahme von Vereinen und Organisationen gekommen. Spätestens seit 1936, also bereits lange vor Einführung der „Jugenddienstpflicht", wurden praktisch alle infrage kommenden Kinder und Jugendlichen eines Jahrgangs Angehörige der HJ. Die Mitgliederzahl der Hitler-Jugend stieg so von rund 100.000 noch 1932 auf 8,7 Millionen im Jahr 1939.[3]

Hans-Christian Brandenburg hat darauf aufmerksam gemacht, dass unter dem Namen „Hitler-Jugend" gewöhnlich drei Organisationen subsumiert werden, die deutlich voneinander zu trennen sind;[4] sinngemäß unterscheidet er zwischen der national- bzw. sozialrevolutionären Jugend der (Kampf-)Jahre 1926 bis 1932, der Hitler-Jugend als Massenorganisation der Jahre 1933 bis 1945[5] sowie dem Führerkorps dieser Massenorganisation, das er als „weltanschaulich geschlossene Gemeinschaft"[6] charakterisiert.

In der vorliegenden Untersuchung soll es – soweit die Hitler-Jugend unter dem Aspekt der Gesundheitsführung betrachtet wird – um die Massenorganisation der Jahre nach 1933 gehen. Was die Aktivisten und Funktionä-

1 Die allgemeine Geschichte und der Aufbau der NS-Jugendorganisation werden hier nur in groben Zügen und nur insoweit dargestellt, wie es für den engeren Zusammenhang des Themas notwendig ist.

2 Vgl. Gesetz über die Hitlerjugend vom 1. Dez. 1936, in: Reichsgesetzblatt, T. I, 1936, S. 993; Zweite Durchführungsverordnung zum Gesetz über die Hitler-Jugend, in: Jugenddienstverordnung vom 25. März 1939, in: Reichsgesetzblatt, T. I, 1939, S. 709ff.

3 Vgl. Buddrus, Totale Erziehung für den totalen Krieg, T. 1, S. 271; Walter Tetzlaff, Das Disziplinarrecht der Hitler-Jugend, Berlin 1944, S. 9 nennt eine Zahl von neun Millionen Mitgliedern.

4 Vgl. Hans Christian Brandenburg, Die Geschichte der HJ. Wege und Irrwege einer Generation, 2. durchges. Aufl., Köln 1982, vor allem S. 114ff.

5 Vgl. ebd., S. 128ff. und passim; Brandenburg verwendet durchgängig den Begriff „Staatsjugend".

6 Ebd., S. 10f.

re betrifft, werden vornehmlich die haupt- und ehrenamtlichen Mitarbeiter der Gesundheitsführung im Blickpunkt stehen.

Die „Hitler-Jugend" der sogenannten Kampfzeit der NS-Bewegung war in der Weimarer Republik gegenüber anderen politischen oder konfessionellen Jugendorganisationen eher unbedeutend geblieben.[7] Wohl auch in der Folge personeller Querelen, organisatorischer Mängel und Zersplitterungstendenzen zählte sie noch Anfang 1932 beispielsweise in Groß-Berlin kaum 800 Mitglieder, dazu kamen etwa 60 Knaben des „Deutschen Jungvolks".[8] Selbst im Januar 1933 repräsentierte die Hitler-Jugend mit weniger als 100.000 Mitgliedern reichsweit gerade einmal ein bis zwei Prozent derjenigen Jugendlichen, die von den im „Reichsausschuß der Deutschen Jugendverbände" zusammengeschlossenen deutschen Jugendorganisationen vertreten wurden.[9] Über einen eigenen Sanitätsdienst verfügte die HJ zu dieser Zeit noch nicht; entsprechende Aufgaben – etwa bei Massenaufmärschen – wurden bis 1933 von Ärzten und Helfern der SA wahrgenommen.[10]

Der nach der Machtergreifung sehr schnell erfolgende Aufstieg der Hitler-Jugend zu einer Massenorganisation wurde von ihrer Führung zielstrebig vorbereitet und konsequent vollzogen. Bereits am 30. Oktober 1931 hatte Hitler den damaligen Führer des NS-Studentenbundes, Baldur von Schirach[11], als Reichsjugendführer der NSDAP eingesetzt – zu diesem Zeitpunkt noch im Stab der Obersten SA-Führung. Im Mai 1932 ernannte er ihn zum Reichsleiter der NSDAP für Jugenderziehung und hob damit seine Unterstellung unter die SA-Führung auf. Wenige Tage später übernahm von Schirach die Führung der HJ und des NS-Schülerbundes von Adrian von Renteln und übertrug gleichzeitig die Führung des NS-Studentenbundes an Gerd Rühle. Am 11. Juli 1932 gründete er das „Deutsche Jugendwerk e.V." als Zusammenschluss aller nationalsozialistischen Jugendorganisationen. Als am 4. August 1932 der für Preußen geltende Runderlass „betr. Ausschluß der kommunistischen und nationalsozialistischen Jugendpflegeverbände und -vereine aus der staatlichen geförderten Jugendpflegeorgani-

7 Vgl. ebd., S. 30–45.

8 In Berlin etwa wurde im Sommer 1928 eine HJ-Ortsgruppe aus dem „Bund nationaler Pfadfinder" gebildet; Gauführer für Berlin-Brandenburg wurde Werner Teichert, der später von seinem Gaugeschäftsführer Robert Gadewoltz abgelöst wurde. Gadewoltz wurde im Februar 1931 wegen Unfähigkeit abgesetzt. Der Gau wurde in die beiden Gaue „Groß-Berlin" und „Mark Brandenburg" aufgeteilt. Gauführer in Brandenburg wurde Gunther Stegemann, in Berlin Joachim Walter. Gauleiterin des Bundes Deutscher Mädchen (BDM) in der Mark Brandenburg war Trude Mohr (seit 1932 auch für Berlin). Mitte November 1931 wurde Arthur Axmann, der den Sommer über als landwirtschaftlicher Arbeiter in der Mark Brandenburg gearbeitet hatte, mit der Führung der Berliner Berufsschulorganisation beauftragt. Neuer HJ-Gebietsführer für Berlin wurde Elmar Warning, der bereits im Sommer 1932 durch Alfred Loose ersetzt werden musste. Vgl. Brandenburg, Geschichte der HJ, S. 116ff.

9 Vgl. ebd., S. 132.

10 Vgl. Buddrus, Totale Erziehung für den totalen Krieg, T. 2, S. 909.

11 Baldur von Schirach (1907–1974); zu biografischen Darstellungen vgl. Buddrus, Totale Erziehung für den totalen Krieg, T. 2, S. 1205; Jochen von Lang, Der Hitlerjunge: Baldur von Schirach. Der Mann, der Deutschlands Jugend erzog, München 1991; Michael Wortmann, Baldur von Schirach. Hitlers Jugendführer, Köln 1982; vgl. außerdem: Baldur von Schirach, Ich glaubte an Hitler, Hamburg 1967.

sation, soweit er sich gegen die nationalsozialistische Jugendorganisation richtete"[12], aufgehoben wurde, war für die NS-Jugendorganisation der Weg frei zu staatlicher Anerkennung und Förderung. Von Schirach beantragte umgehend die Aufnahme des „Jugendwerks" in den „Reichsausschuss der Deutschen Jugendverbände" und äußerte sich bei dieser Gelegenheit unverhohlen über Wesen und Aufgabe des „Deutschen Jugendwerks": „Der Verband steht in einem engen Vertrauensverhältnis zum Führer der NSDAP und faßt alle Jugendorganisationen der NSDAP, im einzelnen die Hitler-Jugend, den NS-Studentenbund, den NS-Schülerbund, das Deutsche Jungvolk und den Bund Deutscher Mädchen zusammen. Ferner wird eine praktische Zusammenarbeit angestrebt werden mit den Gauen der NSDAP, der SA und SS sowie der NS-Frauenschaft. Der Verein Deutsches Jugendwerk e.V. hat die Aufgabe, die gesamte deutsche Jugendarbeit – formal umrissen durch den Jugendpflegeerlaß von 1911 und das Reichsjugendwohlfahrtgesetz vom Jahre 1923 – im Sinne der nationalsozialistischen Weltanschauung zu betreiben. Seine praktischen und ideellen Aufgaben sind erzieherischer und sozial-karitativer Natur." Am 6. Oktober 1932 wurde das Deutsche Jugendwerk in den „Reichsausschuß der Deutschen Jugendverbände" aufgenommen.[13]

Am noch im selben Monat von der NSDAP in Potsdam veranstalteten „Reichsjugendtag" nahmen 80.000 Jugendliche teil. Michael Buddrus hebt die Bedeutung dieses Tages hervor, indem er argumentiert, dass die „erst schrittweise Gestalt annehmende Vision der NS-Führung und hier besonders Hitlers von einer über die Jugend zu revolutionierenden und zu reformierenden Gesellschaft" in dem Jugendaufmarsch in Potsdam ihren Ursprung gehabt habe. Damals sei die reale Machtgewinnung der NSDAP bereits in greifbare Nähe gerückt und die HJ habe sich als wichtige Hilfsorganisation im Wahlkampf erwiesen.[14] Für die Koordination der medizinischen Betreuung der Jungen und Mädchen in Potsdam war der SA-Arzt Dr. med. Karl-Walter Kondeyne[15] verantwortlich, „alter Kämpfer" und Führer eines SA-Sanitätssturms. Er wurde nach dem Reichsjugendtag hauptamtlich für den Aufbau einer HJ-Gesundheitsorganisation zuständig.

Nach der Machtübernahme wurde unter der Prämisse „Wie die NSDAP nunmehr die einzige Partei ist, so muß die HJ die einzige Jugendorganisation sein"[16] innerhalb kurzer Zeit die bedeutende, wenn auch stark zer-

12 Brandenburg, Geschichte der HJ, S. 121 f.

13 Am 30. Dezember 1932 wurde das Deutsche Jugendwerk in das Vereinsregister, Bd. V, S. 434, des Amtsgerichts Braunschweig eingetragen.

14 Vgl. Buddrus, Totale Erziehung für den totalen Krieg, T. 1, S. XXX; vgl. auch: Arno Klönne, Jugend im Dritten Reich: Die Hitler-Jugend und ihre Gegner. Dokumente und Analysen, Düsseldorf 1982, S. 18.

15 Reichsarztregister der Kassenärztlichen Vereinigung Deutschlands (RAR): Karl-Walter Kondeyne, geb. 14.7.1903 in Pobethen, Kr. Fischhausen (Ostpreußen); Approbation: 26.4.1929, gest. 1945. Zur Person vgl. Ernst Klee, Das Personenlexikon zum Dritten Reich. Wer war was vor und nach 1945, Frankfurt am Main 2003; Buddrus, Totale Erziehung für den totalen Krieg, T. 2, S. 1169, Süß, Der „Volkskörper" im Krieg, S. 470.

16 Klönne, Jugend im Dritten Reich, S. 19.

gliederte Deutsche Jugendbewegung weitgehend zerschlagen.[17] Der noch im März 1933 als Dachorganisation verschiedener Jugendbünde gegründete rechtskonservative „Großdeutsche Bund“ unter Führung des Admirals von Trotha wurde am 17. Juni 1933,[18] dem Tag der Ernennung Baldur von Schirachs zum „Jugendführer des Deutschen Reiches“[19], aufgelöst; am 22. Juli 1933 traf das gleiche Schicksal den „Reichsausschuß der Deutschen Jugendverbände“. Die darin vereinigten Jugendorganisationen – darunter auch diejenigen konfessioneller Herkunft – wurden zu einem beträchtlichen Teil umstandslos in die Hitlerjugend eingegliedert.[20] Die Mitgliederzahl stieg infolge dieser Maßnahmen steil an, bereits 1934 soll sie bei 3,5 Millionen gelegen haben.[21]

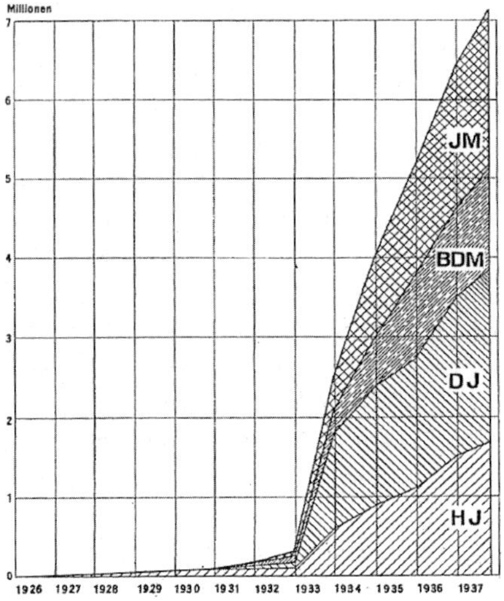

Mitgliederentwicklung der Hitler-Jugend bis 1937.[22]

17 Am 1. Dezember 1933 wurde die HJ aus einem eingetragenen Verein (e.V.) zu einer Körperschaft öffentlichen Rechts und in der Konsequenz damit auch eine Gliederung der NSDAP. Vgl. Gerhart Wehner, Die rechtliche Stellung der Hitler-Jugend, Dresden 1939, S. 28f. Die Satzung der „Hitler-Jugend-Bewegung e.V. von 1929 ist abgedruckt bei: Brandenburg, Geschichte der HJ, S. 247ff.

18 Vgl. Brandenburg, Geschichte der HJ, S. 137f.; die Anordnung im Wortlaut in: Jahnke/Buddrus, Deutsche Jugend 1933–1945, Nr. 11 (S. 69f.); zu Admiral von Trotha vgl. Helmut Schubert, Admiral Adolf von Trotha (1868–1940): Ein Versuch zur historisch-psychologischen Biographik, Freiburg/Br. 1976.

19 „Der Reichskanzler hat mit sofortiger Wirkung verfügt: Es wird eine Dienststelle des Reiches errichtet, die die amtliche Bezeichnung ‚Jugendführer des Deutschen Reiches‘ trägt. Zum Jugendführer des deutschen Reiches wird der Reichsjugendführer der NSDAP Baldur von Schirach ernannt.“ (Jahnke/Buddrus (Hrsg.), Deutsche Jugend 1933–1945. Eine Dokumentation, Hamburg 1989, Nr. 8, S. 68).

20 So wurde etwa am 19. Dezember 1933 ein Abkommen mit der evangelischen Kirche über die „Eingliederung der evangelischen Jugend in die HJ“ getroffen; vgl. Giesecke, Die Hitlerjugend, S. 175.

21 Vgl. Übersicht über Mitgliederentwicklung der HJ bei: Jahnke/Buddrus (Hrsg.), Deutsche Jugend 1933–1945 (Einleitung, S. 15).

22 Aus: Wir schaffen. Jahrbuch des BDM 1938, S. 211.

Der Monopolanspruch der HJ auf die Jugendlichen und ihre Belange musste indes nicht nur gegenüber anderen Jugendorganisationen durchgesetzt werden, sondern auch gegenüber rivalisierenden NS-Organisationen und deren Führern. Baldur von Schirachs starke Stellung in diesen Auseinandersetzungen leitete sich vor allem daraus ab, „dass die Dienststelle des Reichsjugendführers der NSDAP in den Status einer Hitler direkt unterstellten Reichsbehörde“[23] erhoben worden war. So gelang es von Schirach nicht nur, die außerhalb der NSDAP stehende Konkurrenz weitgehend auszuschalten, sondern sich auch gegen die Rivalen in den eigenen Reihen, etwa aus dem Bereich des Sports (Reichssportbund), der Gewerkschaften („Deutsche Arbeitsfront“/DAF), des Reichsarbeitsdienstes (RAD) sowie der Reichswehr, und deren Pläne für eine vormilitärische Ausbildung der Jugend durchzusetzen.[24] Zwar kam es in der Folgezeit zu projektbezogener Zusammenarbeit – HJ und DAF arbeiteten im jährlich durchgeführten Reichsberufswettkampf zusammen, HJ und Reichsportbund in der Ausrichtung und Durchführung des Reichssportwettkampfs der HJ –, doch die Hitler-Jugend bewahrte ihre Eigenständigkeit und festigte ihren Alleinvertretungsanspruch auf die deutsche Jugend.

Organisation und Führungsstruktur

Die starke Zunahme der Mitgliederzahl nach 1933 stellte die HJ-Funktionäre vor erhebliche Probleme im Hinblick auf den Aufbau eines effektiven, überschaubaren Organisations- und Verwaltungsgefüges. Mit dem Wandel von einer exklusiven Parteijugend zu einer Massenorganisation mit mehreren Millionen Mitgliedern verschoben sich die Aufgaben von der Auswahl und Aufnahme ausschließlich meinungskonformer Anwärter hin zur Erfassung, Erziehung und Ertüchtigung aller körperlich und geistig geeigneten deutschen Jugendlichen. Dabei war der Eignungsgedanke hier recht weit gefasst und stellte sich eher als Problem der Nivellierung auf einem von der Mehrheit der Kinder und Jugendlichen zu erreichenden Niveau dar, denn als strenge Auslese. So wurde Untauglichkeit „im wesentlichen nur bei Schwachsinn, sehr schweren Körperschäden und Ausfallserscheinungen an Sinnesorganen angenommen“[25]. Erst nach erheblichen Anfangsschwierigkeiten – das Jahr 1934 wurde zum „Jahr der Schulung“ erklärt[26] – bildete sich bis 1936 eine Struktur heraus, die sich auch für weiter steigende Mitgliederzahlen und eine Erweiterung des Aufgabenspektrums – jedenfalls in Friedenszeiten – als tragfähig erweisen sollte.

23 Buddrus, Totale Erziehung für den totalen Krieg, T. 1, S. 11.

24 Hans von Tschammer und Osten hatte die Sportorganisation und ihre Jugendabteilungen übernommen, Robert Ley (DAF) die Gewerkschaften und damit im Prinzip auch deren Jugendarbeit. Vgl. Giesecke, Hitlerjugend, S. 177; Brandenburg, Geschichte der HJ, S. 128–160, bes. S. 145 ff.

25 Geisler, Jugendarzt und Jugendführung, S. 14.

26 Vgl. Brandenburg, Geschichte der HJ, S. 161–169.

Der Verwaltungsapparat der in Berlin an fünf Dienstsitzen residierenden „Reichsjugendführung der NSDAP“ wuchs erheblich und wucherte so beträchtlich, dass die Reichsjugendführung bis 1939 die „Größe und das Organisationsgefüge eines Ministeriums“[27] erreicht hatte. Hinsichtlich des Mitarbeiterstamms stellt Michael Buddrus fest, „dass dessen fachliche Kompetenz durch zielgerichtete Ausbildungsprogramme und gezielte (Ab-) Werbung von Fachkräften“[28] beständig stieg. Charakteristisch für den Aufbau der Reichsjugendführung waren sogenannte Fachämter und die diesen Ämtern gleichrangigen Stellen, die wegen der besonderen Bedeutung ihrer Aufgabenbereiche dem Reichsjugendführer bzw. dem Stabsführer der HJ direkt unterstellt waren. Im Sommer 1939 existierten zwölf Fachämter und 19 unmittelbare amtsähnliche Führungsdienststellen mit insgesamt mehr als 1.000 Mitarbeitern. Allein das Soziale Amt der Reichsjugendführung unter Arthur Axmann verfügte über sechs Hauptabteilungen, 18 Abteilungen und 116 Referate.[29] Hans-Christian Brandenburg spricht von der Reichsleitung der HJ als „Wasserkopf mit vielen Ämtern und Abteilungen [...] und jener Überorganisation, die alle schockierte, die damit in Berührung kamen“[30].

Die uniformiert auftretende und militärisch organisierte HJ war nach Altersgruppen und Geschlecht gegliedert: Der Begriff der Hitler-Jugend im engeren Sinne bezeichnete Einheiten von Jungen im Alter von 14 bis 18 Jahren; im weiteren Sinne umfasste er auch das Deutsche Jungvolk (zehn bis 14 Jahre) und den gesamten Bund Deutscher Mädchen (BDM). Dieser wiederum bezeichnete im Kern die Mädchen von 14 bis 17 (21) Jahren, im weiteren Verständnis auch die Jungmädel im Alter von zehn bis 14 Jahren.[31] Hinzu trat auf freiwilliger Basis seit 1938 das BDM-Werk „Glaube und Schönheit“ für die 17- bis 21-jährigen jungen Frauen.[32]

Wesentliches Strukturprinzip der HJ auf der Mitgliederebene wurde also der jahrgangsweise Aufbau, der darauf beruhte, dass Jungen mit zehn Jahren in das deutsche Jungvolk eintraten und mit 14 Jahren in die Hitler-Jugend übernommen wurden, die Mädchen wechselten entsprechend von den Jungmädeln zum BDM.

Wichtig war, dass es sich bei den 14- bis 18-jährigen Jungen der Hitler-Jugend und den gleichaltrigen Mädchen überwiegend nicht mehr um Schülerinnen und Schüler, sondern um schulentlassene Jugendliche handelte, die bereits arbeiteten oder sich in der Berufsausbildung befanden.[33] Dieser Umstand wirkte sich nachhaltig auf das Selbstverständnis, die Aktivitäten

27 Ebd.

28 Buddrus, Totale Erziehung für den totalen Krieg, T. 1, S. 11.

29 Vgl. ebd.

30 Vgl. Brandenburg, Geschichte der HJ, vor allem S. 114ff.

31 Zur Geschichte und Organisation der HJ vgl. auch: Schreckenberg, Erziehung, Lebenswelt und Kriegseinsatz der deutschen Jugend unter Hitler, S. 211–258.

32 Vgl. Sabine Hering/Kurt Schilde, Das BDM-Werk „Glaube und Schönheit“ – Die Organisation junger Frauen im Nationalsozialismus, Opladen 2004.

33 Vgl. Die Volksschulen im Deutschen Reich 1936 (Statistik des Deutschen Reichs 506), Neudr. o.O. 1979.

und den Aufbau der Hitler-Jugend aus, die sich vor allem auch als Sachwalterin der Interessen Jugendlicher in den Betrieben verstand: „Aus der Sicht des einzelnen Jugendlichen stellte sich die HJ als eine umfassende Fürsorge-Institution dar: Jugendvertretung im Betrieb und in der Schule, Berufsberatung, Berufsförderung, Jugendberatung, Jugendschutz usw. gehörten zu ihren Arbeitsgebieten."[34]

Nach dem Austritt aus der Hitler-Jugend konnte die Überweisung in andere Gliederungen der NSDAP (SA, SS, NSFK, NSKK[35]) oder auch in die Partei selbst erfolgen; außerdem stand für die jungen Männer mit dem 18. Geburtstag die Aufnahme in den Reichsarbeitsdienst und/oder die Wehrmacht an.

Junge Frauen verblieben bis zum Alter von 17 Jahren im BDM.[36] Zwischen dem 16. und 26. Lebensjahr war das sogenannte Pflichtjahr abzuleisten; seit 1938 bestand bis zum Alter von 21 Jahren außerdem die Möglichkeit der Überweisung an das BDM-Werk „Glaube und Schönheit" und der Teilnahme an einer der dortigen Arbeitsgruppen.[37] Mit 18 Jahren war auch die Aufnahme in die NSDAP und mit 21 Jahren die Überweisung in die NS-Frauenschaft möglich.

Organisatorische Einheiten der Hitler-Jugend (1942)[38]

Jungvolk	Hitler-Jugend	Jungmädel	BDM
Reichsjugendführung 42 Gebiete			
Gebiet (Obergau) etwa 20 Banne			
Bann (Untergau) 4–6 Jungstämme; 4–6 Stämme; 4–6 Jungmädelringe; 4–6 Mädelringe			
Jungstamm 3–5 Fähnlein	Stamm 3–5 Gefolgschaften	JM-Ring	Mädelring
Fähnlein 4 Jungzüge	Gefolgschaft 4 Scharen	JM-Gruppe 4 JM-Scharen	Mädelgruppe 4 Mädelscharen
Jungzug 4 Jungenschaften	Schar 4 Kameradschaften	JM-Schar 4 JM-Schaften	Mädelschar 4 Mädelschaften
Jungenschaft, etwa 10 Jungen	Kameradschaft, etwa 10 Jungen	JM-Schaft, etwa 10 Mädchen	Mädelschaft, etwa 10 Mädchen

34 Giesecke, Hitlerjugend, S. 179.

35 Sturmabteilung, Schutzstaffel, Nationalsozialistisches Fliegerkorps, Nationalsozialistisches Kraftfahr-Korps.

36 Vgl. Gisela Miller-Kipp, Der Bund Deutscher Mädel in der Hitlerjugend, in: Ulrich Herrmann (Hrsg.), Die Formung des Volksgenossen, Der „Erziehungsstaat" des Dritten Reiches (= Geschichte des Erziehungs- und Bildungswesens in Deutschland, Bd. 6), Weinheim u. a. 1985, S. 189–205.

37 Vgl. Hering/Schilde, Das BDM-Werk, S. 23ff.

38 Nach: Buddrus, Totale Erziehung für den totalen Krieg, T. 2, S. 1108.

Dienstränge der Hitler-Jugend

Hitler-Jugend	Jungvolk	BDM	Jungmädel
Reichsjugendführer			
Stabsführer			
Obergebietsführer		Gauverbandsführerin[39]	
Gebietsführer	Gebietsjungvolkführer	Obergauführerin[40]	
Hauptbannführer	Hauptjungbannführer		
Oberbannführer	Oberjungbannführer	Gauführerin[41]	
Bannführer	Jungbannführer	Untergauführerin[42]	Jungmädeluntergauführerin
Oberstammführer	Oberjungstammführer		
Stammführer/ Unterbannführer	Stammführer/ Jungstammführer	Mädelringführerin	Jungmädelringführerin
Hauptgefolgschaftsführer	Haupfähnleinführer		
Obergefolgschaftsführer	Oberfähnleinführer		
Gefolgschaftsführer	Fähnleinführer	Mädelgruppenführerin	Jungmädelgruppenführerin
Oberscharführer	Oberjungzugführer		
Scharführer	Jungzugführer	Mädelscharführerin	Jungmädelscharführerin
Oberkameradschaftsführer	Oberjungenschaftsführer		
Kameradschaftsführer	Jungenschaftsführer	Mädelschaftsführerin	
Oberrottenführer	Oberhordenführer		
Rottenführer	Hordenführer		
Hitlerjunge	Pimpf	Mädel	Jungmädel

39 Ab 1940: Obergebietsführerin.
40 Ab 1940: Gebietsführerin.
41 Ab 1940: Oberbannführerin.
42 Ab 1940: Bannführerin.

Räumlich gliederte sich die Hitler-Jugend in Gebiete (HJ) bzw. Obergaue (BDM), die wiederum in HJ-Banne bzw. BDM-Untergaue unterteilt waren.[43] Bis zu dieser Ebene waren die Hauptstellen bzw. -abteilungen zumeist mit hauptamtlichen Kräften besetzt. Bei den HJ-Unterbannen bzw. den BDM-Ringverbänden und den weiteren Untergliederungen wurden die Funktionen überwiegend von ehrenamtlichen Kräften wahrgenommen; gleiches gilt für die Ärzte und weiteren Funktionsträger im Gesundheitsdienst.

Als es – nach einer Phase relativer Stagnation bei den Mitgliederzahlen – im „Jahr des Deutschen Jungvolks" 1936 gelang, den Geburtsjahrgang 1926 zu mindestens 95 Prozent zu erfassen und so nahezu alle zehnjährigen Kinder dem Jungvolk bzw. den Jungmädeln zuzuführen, war Baldur von Schirach seinem Ziel, mit der HJ „sowohl die Gesamtheit der Jugend, wie auch den gesamten Lebensbereich der jungen Deutschen zu erfassen"[44], beträchtlich näher gekommen.[45] Gleichzeitig waren damit auch alternativen Bestrebungen zur Organisation der deutschen Jugend endgültig die Grundlage entzogen.[46] Vor diesem Hintergrund stellte das im Dezember 1936 in Kraft getretene Gesetz über die Hitler-Jugend einen Abschluss der Aufbauarbeit in der HJ dar.[47] Der kurze Gesetzestext bekräftigte noch einmal die Position der HJ, die sie faktisch bereits innehatte. Lapidar wurde zunächst festgestellt: „(§ 1) Die gesamte deutsche Jugend ist in der Hitler-Jugend zusammengefasst." Außerdem wurde die Rolle der HJ als einzige erzieherische Kraft neben Elternhaus und Schule gestärkt: „(§ 2) Die gesamte deutsche Jugend ist außer in Elternhaus und Schule in der Hitler-Jugend körperlich, geistig und sittlich im Geiste des Nationalsozialismus zum Dienst am Volk und zur Volksgemeinschaft zu erziehen." Schließlich wurde die Position Baldur von Schirachs im Machtgefüge des NS-Staates noch einmal festgeschrieben: „§ 3 Die Aufgabe der Erziehung der gesamten deutschen Jugend wird dem Reichsjugendführer der NSDAP übertragen. Er ist damit ‚Jugendführer des Deutschen Reiches'. Er hat die Stellung einer Obersten Reichsbehörde mit dem Sitz in Berlin und ist dem Führer und Reichskanzler unmittelbar unterstellt."[48] Damit war jedweder ministerielle Einfluss auf Angelegenheiten der HJ ausgeschaltet worden: „Es konnte ohne Mitwirkung der Reichsjugendführung kein Gesetz mehr erlassen werden, das die Jugend betraf."[49]

Auch wenn mit Lockungen und Drohungen erreicht wurde, das spätestens mit dem „Jahr des Deutschen Jungvolks" 1936 jeder Geburtsjahrgang seit 1926 praktisch geschlossen in das Jungvolk bzw. in die Jungmädel-

43 Vgl. Buddrus, Totale Erziehung für den totalen Krieg, T. 2, S. 1080; Stand 1939 inkl. der angeschlossenen Gebiete der „Ostmark".

44 Klönne, Jugend im Dritten Reich, S. 19; Brandenburg, Geschichte der HJ, S. 179.

45 Faktisch waren 1936 erst rund drei Viertel der infrage kommenden Kinder und Jugendlichen in der HJ; die Einbeziehung nahezu des gesamten Jahrgangs 1926 in die HJ stellte also lediglich den Ausgangspunkt einer sich über mehrere Jahre hinziehenden „totalen" Erfassung der deutschen Jugend dar. Vgl. Buddrus, Totale Erziehung für den totalen Krieg, T. 1, S. 265.

46 Vgl. Buddrus, Totale Erziehung für den totalen Krieg, T. 1, S. 256ff., bes. S. 264.

47 Gedruckt in: Jahnke/Buddrus (Hrsg.), Deutsche Jugend 1933–1945, Nr. 69 (S. 121).

48 Gesetz über die Hitlerjugend vom 1. Dez. 1936, in: Reichsgesetzblatt, T. I, 1936, S. 993.

49 Schirach, Ich glaubte an Hitler, S. 232.

Organisation aufgenommen wurde, kann erst für die Zeit ab der 2. Durchführungsverordnung zum Hitlerjugend-Gesetz Anfang 1939 von einer Jugenddienstpflicht gesprochen werden,[50] die gleichwertig neben Arbeitsdienst- und Wehrpflicht trat. Von diesem Zeitpunkt an war der Dienst in der HJ für alle Kinder und Jugendlichen zwischen zehn und 18 Jahren auch formal verbindlich.[51] Trotz der totalen Erfassung kann nicht – wie etwa bei Hans-Christian Brandenburg – davon ausgegangen werden,[52] dass es sich bei der Hitler-Jugend um eine Staatsjugend handelte. Michael Buddrus spricht in diesem Zusammenhang zutreffender von einer „Verrechtlichung der Jugend"[53], die zu vielfältigen Verbindungen zwischen staatlicher Verwaltung und Hitler-Jugend führte. Ungeachtet dieser Entwicklung blieb die HJ bis zum Untergang des „Dritten Reiches" die Jugendorganisation der NSDAP, die aus der Partei heraus geführt und finanziert wurde, die allerdings auch bemüht war, bislang staatliche jugendpolitische Zuständigkeiten möglichst zahlreich unter ihrer Verfügungsgewalt zu vereinen.

Jugendorganisation und Weltkrieg

Der Zweite Weltkrieg bedeutete für die Hitler-Jugend in verschiedener Hinsicht tief greifende, zumeist negative Veränderungen. Bereits im Herbst 1939 rückten zahlreiche HJ-Führer zur Wehrmacht ein und standen für die Arbeit in der Hitler-Jugend nicht mehr zur Verfügung. Dieser nicht auszugleichende personelle Aderlass wirkte sich in der HJ zwangsläufig negativ aus, indem Qualität und Intensität der Jugendführung hinter den Stand in Friedenszeiten zurückfielen. Gleichzeitig hatte die Hitler-Jugend mit Kriegsbeginn zahlreiche Aufgaben zu übernehmen, für die ihre Mitglieder nicht oder nur ungenügend ausgebildet worden waren. Durch die Arbeit bei der Verwundeten- und Flüchtlingsbetreuung, der erweiterten Kinderlandverschickung, der Arbeit für das Winterhilfswerk, der Hilfs- und Ersatzdienste in Landwirtschaft, Industrie und Verwaltung, der Flugabwehr und schließlich sogar des Fronteinsatzes wurden die Jugendlichen in den Krieg einbezogen. Dies hatte Folgen für die Organisation und Dienstgestaltung der HJ, da sportliche und spielerische Elemente ebenso vernachlässigt wurden wie kulturelle und berufskundliche. Auch der Gesundheitsdienst als Erziehungsarbeit in Form einer auf längere Sicht angelegten Gesundheitsführung wurde im Krieg eingeschränkt und durch lagebedingte, kurzfristige Maßnahmen der „Gesundheitssicherung" abgelöst. Hier spielten etwa die forcierte Ausbildung von Sanitätspersonal und die Durchführung von Tauglichkeitsuntersuchungen eine immer wichtiger werdende Rolle.

50 Vgl. Zweite Durchführungsverordnung zum Gesetz über die Hitler-Jugend (Jugenddienstverordnung) vom 25. März 1939, in: Reichsgesetzblatt, T. I, 1939, S. 709 ff.

51 Vgl. Edgar Randel, Die Jugenddienstpflicht, Berlin 1942. 1939 war die Reichsjugendführung zuständig für 8,7 Millionen HJ-Angehörige; das entsprach etwa 85 Prozent aller deutschen Kinder und Jugendlichen im Alter zwischen zehn und 18 (bei weiblichen Jugendlichen 21) Jahren.

52 Vgl. Brandenburg, Geschichte der HJ, S. 184 f.

53 Buddrus, Totale Erziehung für den totalen Krieg, T. 1, S. 250 ff., bes. S. 251.

Struktur und Entwicklung der HJ-Gesundheitsführung

Im September 1933 sagte der Leiter des Reichsgesundheitsamtes, Hans Reiter[1], auf einer regionalen Tagung des NS-Ärztebundes voraus, dass die nationalsozialistische Weltanschauung die Medizin stärker verändern würde als irgendein anderes Fachgebiet.[2] Tatsächlich trat nach 1933 – unter Fortschreibung der seit dem 19. Jahrhundert aufgekommenen biologistisch-utilitaristischen Ideen – als spezifische Ausprägung der NS-Gesundheitspolitik neben die individuelle Gesundheitsfürsorge eine kollektive Pflicht zur Gesundheitsvorsorge, die unter Anwendung totalitärer Verwaltungspraktiken auch mit Zwang und Gewalt durchgesetzt wurde. Dabei war das Konzept der Gesunderhaltung gesunder Menschen nicht allein auf die in unbestimmter Zukunft liegenden Erfolge einer „Höherzüchtung der nordischen Rasse" oder „Aufartung des deutschen Menschen" gerichtet. Vielmehr ließen die revanchistischen Expansionspläne des Regimes zunehmend die Prävention als probates Mittel zur Steigerung der Reproduktionsrate, der Arbeitsleistung und der Wehrfähigkeit in den Vordergrund treten.[3] Möglichst zahlreich sollten leistungsfähige, gesunde Individuen den Erfolg an der militärischen und an der Heimatfront gewährleisten und einen schnellen und vollständigen Ausgleich der vorhersehbaren menschlichen Verluste sicherstellen. Vor diesem Hintergrund ist offensichtlich, dass der Sachverhalt „Gesundheit" für die NS-Zeit auch in den Bereichen, in denen er mit humanitären und positiven Inhalten assoziiert wird, keineswegs nur „an sich" oder gar

1 Reiter war im Juli 1933 zunächst zum kommissarischen Leiter des Reichsgesundheitsamtes (RGA) bestimmt worden; am 1. Oktober d.J. erfolgte die definitive Ernennung zum Präsidenten des RGA. Vgl. Robin T. Maitra, „... wer imstande und gewillt ist, dem Staate mit Höchstleistungen zu dienen!" Hans Reiter und der Wandel der Gesundheitskonzeption im Spiegel der Lehr und Handbücher der Hygiene zwischen 1920 und 1960 (= Abhandlungen zur Geschichte der Medizin und der Naturwissenschaften, Bd. 88), Husum 2001, S. 359f.

2 Hans Reiter, „Ärzte – Forscher – Pfuscher. Vortrag gehalten auf der Tagung des NS-Ärztebundes des Gaues Magdeburg in Schierke/H., am 29. September 1933", in: Deutsches Ärzteblatt 65 (1935), S. 1014–1018, S. 1016.

3 „Hinter dem Terminus ‚Gesundheitsführung' verbarg sich ein bereits 1933 verkündetes Programm vorrangig präventiver Aktivitäten. Es sollte der Sicherung und Steigerung des Leistungsvermögens der Menschen beim Einsatz in der Wirtschaft und im Wehrdienst dienen, rückte allerdings erst in unmittelbarem Zusammenhang mit der durch den Vierjahresplan begonnenen Phase der konzentrierten Vorbereitung auf die Realisierung der territorialen Expansionsansprüche in den Mittelpunkt der Gesundheitspolitik." (Achim Thom, Formen der Mitwirkung der deutschen Ärzteschaft bei der Kriegsvorbereitung durch das faschistische Regime in den Jahren 1933 bis 1939, in: Fahrenbach/Thom (Hrsg.), Der Arzt als „Gesundheitsführer", S. 11–24, S. 20).

systemunabhängig betrachtet werden kann.[4] Das gilt insbesondere für die Gesundheitsführung der Jugend, die wesentlicher Bestandteil der nationalsozialistischen Gesundheitspolitik war: „Der Jugendliche von heute ist der Arbeiter und der Soldat von morgen. Die Gesunderhaltung der deutschen Jugend muß daher als vordringlich angesehen werden."[5]

Reiters Einschätzung bezog ihre Berechtigung aber auch daraus, dass selbst die medizinische Regelversorgung als Teil jener sozialen Normalität, ohne die auch ein diktatorisches System nicht funktionsfähig ist, nach der Machteroberung ideologisch aufgeladen, politisiert und instrumentalisiert wurde.[6] Dies geschah zum einen durch die Inanspruchnahme und den Umbau des bestehenden staatlichen, zum anderen aber auch durch die Errichtung eines neuen, parteiamtlichen Gesundheitssystems.[7] Kann man für die Weimarer Zeit von einer einfachen – wenn auch nicht immer spannungsfreien – Dualität sprechen, die durch die beiden Säulen der freien Praxen und der öffentlichen Gesundheitseinrichtungen geprägt wurde, so ist für die NS-Zeit von einer weiter gehenden, dichotomen Teilung des Gesundheitssystems auszugehen: nämlich der der hergebrachten Institutionen auf der einen und des offensiv, sogar aggressiv agierenden Gesundheitsapparats der NSDAP auf der anderen Seite.[8] Diese gesundheitspolitischen Pole können indes nur als vielfältig verschränkter Komplex angemessen analysiert werden, da es die polyzentrische Struktur des Gesundheitswesens des „Dritten Reiches" mit sich brachte, dass kein institutioneller Fokus auszumachen ist, der sich als Leitfaden der Darstellung eignet.[9] Beide Systeme berührten sich in ihren Voraussetzungen, Methoden und Zielen, konkurrierten darüber hinaus aber auch heftig um Einfluss und Ressourcen. Unter Verbreitung der Utopie eines kerngesunden und hochleistungsfähigen „Volkskörpers" waren dabei insbesondere die Medizin-Funktionäre der NSDAP bemüht, ihren Einfluss auf Kosten der etablierten Institutionen medizinischer Ausbildung, Forschung und Praxis auszudehnen.

Aufbau eines parteiamtlichen Gesundheitsapparats

Zwar erreichten es die in der NSDAP organisierten Mediziner nicht, das herkömmliche Gesundheitssystem völlig nach ihren weltanschaulich geprägten Vorstellungen umzustellen oder zu ersetzen; das dürfte – vergleichbar vielleicht mit der Bevorzugung der Wehrmacht vor der SA[10] – nicht

4 Natürlich ist zu bedenken, dass Entwicklungen, die aus heutiger Sicht mit Recht für höchst verhängnisvoll gehalten werden, zeitgenössisch durchaus positiv beurteilt wurden.

5 VHB, S. 3046ff. (nicht veröff. Runderlaß des RmdI, 3.12.1942).

6 Vgl: Süß, Der „Volkskörper" im Krieg, S. 12.

7 Vgl. Kater, Ärzte als Hitlers Helfer, S. 203f.

8 Diese Einschätzung kann auch für die Zeit nach dem Tod des Reichsärzteführers Gerhard Wagner im Frühjahr 1939 aufrechterhalten werden, als der Berliner Gauamtsleiter für Volksgesundheit Leonardo Conti zum Reichsgesundheitsführer ernannt wurde.

9 Vgl. Hüttenberger, Nationalsozialistische Polykratie.

10 Vgl. Peter Longerich, Die braunen Bataillone. Geschichte der SA, München 1989, S. 87; Charles Bloch, Die SA und die Krise des NS-Regimes 1934, Frankfurt am Main 1970.

zuletzt auch am Realitätssinn führender Parteigenossen und Gesundheitsfunktionäre gescheitert sein.[11] Doch wurde infolge einer Verfügung des „Stellvertreters des Führers" Rudolf Heß vom Mai 1934 und entsprechender Anordnungen des Reichsorganisationsleiters der NSDAP die Errichtung eines „Hauptamts für Volksgesundheit der NSDAP" realisiert, dem die ausschließliche Zuständigkeit für die „volksgesundheitlichen Belange" aller Parteigliederungen übertragen wurde.[12] Reichsgesundheitsführer Gerhard Wagner, Leiter des Hauptamtes, dem der NS-Ärztebund als „betreute Organisation" angeschlossen war, wurde die „Steuerung aller gesundheitlichen und gesundheitspolitischen Maßnahmen" innerhalb der Partei übertragen.[13] Die dem Hauptamt unterstehenden, parteigebundenen Ärzte sollten dabei ihre Aufmerksamkeit „besonders der Jugend und den Müttern" zuwenden und „Gefährdungen der deutschen Jugend" verhindern, „um die biologische Zukunft" des Volkes zu sichern.[14] Tatsächlich gewann als konkretes Betätigungsfeld der NS-Mediziner vor allem die seit 1933 errichtete völlig neue medizinische Infrastruktur für die enorm anwachsenden nationalsozialistischen Massenorganisationen an Bedeutung. Neben der NS-Volkswohlfahrt (NSV) und dem Reichsarbeitsdienst (RAD) ist hier insbesondere die Hitler-Jugend zu nennen. Gerade die HJ bot als Organisationsrahmen für die konsequente Umsetzung jugendgesundheitspolitischer Maßnahmen ideale, historisch einmalige Voraussetzungen. Zum einen schloss sie die gesundheitliche Versorgungs-(und Überwachungs-)Lücke zwischen der Schulentlassung und der Musterung. Zum anderen gewährleistete sie die Erfassung nahezu aller infrage kommenden Jugendlichen. Hitler selbst hatte entsprechende Forderungen bereits in den 1920er Jahren formuliert: „Der völkische Staat hat die körperliche Ertüchtigung nicht nur in den offiziellen Schuljahren durchzuführen und zu überwachen, er muß auch in der Nachschulzeit dafür Sorge tragen, daß, solange ein Junge in der körperlichen Entwicklung begriffen ist, diese Entwicklung zu seinem Segen ausschlägt. Es ist ein Unsinn, zu glauben, daß mit dem Ende der Schulzeit das Recht des Staates auf die Beaufsichtigung seiner jungen Bürger plötzlich aussetzt, um mit der Militärzeit wiederzukommen. [...] Der völkische Staat wird genau so wie die geistige Führung auch die körperliche Ausbildung der Nachschulzeit als staatliche Aufgabe betrachten müssen und

11 Die Parallele wäre vielleicht noch weiter zu ziehen, da es im Verteidigungs- wie im Gesundheitsbereich unter dem Druck der Zeitverhältnisse (Krieg) zu einem Zusammenwachsen unter der Suprematie der etablierten Institutionen kam, indem z.B. SS-Einheiten wie reguläre Wehrmachtseinheiten im Fronteinsatz standen und der Gesundheitsdienst der Partei zunehmend mit dem staatlichen Gesundheitsdienst verschmolzen wurde, um durch Auflösung von Doppelstrukturen Ressourcen frei zu machen.

12 Gedruckt in: Volksgesundheitswacht 1934, Nr. 5, S. 16.

13 Die Konkurrenz zwischen dem staatlichen und dem parteiamtlichen Gesundheitssystem blieb weiter bestehen. Noch 1937 hielt Wagner nach einem Vortrag bei Hitler am 14. Juni 1937 fest: „In der Gesundheitspolitik lehnt der Führer den Totalitätsanspruch des Reichsministeriums des Innern ab und erkennt ausdrücklich unserer Auffassung als richtig an, dass Gesundheitsführung als Erziehungsaufgabe ein Teil der Menschenführung und damit der Partei ist." (Günter Hockerts (Hrsg.), Akten der Reichskanzlei. Regierung Hitler 1933–1945, Bd. IV: 1937 (bearb. von Friedrich Hartmannsgruber), München 2005, Nr. 100 (S. 351)).

14 Kitzing, Erziehung zur Gesundheit, S. 326.

durch staatliche Einrichtungen durchzuführen haben. Dabei kann diese Erziehung in großen Zügen schon die Vorbildung für den späteren Heeresdienst sein. Das Heer soll dann dem jungen Mann nicht mehr wie bisher die Grundbegriffe des einfachsten Exerzierreglements beizubringen haben, es wird auch nicht Rekruten im heutigen Sinne zugeführt erhalten, es soll vielmehr den körperlich bereits tadellos vorgebildeten jungen Menschen nur mehr in den Soldaten verwandeln."[15]

Nach 1933 hatte sich auch der Gesundheitsdienst der Hitler-Jugend am starken Wachstum der NS-Jugend-Organisation zu orientieren. Er entwickelte sich aus dem Sanitätsdienst in kurzer Zeit zu einem wesentlichen, gesellschaftlich überwiegend positiv konnotierten Bereich der Jugendbetreuung. Die Erweiterung seiner Aufgaben von der Gesundheitssicherung auf die Gesundheitspflege und Gesundheitserziehung führte zu einer umfassenden gesundheitlichen Bestandsaufnahme, Überwachung und Erziehung der Jungen und Mädchen. Damit avancierte die „Jugendgesundheitsführung", so die vollständige Bezeichnung, zu einem Aufgabengebiet nationalsozialistischer Jugendarbeit, das zwar faktisch eng mit den überkommenen staatlichen Strukturen verknüpft war, sich in der öffentlichen Wahrnehmung aber in besonderer Weise mit dem Erscheinungsbild der Hitler-Jugend verband.[16] Die Gesundheitsführung ist damit auch als Versuch zu verstehen, den Erziehungsanspruch auf Kosten von Elternhaus und Schule zugunsten der Jugendorganisation zu erweitern: „Die Hitlerjugend-Organisation [...], der dritte Kreis um das deutsche Kind, ist ein Nazi-Kreis ohne Lücke. Nichts gibt es hier, was noch ‚privat' (wie daheim), was noch ‚vorhitlerisch' (wie in der Schule), was anders, um eine Schattierung, um eine Winzigkeit anders wäre, als der ‚Führer' es bestimmt hätte."[17]

Parallel zu den ersten, von der Sanitätsabteilung der Reichsjugendführung koordinierten Einsätzen von SA-Ärzten und Mitgliedern des NS-Ärztebundes befasste sich die von Richard Liebenow geleitete Abteilung Sozialhygiene im vom späteren Reichsjugendführer Arthur Axmann geführten Sozialen Amt der HJ-Zentrale mit weiter reichenden konzeptionellen und praktischen Maßnahmen nationalsozialistischer Jugendgesundheitspolitik. Liebenow, Sportarzt, Sozialhygieniker und Stadtmedizinalrat in Berlin-Kreuzberg, war mit den verheerenden Lebensbedingungen der Berliner Arbeiterjugendlichen am Ende der Weimarer Republik eng vertraut.[18] Axmann und Liebenow gewannen den Berliner Chirurgen August Bier für einen öffentlichen Appell an die Deutsche Ärzteschaft, um so vor allem die von ihnen entwickelte Idee von Reihenuntersuchungen in der HJ publik zu

15 Adolf Hitler, Mein Kampf. Zwei Bände in einem Band. Ungekürzte Ausgabe, München 721.–725. Aufl., 1942, S. 458f.

16 Vgl. Geisler, Jugendarzt und Jugendführung, S. 21.

17 Erika Mann, Zehn Millionen Kinder. Die Erziehung der Jugend im Dritten Reich. Mit einem Geleitwort von Thomas Mann, Reinbek bei Hamburg 1997, S. 135.

18 Zunächst Gebietsarzt für das HJ-Gebiet Berlin, später Abteilungsleiter für Sozialhygiene in der Reichsjugendführung, wurde Richard Liebenow 1939 in das RMdI berufen und von Hitler zum Professor ernannt, 1941 avancierte er zum Chef des Gesundheitsamtes der HJ-Führung und Reichsarzt der HJ. Vgl. Buddrus, Totale Erziehung für den totalen Krieg, T. 2, S. 1179.

machen, die im Unterschied zur bisherigen Praxis nicht mehr nur Schüler, sondern alle deutschen Jugendlichen erfassen sollten. Am 19. September 1933 sprach Bier vor der gesamten medizinischen Fakultät der Berliner Universität in Anwesenheit von Kultusminister Bernhard Rust, dem Präsidenten des Reichsgesundheitsamtes, Hans Reiter, sowie dem Berliner Gauamtsleiter für Volksgesundheit, dem späteren Reichsgesundheitsführer Leonardo Conti, und setzte sich für eine ganzheitliche medizinische Fürsorge und Betreuung der Jugend ein, die schon vor dem schulpflichtigen Alter und darüber hinaus bis zur militärischen Tauglichkeitsuntersuchung reichen müsse. In seiner durch den Rundfunk übertragenen Rede führte er aus, dass der vergangene Staat erst dann geholfen habe, wenn man bereits tuberkulös, verrückt oder völlig abnorm geworden sei. Demgegenüber sei es die Pflicht des heutigen Staates, ein starkes und gesundes Geschlecht zu erziehen, das nicht alle Augenblicke auf der Nase liege. Indem sich zahlreiche, auch (noch) nicht der NSDAP angehörende Ärzte und Medizinstudenten zur Mitarbeit bei den von Axmann, Liebenow und Bier initiierten HJ-Reihenuntersuchungen bereit erklärten, waren sowohl die Grundlagen für die „Gesundheitsführung der HJ“ genannten Maßnahmen gelegt als auch der Aufbau einer eigenständigen HJ-Gesundheitsorganisation eingeleitet.[19]

Gerade die HJ-Aktivitäten zu den Reihenuntersuchungen, mit denen alle Jugendlichen erfasst wurden, fanden positive Resonanz und hohe Akzeptanz in der Bevölkerung, der nicht bewusst wurde, dass durch das Gesetz über die Vereinheitlichung des Gesundheitswesens von 1934 die bisherige Gesundheitsfürsorge zu einer alles und jeden einschließenden „Gemeinschaftspflicht“ entwickelt wurde. Hinzu trat, dass zeitgleich zum von der Öffentlichkeit positiv aufgenommenen Aufbau der HJ-Gesundheitsorganisation eine zweite, zunächst nicht wahrgenommene Ebene entwickelt wurde, deren Inhalte erst in der Kriegszeit radikal zum Tragen kommen sollte: Bereits im Herbst 1933 wurde den Ärzten, die in die Reihenuntersuchungen einbezogen waren, vonseiten der Reichsjugendführung aufgetragen, „erbkranke“ und „minderwertige“ Jugendliche zu erfassen und zu melden.[20]

Die Struktur der HJ-Gesundheitsführung

Die Darstellung des Aufbaus und der Verankerung des Gesundheitsdienstes in der Führung und in den Einheiten der Hitler-Jugend orientiert sich vor allem an den Jahren von 1936, als eine erste Konsolidierung nach der Aufbauphase der Hitler-Jugend zu verzeichnen war, bis 1939, als mit dem „Jahr der Gesundheitspflicht“ die Entwicklung und Ausdifferenzierung des Gesundheitsdienstes ihren Höhepunkt erreicht hatte.[21] Unter den Bedingun-

19 Vgl. Arthur Axmann, „Das kann doch nicht das Ende sein“. Hitlers letzter Reichsführer der Jugend erinnert sich, Koblenz 1995, S. 93 f.; vgl. auch: Buddrus, Totale Erziehung für den totalen Krieg, T. 2, S. 910.

20 Vgl. Verordnungsblatt der Reichsjugendführung (1. Jg.), Nr. 61, 28. Okt. 1933.

21 Vgl. Reichsjugendführung (Hrsg.), Gesundheitsordnung der Hitler-Jugend (Dienstvorschrift der Hitler-Jugend), Berlin 1939.

gen des dann beginnenden Krieges kam es in der Folge zu einer „Konzentration der Kräfte“, die dann in eine Regression umschlug und schließlich zum völligen Zusammenbruch des Gefüges führte.

Im ersten Strukturplan der Hitler-Jugend für 1933 bildet sich das Gesundheits- und Medizinalwesen zwar noch nicht als eigener Bereich ab, doch spiegeln sich vorbereitende Aktivitäten zum Aufbau einer entsprechenden Abteilung bereits in den ersten Verordnungen der HJ nach der Machergreifung wider. So hieß es unter dem Stichwort „Sozialhygiene“ im Juli 1933:[22] „Die Wehrhaftmachung des Volkes erfordert ein starkes Geschlecht. Dafür trägt die Hitlerjugend durch ihre Jugendpflegearbeit, die körperliche und geistige Ertüchtigung ihrer Mitglieder, Sorge. [...] Wir müssen über die Leistungsfähigkeit jedes einzelnen unterrichtet sein, um Überanstrengungen oder Gesundheitsschäden vorzubeugen. Unsere Mitglieder sind daher gründlich zu untersuchen. Das Ergebnis dieser Untersuchung wird karteimäßig festgelegt. [...] Über die sozialhygienische Arbeit und die Arbeit im Sanitätswesen liegen in kurzer Zeit allgemeine Richtlinien vor. Sie gewährleisten dann eine einheitliche Linie in der Arbeit aller HJ-Einheiten.“[23] Im Oktober 1933 wurde der Aufbau einer „Abteilung V“ (Abteilungsleiter: Dr. med. Karl-Walter Kondeyne) der Reichsjugendführung im Verordnungsblatt veröffentlicht; demnach existierten damals fünf von Referenten geleitete Aufgabenbereiche innerhalb der Gesundheitsführung:

Aufgabenbereiche der Gesundheitsführung[24]

Personal und Organisation	N. N.
Feldscherdienst	Dr. med. Heim
Ausbildung	Dr. med. Müller
Ausrüstung	Dr. phil. Reichel (Anschaffungsamt: Lemke)
bes. Tagesfragen (HJ-Treffen usw.)	wird bei Bedarf ernannt

1934 trat erstmals eine selbständige Abteilung „Sanitätswesen“ mit den Aufgabengebieten Arzt- und Feldscherwesen, Feldscherausbildung und -ausrüstung sowie Rettungsdienst in Erscheinung.[25] Der Schwerpunkt der Aufgaben lag allerdings noch deutlich auf dem Gebiet des „truppenärztlichen Dienstes“. Soweit es sich nicht um Sanitätsdienste handelte, sollten die „übrigen ärztlichen Dienstleistungen, sowie alle anderen gesundheit-

22 Das Referat Sozialhygiene (Leitung Richard Liebenow) war angesiedelt bei der Abtlg. III (Soziales Amt) unter Arthur Axmann.

23 Verordnungsblatt der Reichsjugendführung (1. Jg.), Nr. 91, 17. Juli 1933.

24 Vgl. Verordnungsblatt der Reichsjugendführung (1. Jg.), 7. Okt. 1933, Nr. 226. Im Dezember 1933 wurden nur noch die Referenten Reichel und (Helmut) Tollas genannt. Vgl. Verordnungsblatt, 1 Jg. 1933, 9. Dez. 1933.

25 Die Reorganisation des Gesundheitswesens geschah auf der Grundlage der Verordnung zur „Neuordnung der gesundheitlichen Betreuung der HJ“. Gedruckt in: Verordnungsblatt der Reichsjugendführung II/16 (1934) vom 29. Sep. 1934.

lichen und gesundheitspolitischen Aufgaben Angelegenheit der HJ.-Dienststelle des Amtes für Volksgesundheit bei der PO. (Politische Organisation der NSDAP, d. Verf.)" sein. Das Soziale Amt der Reichsjugendführung verlor damit zunächst seine Zuständigkeit für „grundsätzliche gesundheitliche Maßnahmen" an die HJ-Dienststelle des Amtes für Volksgesundheit der NSDAP.[26] 1935 wurde auch die praktische Durchführung der gesundheitsdienstlichen Maßnahmen aus dem Sozialen Amt an ein „Gesundheitsamt" der Hitler-Jugend – mit den Aufgabengebieten: Gesundheitsdienst, Truppenärztlicher Dienst, Rettungsdienst; Jungarzt- und Feldscherausbildung sowie Verbindungsstelle zum Amt für Volksgesundheit – abgegeben. Für 1937 findet sich erstmals ein „Reichsinspekteur für das Gesundheitswesen der HJ" als unmittelbare Stelle beim Reichsjugendführer; die jetzt „Amt für Gesundheitsführung" genannte Abteilung in der Jugendführung umfasste 1937 die fünf Aufgabengebiete Gesundheitsführung, Gesundheitssicherung, Gesundheitserziehung, Gesundheitsdienst und Truppenärztlicher Dienst.[27]

Der Bereich „Gesundheitsführung" in der Reichsjugendführung 1933–1945[28]

1933	1934	1935	1936	1937	1938	1939	1941–1945
Bezeichnung:							
Abteilung III: Sozialreferat	**Abteilung Sanitätswesen**	**Gesundheitsamt**	**Gesundheitsamt**	**Amt für Gesundheitsführung**	**Gesundheitsamt**	**Amt für Gesundheitsführung**	**Amt für Gesundheit der HJ**
Aufgabenbereiche:							
Fürsorge	Arzt- und Feldscherwesen	Gesundheitsdienst	Truppenärztlicher Dienst	Gesundheitsführung	Gesundheitsführung	Gesundheitsführung	Gesundheitsführung
Jugendrecht	Feldscherausbildung	Truppenärztlicher Dienst	Gesundheitsdienst	Gesundheitssicherung	Gesundheitssicherung	Gesundheitssicherung	Gesundheitssicherung
Hygiene	Feldscherausrüstung	Rettungsdienst	Verbindungsstelle zum Amt für Volksgesundheit	Gesundheitserziehung	Gesundheitserziehung	Erfassung der Ärzte	Gesundheitserziehung
Arbeitsdienst	Rettungsdienst	Jungarzt- und Feldscherausbildung		Gesundheitsdienst	Gesundheitsdienst		Jugendärztliche Forschung
		Verbindungsstelle zum Amt für Volksgesundheit		Truppenärztlicher Dienst	Truppenärztlicher Dienst		Nachwuchslenkung

26 Gedruckt in: Verordnungsblatt der Reichsjugendführung II/16 (1934) vom 29. Sep. 1934 (PO = Politische Organisation); außerdem: Verordnungsblatt der Reichsjugendführung III (1935), S. 7.

27 Vgl. Verzeichnis der deutschen Ärzte und Heilanstalten (= Reichs-Medizinal-Kalender für Deutschland, T. II), Leipzig 1937.

28 Zusammengestellt aus: Buddrus, Totale Erziehung für den totalen Krieg, T. 2, S. 1096–1104.

Die Führung des HJ-Gesundheitswesens lag jetzt beim Reichsarzt der Hitler-Jugend als Chef des Amtes für Gesundheitsführung. Zusätzlich zu den ärztlichen Mitarbeitern für die Sachgebiete Gesundheitssicherung, Gesundheitserziehung und Jugendgesundheitspflege wurden die Fragen der „gesundheitlichen Mädelarbeit" auch durch eine Ärztin als Amtreferentin vertreten.[29] Für das Jahr 1937 lassen sich folgende Personen des Gesundheitsamtes der Reichsjugendführung namentlich nachweisen:[30]

- Reichsarzt HJ: Gebietsführer Dr. med. Karl-Walter Kondeyne (in Personalunion: Chef des Gesundheitsamtes der Reichsjugendführung in der Reichsbehörde des Jugendführers des Deutschen Reiches, Hauptstellenleiter und Jugendbeauftragter des Amtes für Volksgesundheit in der Reichsleitung der NSDAP beim Stabe des Stellvertreter des Führers),
- Stellvertreter des Reicharztes HJ: Ministerialrat a. D, Hauptbannführer Dr. med. Carl-Oskar Klipp[31] (in Personalunion: Stellvertretender Chef des Gesundheitsamtes der Reichsjugendführung, Stellvertreter des Jugendbeauftragten des Amtes für Volksgesundheit in der Reichsleitung der NSDAP und Sonderbeauftragter des Reichsärzteführers),
- Chefreferent des Gesundheitsamtes der Reichsjugendführung: Unterbannführer und Referent Stefan Beil,
- Adjutant des Reichsarztes HJ: Unterbannführer und Referent Eberhard Kitzing,
- Hauptreferenten im Gesundheitsamt der Reichsjugendführung:
  - Unterbannführer Dr. med. Eugen Anselm,
  - Unterbannführer Dr. med. Paul Eckel,
  - Unterbannführer Dr. med. Johann Gerlach,
  - Unterbannführer Dr. med. Werner Laumann,
  - Oberbannführer Pharmazierat Dr. phil. Gerhard Reichel,
  - Bannführer Dr. med. Helmut Tollas,
- Referenten im Gesundheitsamt der Reichsjugendführung:
  - Dr. med. dent. Johannes (Jean) Kientopf,
  - Bannführer Dr. med. Jochen König,
  - Bannführer Max Schneider,
  - Unterbannführer Dr. med. Richard Höffling,
  - Unterbannführer Dieter Kondeyne,
  - Gefolgschaftsführer Dr. med. Hugo Lamschik,
  - Gefolgschaftsführer Dr. rer. nat. Erich Nehse,
  - Gefolgschaftsführer Dr. phil. Viktor Raatz,
  - Gefolgschaftsführer Dr. med. Eduard Schrickel.

29 Die Ärztinnen im Gesundheitsdienst unterstanden auf der jeweiligen Organisationsebene immer den männlichen Kollegen (Gesundheitsordnung der Hitler-Jugend 1939, S. 21); vgl. auch: Kuhlo, Das Referat Ärztinnen.

30 Vgl. Verzeichnis der deutschen Ärzte und Heilanstalten.

31 RAR: Klipp, Carl Oskar, geb. 28.5.1898 in Marburg, Approbation 16.11.1923; tätig u.a. als Sachbearbeiter/Referent bei der Reichsärztekammer (München) und als ärztlicher Geschäftsführer der Reichsarbeitsgemeinschaft für Heilpflanzenkunde und Heilpflanzenbeschaffung; NSDAP-Mitglied seit August 1930.

Die Leiter der Abteilungen und Stellen waren in Personalunion Leiter der jeweiligen Jugenddienststellen beim Hauptamt für Volksgesundheit der NSDAP. Dadurch sollten die vom „Stellvertreter des Führers [...] gewollte einheitliche Linie der Gesundheitsführung [...] und der planmäßige Einsatz der deutschen Ärzteschaft für den Gesundheitsdienst der Hitler-Jugend" gewährleistet werden, die im Sommer 1938 durch eine Vereinbarung zwischen dem Reichsjugendführer und dem Leiter des Hauptamtes für Volksgesundheit über die Gesundheitsführung der Hitler-Jugend bekräftigt wurden.[32] Darin heißt es unter anderem:

„Die Aufgaben der Gesundheitsführung der Hitler-Jugend werden von der Reichsjugendführung der NSDAP. im Einvernehmen mit dem Hauptamt für Volksgesundheit der NSDAP. durchgeführt.

- Innerhalb der Hitler-Jugend wird mit allen Aufgaben der Gesundheitsführung der deutschen Jugend der ‚Reichsarzt HJ.' beauftragt. Er ist Chef des Amtes für Gesundheitsführung der Reichsjugendführung.
- Der ‚Reichsarzt HJ.' wird berufen vom Reichsjugendführer der NSDAP. im Einvernehmen mit dem Leiter des Hauptamtes für Volksgesundheit der NSDAP.
- Der Leiter des Hauptamtes für Volksgesundheit der NSDAP. beruft im Einvernehmen mit dem Reichsjugendführer der NSDAP. den ‚Reicharzt HJ.' als Leiter der Hauptstelle, Gesundheitsführung der deutschen Jugend' im Hauptamt für Volksgesundheit."[33]

Unterhalb der Reichsjugendführung oblag die Durchführung des Gesundheitsdienstes den jeweiligen Gesundheitsabteilungen der HJ-Gebiete und BDM-Obergaue (deckungsgleich mit der Gaueinteilung der NSDAP), die verantwortlich von Gebietsärzten (Obergauärztinnen) geführt wurden und über einen Stab hauptamtlicher Mitarbeiter verfügten.[34] Entsprechend war die Struktur auf der Ebene der HJ-Banne (BDM-Untergaue), deren Gesundheitsdienste jeweils von einem Bannarzt (Untergauärztin) geführt wurden.

32 Vereinbarung zwischen dem Reichsjugendführer der NSDAP und dem Leiter des Hauptamtes für Volksgesundheit der NSDAP über die Gesundheitsführung der Hitler-Jugend vom 25. Juli 1938 (Amtliches Nachrichtenblatt des Jugendführers der Deutschen Reichs und der Reichjugendführung der NSDAP VI/25 vom 2. Dez. 1938); auch in: Gesundheitsordnung der Hitler-Jugend 1939, S. 70f.

33 Amtliches Nachrichtenblatt des Jugendführers der Deutschen Reichs und der Reichjugendführung der NSDAP VI/25 vom 2. Dez. 1938.

34 Die Gebietsärzte und Obergauärztinnen waren in Personalunion Jugenddienststellenleiter im Hauptamt für Volksgesundheit der NSDAP. Sie wurden erst Mitte 1937 etatisiert, „um den Führern und Führerinnen, den HJ-Ärzten und BDM-Ärztinnen die Überwachung des Dienstes zu erleichtern und um bei der Planung von Lagern, Fahrten und Sonderveranstaltungen die Richtlinien des Amtes für Gesundheitsführung einheitlich durchzusetzen". Damit wurde es möglich, „Mitarbeiter und Mitarbeiterinnen einzustellen, die die Arbeit der Gesundheitsführung durchführen und insbesondere den ehrenamtlichen Dienststellenleitern der Einheiten" die Arbeit erleichtern sollten. (Das Junge Deutschland 31 (1937), S. 382 (amtliche Bekanntmachungen)). Für die Gebietsärzte bestand u.a. die Möglichkeit der Einsichtnahme in die Akten und der Überprüfung von Beschwerden in Erbgesundheitsangelegenheiten wie etwa eingeleiteten Verfahren nach dem Gesetz zur Verhütung erbkranken Nachwuchs (Zwangssterilisationen. Vgl. Reichsjugendführung (Hrsg.), Gesundheitsvorschrift der Hitler-Jugend (Dienstvorschrift der Hitler-Jugend), Berlin 1939, S. 41.

Struktur des Gesundheitsamtes der Reichsjugendführung, 1936[35]

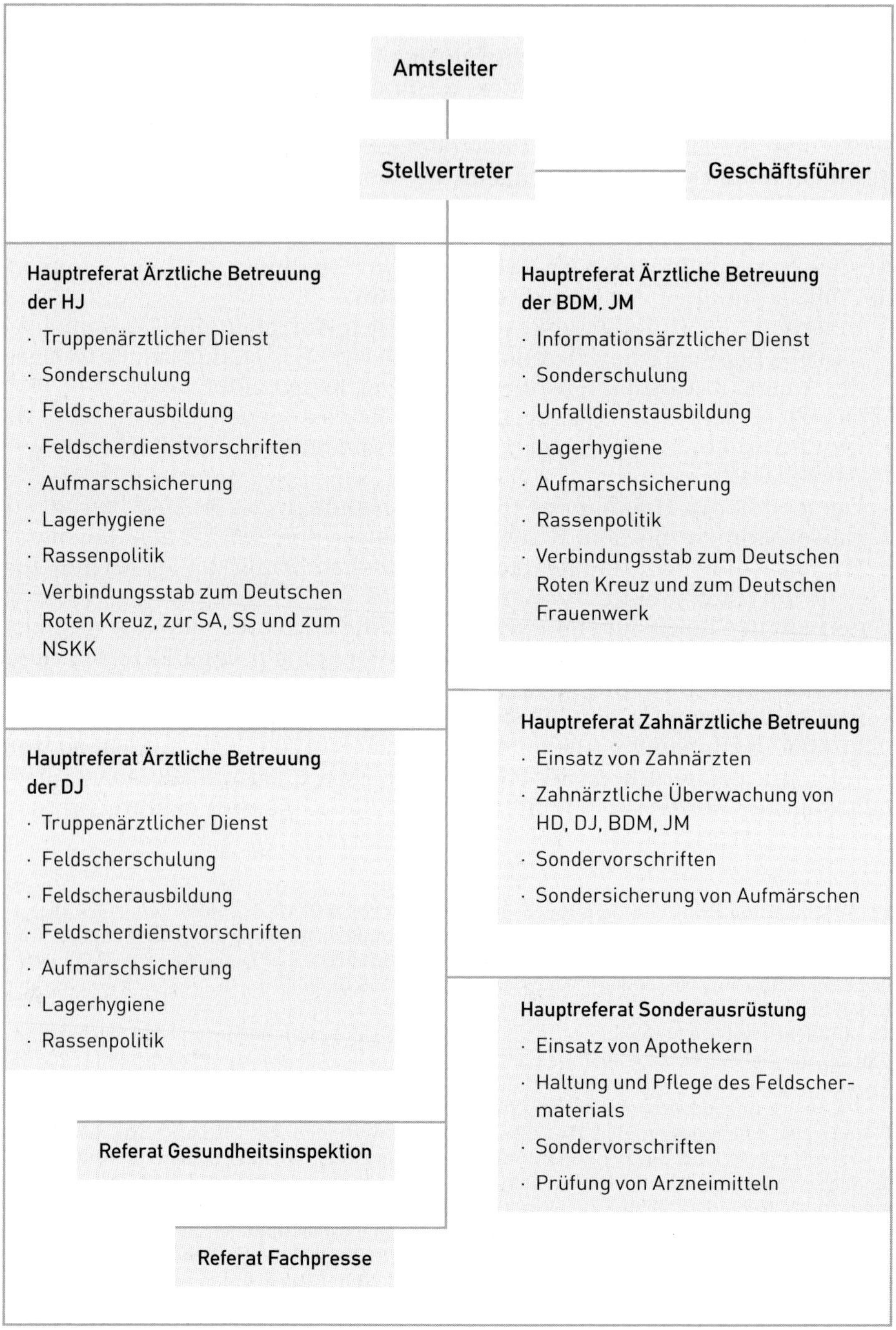

35 Nach: Buddrus, Totale Erziehung zum totalen Krieg, T. 2, S. 913.

Übersicht über die Leiter der Gesundheitsabteilungen in den Gebieten im Jahr 1937[36]

Gebiet	Leiter der Gesundheitsabteilung	Anschrift
1 Ostland	Unterbannführer Dr. med. Herbert Rau	Königsberg in Preußen
2 Kurmark	Standartenführer Dr. med. Kurt Schütt	Frankfurt (Oder)
3 Berlin	Bannführer Dr. med. Ludwig Rosenkranz	Berlin
4 Schlesien	Scharführer Dr. med. Peter Summent	Breslau
5 Pommern	Obersturmführer Dr. med. Franz Soltau	Stettin
6 Nordmark	Unterbannführer Dr. med. Theodor Matthies	Altona
7 Nordsee	Bannführer Dr. med. Herbert Warning	Oldenburg in Oldenburg
8 Niedersachsen	Bannführer Dr. med. Werner Fischgra(e)fe	Hannover
9 Westfalen	Unterbannführer Dr. med. Heinrich Schwarze	Münster
10 Ruhr-Niederrhein	Unterbannführer Dr. med. Paul Mühlenkamp	Düsseldorf
11 Mittelrhein	Bannführer Dr. med. Gerhard Joppich	Köln (Rhein)
12 Westmark	Scharführer Dr. med. Theo Hon(n)ecker	Koblenz
13 Hessen-Nassau	Unterbannführer Dr. med. Kurt Feser	Wiesbaden
14 Kurhessen	Bannführer Dr. med. Robert Hördemann	Kassel
15 Mittelland	Unterbannführer Dr. med. Helmut Schlinke	Halle (Saale)
16 Sachsen	Standartenführer Dr. med. Hugo Rüdiger	Dresden
17 Thüringen	z. Z. unbesetzt	Weimar
18 Franken	i. V. Gefolgschaftsbannführer Dr. med. Hans Schnapp	Nürnberg
19 Hochland	Gefolgschaftsführer Dr. med. Anton Oberniedermay(e)r	München

36 Nach: Verzeichnis der deutschen Ärzte 1937.

20 Württemberg	Gefolgschaftsführer Dr. med. Erich Bauer	Stuttgart
21 Baden	Gefolgschaftsführer Dr. med. Hermann Frank	Karlsruhe
22 Bayerische Ostmark	z. Z. unbesetzt	Bayreuth
23 Mittelelbe	Unterbannführer Dr. med. Gustav-Theodor Kühl	Magdeburg
24 Mecklenburg	Unterbannführer Dr. med. Albert Voss	Bad Kleinen bei Schwerin
25 Pfalz-Saar	Gefolgschaftsführer Dr. med. Konrad Kirste	Neustadt (Weinstraße)

1939 umfasste das inzwischen von Rudolf Hördemann geleitete Amt für Gesundheitsführung schließlich drei Hauptabteilungen (Gesundheitsführung, Gesundheitssicherung, Erfassung der Ärzte) mit insgesamt 36 Referaten.[37]

Struktur der Reichsjugendführung Juli/August 1939[38]

Amt für Gesundheitsführung	Hbf. Dr. Robert Hördemann
Stellv. Amtschef und HAL	Bf. Dr. Eberhard Kitzing
Geschäftsführer	Ogff. Walter Heppner
Amtsreferentin	Gf. Dr. Ursula Kuhlo[39]
Amtsleiter	Gff. Herbert Millberger
Amtsleiter	Bf. Dr. Johann (Jean) Kientopf
Amtsleiter	Bf. Dr. Gerhard Joppich
Amtsleiter	Bf. Dr. Richard Liebenow
Amtsleiter	Obf. (Dr. Christian) Reichel

Von 1941 bis 1945 wurde das „Amt für Gesundheit der Hitler-Jugend“ als Teil des Hauptamtes IV mit dem Sozialen Amt und dem Amt für Bauerntum und Landdienst zusammengelegt und umfasste die Aufgabengebiete Jugendgesundheitspflege, Jugendgesundheitssicherung, Jugendgesundheitserziehung und Jugendärztliche Forschung sowie Nachwuchslenkung.

37 Robert Hördemann hatte Karl-Walter Kondeyne im Juni 1937 als Chef des Amtes für Gesundheitsführung der Reichsjugendführung und als Reichsarzt HJ abgelöst. Vgl. Buddrus, Totale Erziehung für den totalen Krieg, T. 2, S. 1157 und S. 1169.

38 Ebd., S. 1076.

39 Ursula Kuhlo wechselte im Juni 1942 als Amtsreferentin zur „Dienststelle Kinderlandverschickung“ der Reichsjugendführung. Vgl. ebd., S. 1083.

Struktur der Reichsjugendführung 1941–1945[40]

Gesundheitsamt	Dr. Robert Hördemann, ab Februar 1941 Dr. Richard Liebenow
Stellv. Amtschef	Dr. Eberhard Kitzing, ab Juli 1942 Dr. Walter Neun
Hauptamtsleiter	Dr. Horst Dreyer
Amtsreferentin	Dr. Ursula Kuhlo, ab Juni 1942 Dr. Gertrud Huhn
Amtsleiter	Dr. Gerhard Joppich
Amtsleiter	Dr. Wilhelm Breipohl
Amtsleiterin	Dr. Erika Geisler
Amtsleiterin	Dr. Eva Domansky
Amtsleiterin	Dr. Josephine Mayer

Aufgaben und Durchführung des HJ-Gesundheitsdienstes

Die Gesundheitsordnung der Hitler-Jugend von 1939 bestimmte zum Zweck des Gesundheitsdienstes, „den bestehenden Gesundheitszustand der deutschen Jugend von Gesundheitsstörungen durch den Dienst zu schützen und den Gesundheitszustand der Gesamtheit zu heben“[41]. Daraus ergaben sich die zwei Aufgabengebiete der Gesundheitssicherung, „deren Zweck es ist, Einrichtungen und Maßnahmen zu treffen, die die Erhaltung der Gesundheit der Jugend gewährleisten“, und der Gesundheitsführung, „deren Zweck es ist, durch Feststellung des Gesundheitszustandes, Erziehung zu gesunder Lebensführung, Veranlassung gesundheitsfördernder Maßnahmen und Beteiligung an der Dienstplangestaltung eine bestmögliche Entfaltung der naturgegebenen Werte zu erreichen“.[42]

Zur Realisierung beider Aufgabenkomplexe dienten vor allem die Durchführung und Auswertung der Gesundheitsappelle („Gesundheitsappell der Deutschen Jugend“ jährlich im April) und Reihenuntersuchungen (Einstellungsuntersuchungen HJ, DJ, BDM, JM jährlich im Oktober), aber auch eine ganze Reihe weiterer Maßnahmen wie die Überwachung der Dienstplangestaltung und Dienstausübung (auch auf Fahrten und im Lager), die Gesundheitsbelehrung (einschließlich rassen- und bevölkerungspolitische Schulung) und -propaganda, sowie die Ausbildung der HJ-Führerschaft (Erste Hilfe, Leibesübungen, Gesundheitspflege, Alkohol- und Nikotingefahren).

Ausdrücklich wurde die Zusammenarbeit mit anderen Stellen gefordert und geregelt. Dies betraf v. a. das Hauptamt für Volksgesundheit der NSDAP, die Fachgruppe Medizin der Reichsstudentenführung (AG „HJ-Gesundheitsführung“), die Staatlichen Gesundheitsämter (Seuchengesetze und schulärztliche Bestimmungen), das Deutsche Rote Kreuz (Ausbildung der

40 Ebd., S. 1086.
41 Gesundheitsordnung der Hitler-Jugend 1939, S. 27.
42 Ebd.

Hitler-Jugend-Ärzte eine notwendige Erweiterung gefunden habe“[29], die praktische Verwirklichung der bislang gewonnenen Erkenntnisse dar und ermögliche mit den Reihenuntersuchungen und Gesundheitsappellen eine intensive gesundheitliche Überwachung und Betreuung der Jugend.

Detailliert führte er aus, dass die neu zu schaffenden jugendärztlichen Dienststellen, die den staatlichen Gesundheitsämtern auch räumlich angegliedert werden sollten, so angelegt würden, dass sie neben dem ärztlichen und zahnärztlichen Behandlungsraum auch einen Lagerraum für das Gesundheitsdienstmaterial der Hitler-Jugend böten und „in dem mit Lichtbildschirm und Projektionsmöglichkeiten eingerichteten geräumigen Wartezimmer gleichzeitig einen Schulungsraum für die am Abend stattfindenden Gesundheitsschulungen der Hitler-Jugend“ besäßen. Die Amtsärzte sollten künftig in Personalunion als Jugendärzte und Bannärzte in der Arbeit stehen und gleichzeitig die gesundheitssichernden und gesundheitserzieherischen Aufgaben in der Hitler-Jugend erfüllen. Die Arbeitsausrichtung sollte diesen Ärzten durch das Amt für Gesundheitsführung der Hitler-Jugend in der Reichsjugendführung gegeben werden, das auch in der Bearbeitung personeller Fragen der Jugendärzte und in der Heranbildung geeigneter, gut geschulter Hilfskräfte für die jugendärztlichen Dienststellen eine wichtige Aufgabe zu leisten habe. Die enge Verbindung zum Gesundheitswesen des Staates sei für dieses Amt „selbstverständlich“[30] sichergestellt.

Unabhängig von der Frage, in welchem Umfang das ambitionierte jugendärztliche Aufgabenspektrum staatlicher und parteiamtlicher Stellen während des Zweiten Weltkriegs realisiert werden konnte, ist festzustellen, dass das Kompetenzgerangel zwischen den Gesundheitsämtern und der HJ-Gesundheitsführung – bei leichten Vorteilen für die staatlichen und kommunalen Einrichtungen – bis zum Ende des „Dritten Reiches“ unentschieden blieb. Die regelmäßigen ärztlichen Untersuchungen der 14- bis 18-jährigen Jugendlichen, die die unübersehbare Lücke zwischen der Schulentlassung und den Tauglichkeitsuntersuchungen von Arbeitsdienst und Wehrmacht schließen sollten, konnten organisatorisch und zuständigkeitshalber nicht ohne Weiteres von den Schulärzten übernommen werden. Die Gesundheitsämter konnten zwar auf ihre Erfahrungen und bewährten Methoden im Bereich der Schulhygiene verweisen, jedoch verfügten sie insbesondere für die schulentlassenen Jugendlichen über keine Erfassungs- und Zugriffsmöglichkeiten in erforderlichem Umfang. Der Führungsanspruch des Amtes für Gesundheitsführung der Hitler-Jugend traf sich hier mit den tatsächlichen Möglichkeiten, die gesundheitliche Betreuung der Jugendlichen im Rahmen des HJ-Dienstes zu überwachen und vor allem die Gesundheitserziehung wie auch die Gesundheitssicherung (Feldscherdienst) zu übernehmen. Der Zugriff auf die dabei entstandenen Untersuchungsergebnisse durch die Amtsärzte für statistische und wissenschaftliche Zwecke war aber wiederum nur in Ausnahmefällen möglich. Unter diesen Voraussetzungen konnte auch der zweite Band des „Handbuchs der jugendärztlichen Arbeits-

29 Ebd., S. 50.
30 Ebd., S. 53.

methoden“ von Wilfried Zeller nicht mehr erscheinen.[31] Erst unter Kriegsbedingungen gelang es, die entstandenen Doppelstrukturen abzubauen, wobei im Zuge einer zunehmenden Konzentration der Hitler-Jugend auf die Erfordernisse der Kriegsgesellschaft, den Amtsärzten weitgehende Zuständigkeiten im Bereich der Jugendgesundheitspflege übertragen wurden.

Kinderheilkunde und Jugendmedizin

Liegt es zunächst auch nah, für den Aufgabenbereich der Gesundheitsführung der Hitler-Jugend eine vornehmliche Zuständigkeit und Kompetenz der Kinderheilkunde und ihrer Vertreter anzunehmen, so ergibt sich bei näherer Betrachtung, dass dies in so eindeutiger und selbstverständlicher Weise nicht gerechtfertigt ist. Zum einen zählten ja gerade die Jungen und Mädchen der Hitler-Jugend bzw. des BDM (14 Jahre und älter) an sich nicht mehr zur Klientel der Kinderärzte, die nur bis zum 13. Lebensjahr behandeln durften. Zum anderen war die Pädiatrie auf die nicht-kurativen Aufgaben im Gesundheitsdienst der Hitler-Jugend strukturell wie inhaltlich nicht ohne Weiteres eingerichtet. Hier lag die Einbindung der dem öffentlichen Gesundheitsdienst angehörenden Schulärzte zunächst näher, die auf eine längere Tradition sozialhygienischer Tätigkeit insbesondere in den großen Städten zurückblicken konnten. Allerdings hatten diese in aller Regel keine pädiatrische Ausbildung genossen.[32] Auch der im zeitgenössischen Schriftgut häufig auftauchende Typ des „Jugendarztes“ wurde hinsichtlich seiner Aufgabengebiete zumeist als auf das schulärztliche Tätigkeitsprofil zurückgehend beschrieben,[33] nicht jedoch als eine Subdisziplin der Pädiatrie.

Trotzdem konnte die Pädiatrie weder fachlich noch standespolitisch von den Aufgaben und Perspektiven unberührt bleiben, die sich aus der Gesundheitsführung der HJ ergaben, zumal die Kinder des Jungvolks und der Jungmädel (bis 14 Jahre) altersmäßig noch in ihre Zuständigkeit fielen. Da-

31 Der zweite Band des Handbuchs der jugendärztlichen Arbeitsmethoden sollte das „praktische Handeln des Jugendarztes im Dienst der Gesundheitsführung der Jugend“ zum Gegenstand haben (Zeller (Hrsg.), Handbuch der jugendärztlichen Arbeitsmethoden, Bd. 1, aus dem Geleitwort Hans Reiters, S. III).

32 Noch 1929 hieß es, dass Kinderärzte Stellen als Schul-, Fürsorge- und Impfärzte nur ausnahmsweise erhalten sollten: „Daß Kinderärzte als Fürsorge- und Schulärzte tätig sind, ist nicht erwünscht, da hierbei Schüler und Personen betreut werden, die der den Kinderärzten zustehenden Altersgrenze entwachsen sind, da die schulärztliche Tätigkeit als eine allgemeinärztliche zu betrachten ist und Fachärzte nur von Fall zu Fall zuzuziehen sind.“ (Geschäftsausschuß und ständiger Gutachterausschuß des Deutschen Ärztevereinbundes, ÄVB, 1929, S. 792; zitiert nach: Ute Jahnke-Nückles, Die Deutsche Gesellschaft für Kinderheilkunde in der Zeit der Weimarer Republik und des Nationalsozialismus (= Med. Diss. Freiburg/Br. 1992), S. 23). 1930 wurde ein Kompromiss dahin gehend gefunden, dass als Schulärzte sowohl Allgemeinärzte wie Kinderärzte infrage kommen sollten: „Gegen die Anstellung von Kinderärzten soll von den ärztlichen Organisationen auch dann nicht Einspruch erhoben werden, wenn ein kleiner Teil der Schüler das 13. Lebensjahr bereits überschritten hat […]. Dagegen sollen in Berufsschulen und höheren Schulen, bei denen es sich ganz oder überwiegend um ältere Schüler zu handeln pflegt, Kinderärzte in der Regel nicht tätig sein.“ (Ebd.).

33 Vgl. Zeller, Das Jugendalter und der Jugendarzt, S. 2.

rüber hinaus war sie über die kinderärztliche Ausbildung und Forschung an den Universitäten und den Kliniken involviert – die beide im „Dritten Reich" gravierenden Änderungen gerade in den die Jugendgesundheitspflege betreffenden Bereichen Konstitutionsforschung, Prävention und Erziehung unterworfen waren.[34] Besonders jüngere Kinderärzte engagierten sich nach 1933 in diesen Gebieten und eröffneten der Pädiatrie damit neben der traditionellen Tätigkeit bei der Säuglings- und Kleinkindfürsorge sowie bei Infektionskrankheiten und Ernährungsstörungen neue, im NS-Staat erwünschte und besonders geförderte Forschungs- und Tätigkeitsfelder.[35]

Maßgeblich auf diesem Weg gelang es der Pädiatrie, sich die Partizipation an den kinder- und jugendgesundheitspolitischen Maßnahmen des „Dritten Reiches" unter Beibehaltung ihres Status als eigenständige medizinische Disziplin zu sichern. Gleichzeitig konnte sie das pädiatrische Terrain gegenüber den Schulärzten des öffentlichen und den HJ-Ärzten des parteiamtlichen Gesundheitssystems abgrenzen bzw. das eigene Tätigkeitsfeld auf die Gesundheitsvorsorge und die Gesundheitserziehung, also auf eine Medizin (Gesundheitsführung) für Gesunde, gerade im Hinblick auf die NS-Jugendorganisation erweitern.

Außerdem gingen viele Kinderärzte daran, die (Konstitutions-)Forschung zum Verständnis physiologischer Vorgänge im Kindes- und Jugendalter zur eigenen Sache zu machen und Methoden der Prognose und Realisierung höchstmöglicher Leistung (Ertüchtigung) im Rahmen der erblich vorgegebenen Grenzen zu entwickeln und umzusetzen. Nicht zuletzt trug auch die Erweiterung der pädiatrischen Zuständigkeit auf Jugendliche bis zur Maturität (Jungen bis etwa 18, Mädchen bis etwa 17 Jahre) zur Aufwertung der Pädiatrie bei.

Traditionen der Kinderheilkunde

Tatsächlich war die deutsche Kinderheilkunde bereits seit ihrer Konsolidierung in der zweiten Hälfte des 19. Jahrhunderts über die Sozialhygiene und durch ihren Kampf gegen die Säuglingssterblichkeit in besonderer Weise mit dem Begehren des Nationalstaats verbunden gewesen, auf ein Volk

34 „An den Hochschulen genossen die medizinischen Fakultäten [...] das besondere Augenmerk der NSDAP, und die ärztliche Ausbildung kann sicherlich als das wichtigste Exerzierfeld für die NS-Studienreformpolitik im Hochschulbereich betrachtet werden. In der Frage der Studienreform in der Medizin beanspruchte die NSDAP die Führungsrolle und versuchte von Anfang an, diese gegenüber Staat und Fakultäten durchzusetzen." (Hendrik van den Bussche, Ärztliche Ausbildung und medizinische Studienreform im Nationalsozialismus, in: Johanna Bleker/Norbert Jachertz (Hrsg.), Medizin im „Dritten Reich", 2. erw. Aufl., Köln 1993, S. 117–128, S. 117).

35 „Nunmehr stellen auch die höheren Lebensalter ihre Ansprüche an uns. Es eröffnet sich damit für den Kinderarzt ein ganz neues Aufgabengebiet, dem er mehr als bisher Beachtung schenken muß." (Kurt Hofmeier, Die Erziehung des Kindes zur körperlichen und seelischen Gesundheit, in: Ders. (Hrsg.), Körperliche und geistige Erziehung der Kinder und Jugendlichen, Stuttgart 1939, S. 1–23, S. 1).

möglichst zahlreicher, gesunder und leistungsfähiger Individuen aufbauen zu können.[36] Dabei hatten die Pädiater ihren Beitrag zur Verringerung der Frühsterblichkeit und zur erfolgreichen Aufzucht zahlreichen (erb-) gesunden Nachwuchses folgerichtig auch zur Aufwertung ihrer Disziplin innerhalb des medizinischen Fächerkanons genutzt. Die „eigentümliche Organisation der Universitäts-Polikliniken, welchen der pädiatrische Unterricht oblag“[37], so die zeitnahe Einschätzung des Wiener Pädiaters Theodor Escherich (1857–1911), hatte es nämlich mit sich gebracht, dass in Deutschland die Kinderheilkunde zunächst den Internisten zugefallen war. Dadurch habe sich „die Kreierung selbständiger Lehrkanzeln für Kinderheilkunde an den deutschen Universitäten ungebührlich verzögert“, doch sei es immerhin von Vorteil gewesen, dass die sich über die innere Medizin vollziehende „Einführung der mächtig aufblühenden Naturwissenschaften“ der Kinderheilkunde rasch und unmittelbar zugute gekommen sei.[38] Escherich fasste die Stärken der „verspäteten“ deutschen Pädiatrie dahingehend zusammen, dass die „Erforschung der speziell dem Kindesalter eigentümlichen Krankheitsprozesse“ erweitert worden sei zu einer „generellen Betrachtung aller im Kindesalter vorkommenden pathologischen Zustände“.[39] Tatsächlich verstanden sich die Kinderärzte weniger als Spezialärzte denn als Allgemeinärzte für ihre Klientel. Neben der Ernährungsforschung nannte Escherich als bleibendes Verdienst der „deutschen Schule“ die Einführung einer exakten klinisch-diagnostischen Arbeitsweise („Perkussion, Auskultation und Thermometrie“ sowie chemische und physikalische Methoden).

So verfügte die deutsche Pädiatrie Ende des 19. Jahrhunderts zwar über ein „alle Störungen der Lebensvorgänge umfassendes, nach wissenschaftlichen Grundsätzen geordnetes und in seiner Universalität von keinem anderen Spezialgebiete der Medizin erreichtes Lehrgebäude“[40]. Doch ihre Emanzipation von der Inneren Medizin verlief im akademischen Bereich durchaus zäh und stieß in der praktischen Tätigkeit auf den entschiedenen Widerstand insbesondere der niedergelassenen Allgemeinpraktiker. Die pädiatrisch aktiven Ärzte hatten sich seit 1868 im Rahmen der Tagungen der „Gesellschaft für Naturforscher und Ärzte“ in einer eigenen Sektion getroffen, aus der heraus 1883 die Gründung der „Gesellschaft für Kinderheilkunde“ erfolgt war.[41] Doch erst 1894 wurde an der Berliner Universität (gegen die Fakultät) der erste Lehrstuhl für Kinderheilkunde (Otto Heubner)

36 Vgl. Eduard Seidler, Die Kinderheilkunde und der Staat, in: Monatsschrift für Kinderheilkunde 143 (1995), S. 1184–1191.

37 Theodor Escherich, Die Grundlagen und Ziele der modernen Pädiatrie, in: Ders./Abraham Jacobi, Der gegenwärtige Stand der Kinderheilkunde und ihre Beziehungen zu den angrenzenden Wissensgebieten. Zwei Vorträge gehalten in der pädiatrischen Sektion des internationalen Kongresses für Wissenschaften und Künste in St. Louis am 23. September 1904, Berlin 1905, S. 5–32, S. 5.

38 Ebd., S. 7.

39 Ebd., S. 8.

40 Ebd., S. 13.

41 Vgl. Eduard Seidler, Die Kinderheilkunde in Deutschland, in: Paul Schweier/Eduard Seidler (Hrsg.), Lebendige Pädiatrie, München 1983, S. 13–86, S. 30ff.

eingerichtet,[42] und erst seit 1901 hatten Studierende zumindest ein Semester Kinderklinik zu hören.[43] Auf der Festsitzung anlässlich des 25-jährigen Bestehens der Gesellschaft in Köln 1908 forderte der Vorsitzende Escherich ein rascheres Tempo bei der Errichtung selbständiger Kinderkliniken und monierte, dass eine obligate Prüfung in Kinderheilkunde ebenso ausstand wie die gesetzliche Einführung des Titels Kinderarzt.[44] Noch 1917 wurde festgestellt, dass „von sämtlichen 15 mit Lehrauftrag versehenen und im Hauptamte tätigen Lehrern der Kinderheilkunde nur 4 Ordinarien"[45] seien; alle übrigen hätten als Extraordinarien oder Honorarprofessoren nur eingeschränkte Rechte in den Fakultäten.[46]

Es ergibt sich für die Zeit vor dem Ersten Weltkrieg das Bild einer wissenschaftlich durchaus selbstbewussten Pädiatrie, die innerhalb einer Generation Ergebnisse der Bakteriologie und der Immunologie, der biologischen Konstitutionsforschung und der Stoffwechselanalyse erfolgreich umgesetzt hatte. Es war ihr jedoch nicht gelungen, diese Erfolge, die sich nach 1900 auch an einem spürbaren Sinken der Mütter- und Säuglings- sowie der Kindersterblichkeit ablesen ließen,[47] in eine umfassende Anerkennung und adäquate Ausstattung des Faches mit Ordinariaten, Kliniken und entsprechender Berücksichtigung in den Studienplänen umzusetzen.[48]

Erst der verlorene Weltkrieg, der die Beschädigung oder den Tod unzähliger junger Männer und den Kollaps des hergebrachten politischen und gesellschaftlichen Systems mit sich brachte, führte zu einem nachhaltigen Bedeutungszuwachs der Kinderheilkunde innerhalb des medizinischen Fächerkanons. Dass nur gesunde und zahlreiche Generationen die verheerenden Auswirkungen des Krieges und des Versailler Vertrags überwinden

42 Vgl. ebd., S. 57.

43 1903 forderte Otto Heubner den aus der Prüfungsordnung erwachsenden Anforderungen an die Studierenden endlich durch die Einrichtung entsprechender Universitätsinstitute zu entsprechen. Er stellte fest, dass „in dem weitaus größeren Teil des Staates weder am Universitätsorte noch in anderen Städten größere Krankenhäuser die Möglichkeit (böten), an einem Kurse über Kinderkrankheiten teilzunehmen, der seinem Zweck, die Studierenden auch nur oberflächlich in die Pathologie des Kindesalters, einschließlich des Säuglingsalters, einzuführen", gerecht werden würde (Otto Heubner, Über die Notwendigkeit der Errichtung von Kinderkliniken an den preussischen Universitäten, in: Klinisches Jahrbuch 11 (1903), S. 523–532, S. 529).

44 Vgl. Arthur Keller (Ref.), Verhandlungen der Deutschen Gesellschaft für Kinderheilkunde (80. Versammlung Deutscher Naturforscher und Ärzte in Cöln, 1908), in: Jahrbuch für Kinderheilkunde 68 (1908), S. 577–617, S. 596f.

45 Breslau (Czerny) 1906; Düsseldorf (Schlossmann) 1906; Straßburg (Czerny) 1910; München (Pfaundler) 1912. Vgl. Seidler, Die Kinderheilkunde in Deutschland, S. 57.

46 Vgl. Hermann Brüning (Hrsg.), Verhandlungen der einunddreissigsten (ausserordentlichen) Versammlung der Gesellschaft für Kinderheilkunde in Leipzig 1917, Wiesbaden 1918, S. XIV (Ordinariate in Berlin, München, Straßburg und Jena).

47 Vgl. Sigrid Stöckel, Säuglingsfürsorge zwischen sozialer Hygiene und Eugenik. Das Beispiel Berlins im Kaiserreich und in der Weimarer Republik (= Veröffentlichungen der Historischen Kommission zu Berlin, Bd. 91), Berlin 1996.

48 Vgl. Bruno Salge, Die Entwicklung der Kinderheilkunde auf den deutschen Universitäten im letzten Jahrzehnt, in: Fritz Rott (Hrsg.), Beiträge zur sozialen Hygiene des Säuglings- und Kleinkindesalters, Berlin 1920, S. 192–198. Vgl. auch: Detmar Witt, Die Entwicklung der Pädiatrie zum eigenen Fachgebiet. Dargestellt nach den Protokollen der Deutschen Ärztetage und nach den Publikationen im Deutschen Ärzteblatt (= Med. Diss. München 1980).

oder revidieren würden, war eine parteiübergreifende Überzeugung der Zeit,[49] der sich gerade die Pädiater in besonderer Weise verpflichtet fühlen mussten. Noch während des Krieges hatte die Gesellschaft für Kinderheilkunde 1917 „im nationalen und sozialen Interesse“ gefordert, Lehrstühle für Kinderheilkunde an allen Universitäten einzurichten, weil den Folgen des Krieges anders nicht entgegenzutreten sei. Die an den Reichskanzler gerichtete Petition der Gesellschaft mit dem Titel „Unterricht in der Kinderheilkunde und seine Bedeutung für die Bevölkerungspolitik“[50] hatten 52 Lehrer des Fachs unterzeichnet. Tatsächlich wurde die Pädiatrie „als berufenste Hüterin aller gesundheitlichen Belange des Kindesalters“ nach 1918 in eine gesamtpolitische Agenda des deutschen Wiederaufstiegs eingebunden und konnte dies nun auch standespolitisch nutzen. Bis 1921 stieg die Zahl der Ordinariate auf 18 und zugleich wurde die Kinderheilkunde zum Prüfungsfach erhoben – wenn auch nur zu einem Nebenfach.[51] Mitte der 1920er Jahre gelang es, die Anerkennung als Spezialdisziplin mit einer dreijährigen Ausbildungszeit durchzusetzen – und zwar für die Behandlung von Kindern bis zum vollendeten 13. Lebensjahr.[52] Die Beratung und Behandlung erwachsener Angehöriger war nicht gestattet, heftig umstritten blieb auch die Frage der Zulassung von Hausbesuchen für Kinderärzte.[53] Überhaupt ist festzustellen, dass vor dem Hintergrund der schwierigen wirtschaftlichen Verhältnisse gegen Ende der Weimarer Republik jeglichen Bestrebungen der Kinderärzte, ihre Zuständigkeiten auszuweiten, insbesondere seitens der praktischen Ärzte Widerstand entgegengesetzt wurde. So gelang es zwar in der Weimarer Zeit, die Etablierung des Fachs auf dem Weg seiner Einbindung in die „Wiederaufforstung des deutschen Volksbestandes“ voranzutreiben, jedoch war diese Entwicklung bis 1933 keineswegs abgeschlossen. Insbesondere in der Facharztfrage sah man sich vor dem Hintergrund eines grundsätzlichen Misstrauens der NS-Medizin gegen das Spezialistentum bei gleichzeitiger Propagierung des Hausarztsystems nach 1933 erneut in die Defensive gedrängt. Noch 1936 äußerte

49 „[…] und darin liegt für mich die Hoffnung begründet, daß die Deutschen, das jüngste und unverbrauchteste unter den Völkern Europas, durch die heranwachsende Generation einst wieder in die Lage versetzt werden wird, eine geschichtliche Rolle zu spielen, die seiner inneren Kraft, seiner trotz allem ungebrochenen Gesundheit und seinen schöpferischen Eigenschaften angemessen ist.“ (Oswald Spengler, Politische Pflichten der deutschen Jugend. Rede, gehalten am 26. Februar 1924 vor dem Hochschulring deutscher Art in Würzburg, München 1924, S. 4).

50 Gedruckt in: Brüning (Hrsg.), Verhandlungen der einunddreissigsten (außerordentlichen) Gesellschaft für Kinderheilkunde in Leipzig 1917, S. XX ff., hier S. XVI; Faksimile der Denkschrift in: Schweier/Seidler (Hrsg.), Lebendige Pädiatrie, S. 218 f.

51 Hauptfächer waren Innere Medizin, Chirurgie und Gynäkologie sowie die pathologische Anatomie. In der Bestallungs- und Prüfungsordnung für Ärzte vom 17. Juli 1939 wurde die Prüfung in Kinderheilkunde in der Bewertung den Hauptfächern gleichgestellt. Vgl. Ramm, Ärztliche Rechts- und Standeskunde, S. 36 und S. 197 ff.

52 Auf dem 43. Deutschen Ärztetag 1924 in Bremen wurde mit der Regelung der lange umstrittenen Facharztfrage begonnen, jedoch konnten weder die Kinderärzte noch die praktischen Ärzte zufriedengestellt werden. Vgl. Jahnke-Nückles, Die Deutsche Gesellschaft für Kinderheilkunde, S. 12 ff.

53 Vgl. Seidler, Kinderheilkunde und Staat, S. 1186; Jahnke-Nückles, Die Deutsche Gesellschaft für Kinderheilkunde, S. 15 ff.

sich Kurt Fenner, Leiter der Reichsarbeitsgemeinschaft Mutter und Kind, wenig kämpferisch: „Es ist nicht mein Amt, darüber zu entscheiden, ob die Heranbildung von Kinderfachärzten besser aufzugeben wäre zugunsten der Wiedererweckung des der Schnelllebigkeit und der materialistischen Weltanschauung zum Opfer gefallenen Ideals des praktischen Arztes als Hausarzt, von dem allerdings dann eine besonders sorgfältige Ausbildung in all den Fragen zu fordern wäre, die der Kinderfacharzt zu seinem speziellen Arbeits- und Wirkungskreis erwählt hat.“[54]

Kinderheilkunde nach 1933

In das gesundheitspolitische Programm der Erhaltung und Förderung eines möglichst umfangreichen Volkskörpers waren bereits in den 1920er Jahren zunehmend auch Argumente der Erbhygiene und Eugenik eingegangen, deren – häufig polemisch instrumentalisierte – Diskussion zwischen den Polen einer systematischen Förderung erbgesunden Nachwuchses und der Vernichtung „lebensunwerten Lebens“ angesiedelt war. Zahlreiche Einzelbeiträge von Pädiatern zeugen davon, dass auch die Kinderheilkunde von diesem Diskurs nicht unberührt blieb.[55] 1932 widmete sich auf der 43. Jahrestagung der Deutschen Gesellschaft für Kinderheilkunde in Wien etwa der Einladungsvortrag „Kinderärztlichen Fragen im Lichte der Genetik“[56]. Meinhard von Pfaundler, Ordinarius in München, erblickte darin die Ursachen der Zunahme „krankhafter Mutationen“ in der Bevölkerung in der „Domestikation und in der Ausschaltung günstig wirkender Selektion“. Dieser würden auch die Kinderärzte vielfach in den Arm fallen durch die individuelle Bekämpfung endokriner Störungen, der Rachitis und der Sterblichkeit künstlich ernährter Säuglinge. „Die sittliche Pflicht, dem Individuum alle Heilungsmöglichkeiten zu bieten“, so Pfaundler, „besteht fort, doch muß daneben die ‚Erleuchtete Nächstenliebe‘ im Sinne Muckermanns am Werke sein, die um des einzelnen Schicksals willen nicht allgemeine Interessen und Völkerschicksale gefährden lässt“.[57] Pfaundlers Äußerungen lassen ein grundsätzliches Problem bei der Anwendung eugenischer Prinzipien in der Kinderheilkunde aufscheinen: Die Behauptung, Therapie an

54 Kurt Fenner, Die Entwicklung und Organisation der Kinderfürsorge im neuen Staat, in: Monatsschrift für Kinderheilkunde 68 (1937), S. 371–388, S. 387. Fenner fügte hinzu: „Die Erfahrungen in Berlin, wo die Zahl der zur Verfügung stehenden Kinderärzte zur Besetzung der in großer Zahl vorhandenen Stellen nach dem Ausscheiden der jüdischen Fachärzte nicht auslangte, und praktische Ärzte nach dem Umbruch in die Arbeit miteingesetzt wurden, haben leider gezeigt, daß die Zahl der Erkrankungen an florider Rachitis und Tetanie unter den in dauernder Betreuung der Säuglingsfürsorgestelle stehenden Säuglingen erschreckend zunahm; eine Tatsache, die sich nur in der ungenügenden Schulung des praktischen Arztes auf dem Gebiete der Kinderkrankheiten erklären lässt.“ (Ebd.). Vgl. auch: Ernst Wentzler, Zur Nachwuchsfrage der Kinderärzte, in: Ärzteblatt für Berlin und Kurmark 51, Dezember 1938, S. 1–4.

55 Vgl. Stöckel, Säuglingsfürsorge zwischen sozialer Hygiene und Eugenik.

56 So der Titel des Eröffnungsvortrags Meinhard von Pfaundlers. Vgl. Alois Bratusch-Marrain, Bericht von der 43. Tagung der Deutschen Gesellschaft für Kinderheilkunde in Wien vom 22.–24. September 1932, in: Jahrbuch für Kinderheilkunde 137 (1932), S. 215–226.

57 Ebd., S. 215.

Säuglingen würde kontraselektiv wirken und sei damit letztlich gegen den Erhalt der Rasse gerichtet, stellte ein originäres Betätigungsfeld der Pädiatrie, die Bekämpfung der Säuglingssterblichkeit, infrage. Letztlich wurde zwar eine eingeschränkte Säuglingsfürsorge auch aus rassenhygienischer Perspektive für akzeptabel angesehen, weil sie die Auswirkungen sozialer Ungleichheit verminderte und damit der „wahren Auslese" den Weg ebnete. Doch war im Hinblick auf fürsorgerische und (sozial-)medizinische Maßnahmen die Frage der „Gegenauslese" ein bereits in der Weimarer Zeit kontrovers diskutiertes Thema, dass nach 1933 zusätzlich an Brisanz gewann.

Im Sommer 1933 trat die DGfK dem „Reichsausschuß für Gesundheitsführung" bei und beteiligte sich in diesem Rahmen aktiv an der „Reichsarbeitsgemeinschaft Mutter und Kind".[58] Die Reichsarbeitsgemeinschaft hatte sich mit allen Bestrebungen zu befassen, die der Gesundheit des werdenden Staatsbürgers dienen konnten. Dazu zählten – neben der Beratung für Schwangere und Wöchnerinnen – die medizinische Hilfe vor, bei und nach der Geburt, die Pflege des Säuglings und des Kleinkindes sowie die Schulgesundheitspflege und die Jugendfürsorge. Faktisch konzentrierte sich die Tätigkeit der Reichsarbeitsgemeinschaft jedoch auf die Versorgung und Behandlung von Säuglingen und Kleinkindern.[59] Insbesondere die gesundheitlichen Belange Jugendlicher jenseits des 13. Lebensjahres blieben schon deshalb außen vor, weil sie nicht zur pädiatrischen Klientel gerechnet wurden. In einem Rundbrief vom 15. August 1933 an die Mitglieder rechtfertigte der amtierende DGfK-Vorsitzende Karl Stolte, Ordinarius in Breslau, die Entscheidung des Vorstandes zur Mitarbeit in der Reichsarbeitsgemeinschaft mit der Erklärung, die Gesellschaft könne die „Mitarbeit am Aufbau des Reiches nicht ablehnen"[60]. Schriftführer Fritz Goebel (Halle/Saale) hatte Stolte zuvor empfohlen, über die Frage der Mitgliedschaft „ent-

58 Im November 1933 waren zunächst im Reichsministerium des Innern die „Reichszentrale für Gesundheitsführung" als Nachfolgeeinrichtung der „Arbeitsgemeinschaft Sozialhygienischer Reichsfachverbände" aus der Zeit der Weimarer Republik (Fritz Rott) und der „Reichsausschuß für Volksgesundheitsdienst" gegründet worden. Alle auf dem Gebiet der Volksgesundheit tätigen Gruppen wurden schließlich in einem „Reichausschuß für Gesundheitsführung" unter unmittelbare Führung der Reichsregierung gestellt. Der Reichsausschuss wurde in unterschiedliche Reichsarbeitsgemeinschaften aufgeteilt; ihm gehörten alle Vereinigungen an, die sich mit Bevölkerungspolitik sowie Erb- und Rassenpflege beschäftigten. Mitte Februar 1934 wurde ebenfalls im Innenministerium eine eigene „Abteilung für Volksgesundheit" unter Ministerialdirektor Arthur Gütt eingerichtet; vgl. Elmer Schabel, Soziale Hygiene zwischen Sozialer Reform und Sozialer Biologie. Fritz Rott (1878–1959) und die Säuglingsfürsorge in Deutschland (= Abhandlungen zur Geschichte der Medizin und der Naturwissenschaften, Bd. 71), Husum 1995, S. 143 ff.; außerdem: Jahnke-Nückles, Die Deutsche Gesellschaft für Kinderheilkunde, S. 51 ff.

59 Zur Gründungsfeier der Reichzentrale für Gesundheitsführung stellte die DGfK drei Arbeitsbereiche vor, mit denen sich die Kinderärzte an den Aufgaben der Reichsarbeitsgemeinschaft für Mutter und Kind beteiligen wollte: 1.) Einfluss der Berufsarbeit auf Häufigkeit und Schwere von Ernährungsstörungen; 2.) Einfluss der Berufsarbeit der Mutter auf Häufigkeit und Schwere der Rachitis; 3.) Einfluss der Berufsarbeit der Mutter auf Frühgeburt und Frühsterblichkeit (Archiv für Kinder- und Jugendmedizin Berlin, Akten der DGfK 1933; Brief Goebel an Stolte vom 1.8.1933).

60 Archiv für Kinder- und Jugendmedizin Berlin, Akten der DGfK 1933, o. Bl.

sprechend dem Führerprinzip gar keine Abstimmung vornehmen"[61] zu lassen. Er selbst fungierte als Verbindungsmann der DGfK zu der Arbeitsgemeinschaft.[62] Im Juli 1933 schrieb er dem Wiener Pädiatrie-Ordinarius Franz Hamburger: „Die wissenschaftlichen Gesellschaften, die auf diese Weise am Aufbau des Staates unmittelbar mitarbeiten sollen, bleiben in ihrer Struktur unverändert. Es werden nur einige [...] Zusätze zu den Satzungen verlangt, die bei einer totalen nationalsozialistischen Staatsführung selbstverständlich sind. Der Vorstand wird wie bisher gewählt, der Reichsminister des Inneren behält sich aber das Recht vor, einzelne Mitglieder abzulehnen. Wir werden unseren jetzigen Vorstand melden (natürlich unter Weglassung von Herrn Freund[63]) und können Sie [...] als Österreicher in ihm belassen, wenn Sie mir eine formelle Erklärung abgeben, daß Sie im Sinn des Deutschen Beamtengesetzes Arier sind, d.h. also, daß ihre 4 Großeltern von klein auf Christen waren und nicht getaufte Juden."[64]

Auf der Jahrestagung der DGfK 1934 in Braunschweig befassten sich Pädiater wiederum intensiv mit der Bedeutung der Erbkrankheiten,[65] wobei es Thilo Brehme, der über die „Aufgaben und Bedeutung der Kinderheilkunde im neuen Deutschland" referierte, wichtig war, bei dieser Gelegenheit auch „Vorwürfe gegenüber der Pädiatrie wegen der Erhaltung lebensunwerten Lebens" zurückzuweisen: „Es ist möglich, daß eine neue, mehr die Gesamtheit als das Einzelindividuum berücksichtigende ethische Grundhaltung uns einmal zwar nicht die Verpflichtung auferlegt, wirklich lebensunwertes Leben auszumerzen, aber vielleicht doch die Freiheit lässt, gegebenenfalls nichts zu seiner Erhaltung zu tun."[66] Fritz Rott, Vertreter der Deutschen Vereinigung für Säuglings- und Kleinkinderschutz, skizzierte das gesundheitspolitische Programm der kommenden Jahre wie folgt: „Das gesundheitsfürsorgerische Eingreifen wird heute als ein Phasenablauf mit positiver Zielsetzung aufgefasst. Die angestrebte Bewegungsrichtung verläuft von der negativen Seite (die Erfassung und mögliche Beseitigung bereits einge-

61 Archiv für Kinder- und Jugendmedizin Berlin; Akten der DGfK 1933, Brief Goebel an Stolte vom 1. Aug. 1933.

62 Goebel hatte offenbar bereits im Sommer 1933 an Vorgesprächen zur Gründung der Reichsarbeitsgemeinschaft „Mutter und Kind" teilgenommen. Vgl. Brief Fritz Rotts an die DGfK (W.Catel) vom 14.7.1933, Archiv für Kinder- und Jugendmedizin Berlin, Akten der DGfK 1933.

63 Walther Freund (Breslau), 1932 Vorsitzender und 1933 stellvertretender Vorsitzender der DGfK wurde als Jude der Austritt aus der Gesellschaft nahegelegt; er blieb in Deutschland und rettete sich erst 1943 mit knapper Not in die Schweiz. Vgl. Eduard Seidler, Kinderärzte 1933–1945: entrechtet – geflohen – ermordet, erw. Neuaufl., Basel u.a. 2007, S. 191 ff.

64 Archiv für Kinder- und Jugendmedizin Berlin: Akten der DGfK 1933 (Brief Goebel an Hamburger vom 25.7.1933). Im Mai 1935 bestätigte das Innenministerium, „da gegen die vorgeschlagenen Vorstandsmitglieder Bedenken nicht zu erheben" wären: Professor Dr. Rietschel, Würzburg, als Vorsitzenden; Professor Dr. Goebel, Halle/Saale, als Schriftführer; Professor Dr. Hamburger, Wien, Professor Dr. Birk, Tübingen, Professor Dr. Knauer, Bonn, als Beisitzer (Archiv für Kinder- und Jugendmedizin Berlin: Akten der DGfK 1935 (Brief vom 15. Mai 1935)).

65 Hauptreferent zu diesem Thema war Otmar Freiherr von Verschuer vom Kaiser-Wilhelm-Institut für Anthropologie, menschliche Erblehre und Eugenik Berlin. Vgl. Otmar von Verschuer, Die heutige Erblehre des Menschen, in: Monatsschrift für Kinderheilkunde 62 (1934), S. 113–123.

66 Thilo Brehme, Aufgaben und Bedeutung der Kinderheilkunde im neuen Deutschland, in: Monatsschrift für Kinderheilkunde 62 (1934), S. 183 ff., S. 184.

tretener Gesundheitsschäden) über die Nulllinie (Aufgaben der Erhaltung der biologischen Substanz, d.h. im Rahmen der praktischen Fürsorgearbeit der Mutter- und Säuglingsschutz und die Schulgesundheitspflege) zur positiven Seite (Förderung der Gesundheit und Leistungssteigerung, d.h. die gesundheitliche Belehrung und Erziehung, die zweckmäßige Gestaltung der Lebensführung, die Erholungsfürsorge u.a.). Streben und Ziel der Gesundheitsfürsorge ist es, von der Minusseite auf die Plusseite zu gelangen, d.h. sich von der negativen Gesundheitsfürsorge zur positiven Gesundheitsführung zu entwickeln. [...] Der Weg von der Mutterschaft und Geburt bis zur Reifung des Jugendlichen ist heute ein einziges großes volksgesundheitliches Thema; es ist schlechthin das Thema des Gesundheitswesens."[67] Er beschrieb damit auch die Grundzüge des Programms der HJ-Gesundheitsführung für die Jahre nach 1933, an dem die Pädiater wesentlich partizipieren wollten und sollten.

Kinderheilkunde und Hitler-Jugend

Eine Vorreiterrolle nahmen dabei bereits 1933 die rheinischen Kinderärzte ein. Im Herbst desselben Jahres hatte der Direktor der Kölner Universitäts-Kinderklinik, Hans Kleinschmidt, als Vorsitzender der Vereinigung rheinisch-westfälischer Kinderärzte „Ärztliche Leitsätze für die in Bünde eingeordnete deutsche Jugend des Pflichtschulalters"[68] mit der Bitte an Adolf Hitler gesandt, von ihnen Kenntnis zu nehmen und sie in Anwendung bringen zu lassen. Er schrieb: „Die rheinisch-westfälischen Kinderärzte empfinden lebhaft und mit dankbarer Genugtuung, wie häufig die sich mehr und mehr durchsetzenden Grundsätze der nationalsozialistischen Weltanschauung sich mit alten Wünschen und Forderungen der Kinderärzte auf den Gebieten der körperlichen und gesundheitlichen Erziehung und Charakterbildung begegnen."[69] Die Pädiater begrüßten die Einrichtung des „Jungvolks" und boten ihre Mitarbeit in allen Fragen der gesundheitlichen Entwicklung und Erziehung an, damit, so Kleinschmidt, „ein gesundes, lebensmutiges und opferwilliges, der nationalsozialistischen Idee entsprechendes Geschlecht heranwächst"[70].

67 Fritz Rott, Die Aufgaben der Gesundheitsführung für Mutter und Kind unter Berücksichtigung der Ergebnisse der letzten 25 Jahre und der gegenwärtigen Problematik, in: Monatsschrift für Kinderheilkunde 62 (1934), S. 225–244, S. 228f.

68 Schreiben vom 5. Okt. 1933. Die Leitsätze wurden ausgearbeitet von Hans Kleinschmidt, seinen damaligen Kölner Assistenten Gerhard Joppich und Egon Unshelm, dem Bonner Pädiatrie-Ordinarius Theodor Gött (1880–1934) sowie dem in Köln niedergelassenen Kinderarzt O. Zschocke (geb. 1878). Vgl. Archiv für Kinder- und Jugendmedizin Berlin: Akten der Vereinigung Rhein.-Westf. Kinderärzte 1933.

69 „Ärztliche Leitsätze für die in Bünde eingeordnete deutsche Jugend des Pflichtschulalters", Bl. 1 (Archiv für Kinder- und Jugendmedizin Berlin: Akten der Vereinigung Rhein.-Westf. Kinderärzte 1933, o.Bl.).

70 Archiv für Kinder- und Jugendmedizin Berlin: Akten der Vereinigung Rhein.-Westf. Kinderärzte 1933.

Die eigentlichen Vorschläge betrafen die Gruppe der acht- bis 15-jährigen Jungen und gingen zurück auf den Kölner Pädiater Oscar Zschocke,[71] der in einem Vortrag im Sommer 1933 ausgeführt hatte: „Erziehungsgrundsatz der Regierung ist, die körperliche Schulung an die erste Stellung zu setzen, an die zweite die Ausbildung des Charakters und erst an die dritte die geistige Schulung. Körperliche und Charakter-Schulung sollen vereint und weitgehend in die Hände der nationalsozialistischen Jugendverbände gelegt werden." Das bündische Leben der Kinder sei so einzurichten, dass es ihnen Erholung und Kräftigung bringe. Von der Schule sei zu verlangen, „daß sie in gleichem Masse ihre Ansprüche an die Kinder herabsetzt, in welchem diese auf Grund der Neuordnung durch die Jugend-Organisationen beansprucht werden".[72] In den weiteren Ausführungen lassen sich bereits die Grundmuster der Gesundheitsführung der Jugend wie gesundheitliche Aufklärung, Musterungen und Reihenuntersuchungen, Fahrten, Lager und Verschickungen zur körperlichen Ertüchtigung erkennen. Alle Kinder sollten vor ihrer Einordnung in das Jungvolk auf ihre Leistungsfähigkeit hin ärztlich untersucht werden. Diese Untersuchungen, die überdies dazu dienen sollten, körperliche Schwächen einzelner Kinder frühzeitig aufzudecken und durch entsprechende Übungen zu beseitigen, seien unter „ehrenamtlicher Heranziehung" auch der Kinderärzte, die nicht zu den Jugendorganisationen gehörten, regelmäßig zu wiederholen. Leitmotivisch klingt hier bereits die Trias von Familie, Schule und Hitler-Jugend bei der Erziehung und Betreuung der Kinder und Jugendlichen ebenso an wie die Bevorzugung der körperlichen und charakterlichen Formung unter Zurückstellung der intellektuellen Ausbildung sowie die körperliche Ertüchtigung als Breitenarbeit und als Vorübung soldatischer Fähigkeiten.

Auch in Berlin beteiligte sich die Universitätspädiatrie am Aufbau einer Gesundheitsführung der Jugend. Als am 8. November 1935 im Hörsaal der Charité-Kinderklinik die Gründung der Berliner Gesellschaft für Kinderheilkunde stattfand, ging der eben gewählte Vorsitzende, Georg Bessau, Ordinarius für Kinderheilkunde an der Berliner Universität und Direktor der Kinderklinik der Charité, in seiner Begrüßungsansprache auf das Verhältnis von Staat und Kind ein und referierte dabei Stereotypen NS-geprägter Gesundheits- und Bevölkerungspolitik: „Für uns hat der Weltkrieg große Verluste an Volksgut gebracht, und besonders Verluste der qualitativ Besten. Danach ist in der Systemzeit viel für das Kind getan worden, aber am Wesentlichen des Problems ging man vorbei, da man aus humanen Gesichts-

71 „Ärztliche Leitsätze für die in Bünde eingeordnete deutsche Jugend des Pflichtschulalters", Bl. 1–12 (Archiv für Kinder- und Jugendmedizin Berlin: Akten der Vereinigung Rhein.-Westf. Kinderärzte 1933). Die konkrete Ausarbeitung hatten in Kleinschmidts „Auftrag" übernommen: Theodor Gött (1880–1934), „Mitglied der NSDAP., Direktor der Universitäts-Kinderklinik Bonn"; Gerhard Joppich (1903–1992), „Mitglied der NSDAP., Assistenzarzt der Universitäts-Kinderklinik Köln, Arzt der Hitlerjugend"; Egon Unshelm (geb. 1900), „Mitglied der NSDAP., wissenschaftlicher Assistenzarzt der Universitäts-Kinderklinik Köln, Blockwart der Ortsgruppe Köln-Palanterstraße"; Oscar Zschocke (geb. 1878), „Mitglied des Stahlhelm B. d. F., Kinderarzt in Köln".

72 Oscar Zschocke, Ärztliche Leitsätze für die Jugend (Archiv für Kinder- und Jugendmedizin Berlin: Akten der Vereinigung Rhein.-Westf. Kinderärzte 1933).

punkten für die Schwächeren sorgte. Erst der neue Staat hat uns die wesentlichen Richtlinien gegeben, indem die Hauptsorge sich dem gesunden Nachwuchs zuwandte. Für den Staat kommt es nicht nur auf das gesunde, sondern überhaupt auf das wertvolle Kind an. Kinder, die an und für sich ungeheurer regenrationsfähig sind, können z.B. trotz vorliegender Konstitutionsanomalien, die heutzutage außerordentlich verbreitet sind, sich zu sozial wertvollen und brauchbaren Menschen entwickeln. Hier ist es unsere Aufgabe als Kinderärzte, solche Individuen zu beraten und körperlich zu fördern, damit sie sich geistig entfalten können."[73] Schriftführer Kurt Hofmeier erläuterte anschließend Ziele und Zwecke der Berliner Gesellschaft, die besonders zu den Schul- und Fürsorgeärzten und den Ärzten der HJ und des BDM eine enge Verbindung herstellen sollte,[74] eine Forderung, der die Kinderklinik der Charité zum damaligen Zeitpunkt bereits entsprach. Wie aus einem Anfang 1936 vom Amt für Volksgesundheit der NSDAP herausgegebenen Informationsblatt hervorgeht, beteiligten sich verschiedene Berliner Kliniken „auf Grund freiwilliger Mitarbeit bei den Untersuchungen der Berliner Staatsjugend (sic!) (HJ und BDM)" mit eigens anberaumten Kliniksprechstunden. Demnach fanden Untersuchungen der HJ („allgemeine Begutachtung innerer Krankheiten, auch Tuberkulose") in der Medizinischen Klinik der Charité (Prof. von Bergmann) statt, die BDM-Untersuchungen („innere und chirurgische Fälle") im Lazarus-Krankenhaus (Prof. Seefisch) bzw. in der Frauenklinik der Charité („frauenärztliche Fälle und alle mit der Reifeentwicklung zusammenhängenden Störungen", Prof. Döderlein). Die Untersuchungen des Jungvolks bzw. der Jungmädel, also der Kinder bis zum 14. Lebensjahr erfolgten in der Kinderklinik der Charité („sämtliche Fälle ausschließlich rein chirurgische", Prof. Bessau).[75]

Tatsächlich dürfte die Sprechstunde in der Kinderklinik überwiegend von Bessaus Assistent Friedrich Linneweh[76] abgehalten worden sein, zu dessen Aufgaben sie explizit gerechnet wurde. Linneweh war seit Sommer 1935 an der Universitätskinderklinik der Charité; Bessau schätzte ihn als „außergewöhnlich begabten, überaus strebsamen jungen Kollegen, von dem ich schon heute sagen kann, daß er seinen Fähigkeiten nach zum akademischen Forscher und Lehrer berufen ist"[77]. Linneweh selbst schrieb in seinem Lebenslauf: „Neben der wissenschaftlichen Ausbildung betätigte ich mich im Winter 1933 im Segelfliegersturm des DLV [Deutscher Luftsportverband, d. Verf.], Ortsgruppe Würzburg, und trat am 6. Mai 1934 we-

73 Claudia Keppel, Berliner Gesellschaft für Kinderheilkunde (Gründungs-)Sitzung vom 8. Nov. 1935, in: Kinderärztliche Praxis 7 (1936), S. 44f.

74 Vgl. ebd., S. 44f.

75 Vgl. Historisches Psychiatrie-Archiv der Charité; Ordner „Werner Siemens-Institut für Röntgenforschung im Städt. Robert Koch-Krankenhaus (1931–1936), o. Bl.

76 RAR: Friedrich Linneweh: geb. 22. Sep. 1908 zu Meine (Hannover), Abitur in Braunschweig, Studium in Würzburg und Graz; Approbation 1935; 1934 Promotion (Über den Abbau biogener Guanidinverbindungen durch ein bisher unbekanntes Bakterienferment: Guanidodesimidase (= Med. Diss. Würzburg 1934)); 1940 Habilitation (Über die Pathogenese und die Grundlagen zur Therapie der Säuglingsintoxikation, Med. Hab.-Schr. vom 16. Juli 1940, Berlin 1941); aus: HU-Archiv: Z/B2, Akte 9 (Zentralarchiv 1895), unpaginiert (Bl. 8).

77 Ebd. (Bl. 4).

gen der mangelnden Betreuung der Hitlerjugend in die HJ über [...]. Im Bann 90 der Hitlerjugend, Gebiet 18 Franken, Würzburg-Stadt beteiligte ich mich an der Organisation einer ärztlichen Versorgung der HJ in Form einer Sanitätsabteilung, für die es damals noch keine Richtlinien gab. Für die Folgezeit war ich als Unterbannarzt eingeteilt im Range eines Scharführers. Bei meinem Eintritt in die Universitätskinderklinik Berlin übernahm ich die damals neu eingerichtete Hitlerjugendsprechstunde, in der die von den HJ-Truppenärzten und BDM-Ärztinnen überwiesenen Jungen und Mädchen aus dem gesamten Berliner Standort untersucht werden. Seither werde ich ausschließlich für diese Tätigkeit verwendet."[78]

Abgehoben von den konkreten Ausprägungen des Jugendgesundheitsdienstes argumentierte 1937 der bereits erwähnte Kurt Hofmeier, zuvor ebenfalls Assistent Bessaus und inzwischen Direktor des Kaiserin-Auguste-Viktoria-Hauses in Berlin, in einem programmatischen Artikel über Aufgaben und Rolle der Kinderärzte in Fragen von „Erbanlagen und Erziehung". Hofmeier sah im Kinderarzt den „politischen Gesundheitsführer", dem im Rahmen der „Modifikation des Einzelnen im Sinne einer Steigerung seiner Lebenstüchtigkeit"[79] hohe Pflichten auferlegt seien. Zweck der Erziehung sei – hier orientierte er sich an Walter Cimbal[80] – die „Straffung" des Kindes oder des Jugendlichen. Dazu rechnete er alles, was auch unter Abhärtung zu verstehen sei: „Richtig angewandte Abhärtung – im weitesten Sinne gefasst – erstreckt sich auf seelische und körperliche Maßnahmen und kann in hohem Maße dazu beitragen, erbmäßig ungünstig ausgestattete Kinder für ihr ganzes Leben zu kräftigen."[81] 1937 äußerte er sich in einer umfangreichen Denkschrift erneut zu der Bedeutung des Kinderarztes für die Erhaltung der Volksgesundheit: In der Vergangenheit habe das Versagen der Elternschaft und die „starke Verjudung" des Faches den Arzt zum „Arzt des einzigen Kindes" werden lassen. Jetzt gehe es weniger um das individuelle Wohlbefinden als um den Beitrag der Kinderheilkunde zur Erhaltung der Volkskraft. Die Rolle der Kinderärzte in der staatlichen Gesundheitsführung müsse deshalb gestärkt werden.[82] 1938 konkretisierte er im Rahmen eines internationalen Fortbildungskurses in Berlin seine Vorstellungen: „Es eröffnet sich damit für den Kinderarzt ein ganz neues Arbeitsgebiet, dem er mehr als bisher Beachtung schenken muß. Kinderärzte, Reichsjugendführung und Reichssportführer vereinigen sich nunmehr, um die allen drei

78 Ebd. (Bl. 9). Linneweh wurde zwar zu Beginn des Krieges zur Luftwaffe eingezogen, war im Frühjahr 1940 aber bereits wieder in der Universitätskinderklinik tätig. Vgl. ebd., Bl. 25. Im Sommer des Jahres erstattete Georg Bessau ein positives Gutachten über seine Habilitations-Schrift; seit November 1940 lehrte Linneweh auch als Dozent für Kinderheilkunde an der Berliner Universität. Seine Anstellung wurde mehrfach verlängert, bis sie im Sommer „bis zum Ablauf des 3. Monats nach Beendigung des Krieges" genehmigt wurde (ebd. (Bl. 35)).

79 Kurt Hofmeier, Erbanlagen und Erziehung, in: Monatsschrift für Kinderheilkunde 68 (1937), S. 82–86, S. 83.

80 Vgl. Walter Cimbal, Die Neurosen des Kindesalters mit besonderer Berücksichtigung von Lernschwäche und Schwererziehbarkeit, Berlin u.a. 1927.

81 Hofmeier, Erbanlagen und Erziehung, S. 85.

82 Hofmeier ließ die Denkschrift eigenmächtig Reichsärzteführer Gerhard Wagner zukommen. Vgl. Seidler, Kinderärzte, S. 60.

Arbeitskreisen gleichmäßig am Herzen liegende Frage der Erziehung und körperlichen Ertüchtigung des Kindes neu zu behandeln."[83] Als Aufgaben der Ärzte bei der Erziehung des Kindes zur körperlichen und seelischen Gesundheit sah er v.a. die richtige Beurteilung und Erkennung der Konstitution und damit der im Kinde schlummernden geistigen und körperlichen Anlagen, das Hinwirken auf die volle Entwicklung der erkennbaren günstigen Anlagen durch körperliche und geistige Schulung, die Verhütung der Abforderung vorzeitiger Leistungen und die Schaffung des richtigen Wechsels zwischen Leistung und Ruhe.[84]

Franz Hamburger und die „ärztliche Jugendkunde"

Lassen sich bereits an der beharrlichen publizistischen Tätigkeit Hofmeiers und weiterer Pädiater die Anstrengungen um die konzeptionelle und praktische Einbindung der Kinderheilkunde in die NS-Medizin ablesen, so wurden diese Kräfte nach dem sogenannten Anschluss Österreichs an das Deutsche Reich noch einmal gestärkt. Noch im selben Jahr übernahm mit dem Wiener Ordinarius Franz Hamburger ein überzeugter nationalsozialistischer Parteigänger den Vorsitz der DGfK: „Mit bewundernswerter Klarheit und Folgerichtigkeit", so Hamburger, „zeigt uns der Führer [...] den Weg und macht uns Ärzte zu Führern des Volkes in dem Wichtigsten, was es für Menschen gibt, der Gesundheit und Leistungsfähigkeit".[85]

Hamburger plante maßgeblich die Jahrestagung der DGfK im September 1939 Salzburg; Vorsitzender war in jenem Jahr sein Nachfolger im Amt des Vorsitzenden der Gesellschaft, der Tübinger Ordinarius Walter Birk.[86] Der Tagung gingen intensive Verhandlungen und Gespräche innerhalb und außerhalb der Gesellschaft voraus, an denen sich auch Frontlinien zwischen den Akteuren ausmachen lassen. Am 7. Januar des Jahres hatte Hamburger Schriftführer Goebel mitgeteilt, dass er auf Einladung des Reichssportführers Hans von Tschammer und Osten an einer Besprechung in Berlin teilnehmen werde. Offenbar selbst noch in Unkenntnis über den Gegenstand des Treffens teilte er Goebel mit, dass außer ihm noch eingeladen seien:

83 Hofmeier, Die Erziehung des Kindes zur körperlichen und seelischen Gesundheit, S. 1. Aus der Vorbemerkung Hofmeiers zu dem Band: „Die nachstehenden Vorträge wurden im Sommer 1938 anläßlich eines internationalen Fortbildungskurses über das Gebiet der Kinderheilkunde in Berlin gehalten. Bei diesem Kursus war ein Tag der ‚Erziehung und körperlichen Ertüchtigung' gewidmet, an dessen Ausgestaltung sich Kinderärzte, Reichsjugendführung und Reichssportführer zu gemeinsamer Arbeit zusammenfanden."

84 Vgl. ebd., S. 9.

85 Franz Hamburger, Nationalsozialismus und Medizin, in: Wiener Klinische Wochenschrift 52 (1939), S. 133–138, S. 133.

86 Vgl. Eduard Seidler, „... vorausgesetzt, dass Sie Arier sind ..." Franz Hamburger (1874–1954) und die Deutsche Gesellschaft für Kinderheilkunde, in: Kurt Widhalm / Arnold Pollak (Hrsg.), 90 Jahre Universitäts-Kinderklinik am AHK in Wien. Umfassende Geschichte der Wiener Pädiatrie, Wien 2005, S. 44–52.

- Dozent Dr. Kurt Hofmeier, Direktor des Kaiserin-Auguste-Viktoria-Hauses,
- Generaloberststabsarzt Prof. Dr. Anton Waldmann,
- Prof. Dr. Karl Gebhardt, Heilanstalt Hohenlychen,
- Amtsleiter Dr. med. Friedrich Bartels, Amt für Volksgesundheit,
- SA Obergruppenführer Dr. Hermann Brauneck,
- SS Brigadeführer Dr. Ernst Robert Grawitz,
- Generalarbeitsarzt Dr. Fritz Schröder,
- Gebietsführer Kurt Petter, Reichjugendführung,
- Bannführer Dr. Robert Hördemann,
- Gebietsführer Karl-Walter Kondeyne, Reichsjugendführung,
- Hermann Ohnesorge, Reichsakademie für Leibesübungen.[87]

Zumindest ein Gegenstand der als „privat" bezeichneten Sitzung dürfte die thematische Ausrichtung der Kinderärztetagung 1939 zur zentralen wissenschaftlichen Konferenz des „Jahres der Gesundheitsführung" der Hitler-Jugend gewesen sein. Im Gegensatz zu den Tagungen von 1934 und 1936, die eher auf die Säuglings- und Kleinkindpflege und -behandlung ausgerichtet gewesen waren, wollte man sich in Salzburg vorrangig mit den Belangen der „körperlichen Erziehung des Kindes im Hitlerjugendalter" beschäftigen. Ein ganzer Tag war daher dem Thema „Erziehung, körperliche Ertüchtigung und Leistungsfähigkeit des Kindes" gewidmet.[88] Für die drei Abteilungen waren jeweils Berichterstatter vorgesehen, die auch an dem informellen Treffen in Berlin teilgenommen hatten: Kurt Petter (Inspekteur der Adolf-Hitler-Schulen) sollte zur „Erziehung in der HJ", Hermann Ohnesorge (Direktor der Reichsakademie für Leibesübungen) zur „körperlichen Ertüchtigung" sprechen. Von kinderärztlicher Seite war Kurt Hofmeier mit einem Beitrag über „Die körperliche Leistungsfähigkeit" vorgesehen. Im Verlauf der Planung wurden die ursprünglich Eingesetzten durch noch hochrangigere Referenten ersetzt: Reichsjugendführer von Schirach übernahm das Referat Petters zum Thema „Erziehungsaufgaben der Hitler-Jugend"[89] und Reichssportführer von Tschammer und Osten den Beitrag Ohnesorges zur „Leibeserziehung im Kindes- und Jugendalter"; Reichsgesundheitsführer Conti sollte „Zusammenfassende Worte" zu diesem Komplex sprechen. Für den Abend war auf Einladung des Reichsjugendführers eine „Feierstunde der H.J." geplant. Georg Bessau schrieb Fritz Goebel, dass Conti die Veranstaltung für außerordentlich wichtig halte und unbedingt daran teilnehmen wolle. Man möge doch deshalb auf dessen Terminwünsche eingehen: „Sie wissen ja, daß er Kinderarzt ist, und er hat wirklich auch ein Herz für die Kinderheilkunde und in seiner Eigenschaft als Reichs-

87 Vgl. Archiv für Kinder- und Jugendmedizin Berlin, Akten der DGfK 1939, o. Bl.
88 Vgl. Jahnke-Nückles, Die Deutsche Gesellschaft für Kinderheilkunde, S. 95ff.
89 Aus einem Schreiben Kurt Hofmeiers an den Reichsarzt der HJ Hördemann vom 7. August 1939 geht hervor, dass von Schirach ursprünglich das Thema „Das Jahr der Gesundheitspflicht" gewählt hatte. Hofmeier bat jedoch dringend darum, bei den „Erziehungsaufgaben der HJ" zu bleiben, damit sich der Vortrag in das Programm einfüge (Archiv für Kinder- und Jugendmedizin Berlin, Akten der DGfK 1939; Brief Hofmeier an Hördemann vom 7.8.1939).

ärzteführer kann er uns selbstverständlich ausserordentlich nützen. Diesen Mann müssen wir uns warm halten.“[90]

Die Vorbereitung der Tagung 1939 war, wie die Lektüre der entsprechenden Unterlagen der DGfK deutlich macht,[91] wesentlich durch das politische Kalkül der NS-Gesundheits- und Jugendfunktionäre geprägt, im „Jahr der Gesundheitspflicht“ der Hitler-Jugend den Kinderärzte-Kongress propagandistisch zu nutzen. Während dies von konservativ denkenden Pädiatern, zu denen auch der Vorsitzende Birk gezählt werden kann, mit Zurückhaltung aufgenommen wurde, erblickten Franz Hamburger, Kurt Hofmeier und andere dem Regime nahe stehende Mitglieder der Gesellschaft darin eine Chance. Hamburger hatte sich im Vorfeld der Wiener Tagung massiv über die zögerliche Behandlung „dringender Fragen“ durch Birk beschwert: „Gewisse Abänderungen in der Studienordnung, ferner Änderungen der Bestimmungen für die Ausbildung der Fachärzte [...] und endlich die Umbenennung unserer Gesellschaft in Gesellschaft für Kindergesundheitsführung oder Gesellschaft für ärztliche Kinderkunde. Dies alles sind Fragen, die in unserem Kreise besprochen werden sollen. Von grosser Wichtigkeit aber ist die Entscheidung, ob sich die Univ.-Kinderkliniken entsprechend der gerechtfertigten Voranstellung der Kindergesundheitsführung in ihrem Betrieb und ihrem Arbeitsbereich wesentlich vergrössern müssen, oder ob man eigene Lehrstühle für Kindergesundheitsführung einführen soll.“[92]

Zwar musste die Salzburger Tagung wegen des Kriegsbeginns kurzfristig abgesagt werden, doch gab es auch weiterhin Bestrebungen der akademischen Elite der Pädiatrie, ihre programmatischen Vorstellungen für eine Kinderheilkunde im NS-Staat durchzusetzen. Insbesondere Hamburger und Hofmeier versuchten Anfang 1940 nochmals in einer konzertierten Aktion mit Hilfe einer erneuten Denkschrift und einer Sondersitzung des Vorstandes der DGfK mit Parteifunktionären, ihre Vorstellungen von einer Weiterentwicklung der Pädiatrie in eine „ärztliche Kinderkunde“ durchzusetzen, fanden aber im Vorstand wenig Rückhalt. Hamburger argumentierte in der Diktion der Zeit, dass die gesundheitliche Betreuung der Kinder, ihre biologisch richtige Aufzucht Voraussetzung für ein „ewiges Deutschland“ sei: „Das ewige Deutschland aber ist nicht etwas geographisches, sondern etwas biologisches.“[93] Und weiter: „Daraus ergibt sich schon, daß die Pädiatrie das wichtigste Fach neben der Frauenheilkunde für die Gesundheitsführung und Gesunderhaltung unseres Volkes ist, ferner, daß sich die Pädiatrie ganz besonders mit allen vorbeugenden Maßnahmen, also mit der Krankheitsverhütung zu beschäftigen hat, daß sie die großen Zusammenhänge zwischen Domestikation, Zivilisation und Großstadtleben einerseits und Degeneration andererseits klar vor Augen hat und alle die bösen Mängel,

90 Archiv für Kinder- und Jugendmedizin Berlin, Akten der DGfK 1939; Brief Bessau an Goebel vom 20.7.1939.

91 Vgl. Archiv für Kinder- und Jugendmedizin Berlin, Akten der DGfK 1939.

92 Archiv für Kinder- und Jugendmedizin Berlin, Akten der DGfK 1940; Brief Hamburger an Birk (undatiert).

93 Franz Hamburger, Zur Neuordnung des Unterrichtes in der Pädiatrie (Archiv für Kinder- und Jugendmedizin Berlin), S. 1

die sich daraus ergeben, den Studierenden immer wieder an der Hand der einzelnen Krankheitsfälle zeigt."[94] Zwar hätten manche Kliniken „in klarer Erkenntnis der Notwendigkeit" auch mit Hitler-Jugend und Schule Fühlung genommen. „Das [...] müsste jedoch allgemein so sein, damit eben die Heranbildung der Studenten zu richtigen Volksärzten und Gesundheitsführern eine gleichmäßig gute ist, damit die Studenten nicht mit vielem, zum Teil totem Wissen angefüllt werden, dabei aber dem praktischen Leben, in das sie einst als deutsche Ärzte treten, ungenügend gerüstet sind."[95]

Hamburger führte seine Vorstellungen noch verschiedentlich in breiten Stellungnahmen aus; im Kern ging es ihm jeweils darum, die Kinderheilkunde mit der Kindergesundheitsführung zu einem einzigen Fach, der „ärztlichen Kinderkunde" zusammenzuführen. Dies wollte er erreichen, indem die Vorlesungen die gesamte Kinderheilkunde und Gesundheitsführung, also die gesamte Prophylaxe von den Neugeborenen an bis zum Ende der Entwicklungsjahre (18. Lebensjahr) behandeln sollten. Auch hätten die Vorlesungen nur das für den Arzt besonders wichtige Praktische und auch nur „sicherstehende wissenschaftliche Grundlagen" zu behandeln. Ungeklärte, wissenschaftliche Fragen, die noch der Polemik unterlägen, seien dagegen nur kurz zu streifen. Der Unterricht in der Kinderheilkunde sollte z. T. in seminaristischer Form und besonders praxisbezogen sein. Eine dreimonatige Famulatur sollte für die Kinderheilkunde verbindlich gemacht werden. Für die Kinderkliniken forderte er Abteilungen für verschiedene Altersstufen (auch für „Knaben und Mädchen im Alter von 12 bis 18 Jahren") und Krankheitsformen: „Ausserdem soll unter der Oberleitung des klinischen Vorstandes ein Heim für gesunde Säuglinge und ein Heim für gesunde Kinder im Alter vom 2. Lebensjahr bis zum Pubertätsalter zur Verfügung stehen."[96]

Die Affinität Hamburgers zur nationalsozialistischen Jugendgesundheitsführung mag auch darin begründet gelegen haben, dass das Konzept, welches dieser zugrunde lag – eine leitende und erzieherische Tätigkeit des Arztes mit dem Ziel der Höherentwicklung des einzelnen zugunsten der Gemeinschaft zu verbinden –, seinen eigenen Vorstellungen einer umfassenden Gesundheitsführung von Kindern und Familien recht ähnlich war. Er wies damit der Pädiatrie nicht nur neue Aufgaben zu, sondern forderte eine Umorientierung der Kinderheilkunde zu einer ärztlichen Kinderkunde, die sich insbesondere auch mit dem Aspekt der Krankheitsvorbeugung und Leistungssteigerung gesunder Kinder auseinandersetzen sollte.[97] Er sah deutlich, dass die Umsetzung dieses Konzepts im Rahmen der vorhandenen Strukturen nicht möglich war, und erhoffte sich Fortschritte durch die Zusammenarbeit mit dem staatlichen und parteiamtlichen Gesundheitssystem – den Schulärzten der Gesundheitsämter, dem Amt für Gesundheitsführung der HJ, auch der NSV und weiteren Stellen. Dass mit der Ver-

94 Ebd., S. 1.
95 Ebd., S. 2.
96 Ebd., S. 3 ff.
97 Vgl. Franz Hamburger, Über die Ausbildung des Mediziners in der Kinderheilkunde, in: Wiener Klinische Wochenschrift 43 (1930), S. 769–774, S. 778.

wirklichung dieses Vorhabens die Pädiatrie und die Pädiater weit über den engeren Bereich ihrer Praxen und Kliniken, ihrer gewohnten Behandlungsfelder und -methoden und auch über die Altersgrenze von 13 Jahren hinaus tätig werden sollten, wurde von ihm als weiterer – durchaus erwünschter – Effekt begrüßt.

Nachdem die Tagung 1939 hatte ausfallen müssen, bemühten sich Hofmeier und Hamburger darum, Fühlung mit den leitenden Stellen von Partei und Staat zu bekommen, um die Pädiatrie und die Pädiater in der Gesundheitsführung der Kinder besser zu positionieren und um den pädiatrischen Unterricht an den Universitäten auszubauen. Für das Frühjahr 1940 beantragten sie eine „Arbeitssitzung" des Vorstands der DGfK, zu der „Vertreter der Reichsgesundheitsführung, der Reichsärztekammer, der Hitlerjugend, des Erziehungsministeriums und der NSV" geladen werden sollten.[98] Gegen erhebliche Bedenken des Schriftführers Goebel (inzwischen Düsseldorf) und des Vorsitzenden Birk,[99] die das Unternehmen weder für kriegswichtig noch überhaupt für vordringlich hielten, setzten sie ein Treffen am 13. April 1940 in Berlin durch. Unterstützt wurden sie u. a. von den Kinderärzten Duken (Heidelberg) und Benzing (Kassel).[100]

Hofmeier lag insbesondere daran, dass „sich die deutschen Kinderärzte zu einer einheitlichen Auffassung über die ihnen obliegenden Aufgaben zusammenfinden, und daß diese Aufgaben und auch die Forderungen, die wir Kinderärzte mit Recht stellen müssen, fest umrissen und klargestellt werden". Auf die Agenda setzte er die sachgemäße Versorgung von kranken Kindern im Deutschen Reich, die Versorgung von Neugeborenen auf den geburtshilflichen Stationen, Ernährungsfragen, die Zusammenarbeit mit der Hitler-Jugend, die Zusammenarbeit mit der Lehrerschaft und den Schulen, die Gestaltung des Unterrichts in der Kinderheilkunde an den Universitäten, die Ausbildung der Säuglings- und Kinderschwestern sowie die Zusammenarbeit mit dem Reichsmütterdienst in der NSV.[101]

Im Ergebnis des Treffens sandte Walter Birk im Namen der DGfK im August 1940 eine Denkschrift über die „Notwendigkeit eines zweckmäßigen Einsatzes der deutschen Kinderärzte zur weiteren Förderung der Volksgesundheit" an Reichsgesundheitsführer Conti. Es sei der Wunsch der Gesellschaft, dass die Kinderärzte nicht nur in der Wissenschaft, sondern auch in der „praktischen Anwendung" für die Gesundheit des deutschen Volkes so nutzbringend wie möglich eingesetzt würden, um damit vor allem auch Leben und Gesundheit zahlreicher Kinder in höherem Lebensalter zu erhalten und zu festigen. Wenn künftig in der Krankheitsvorbeugung und Gesundheitsführung der Jugend weitere wesentliche Fortschritte erzielt werden

98 Vgl. Archiv für Kinder- und Jugendmedizin Berlin, Akten der DGfK 1940; Brief Hamburger an Hofmeier vom 9.2.1940.

99 Vgl. Archiv für Kinder- und Jugendmedizin Berlin, Akten der DGfK 1940; Brief Birk an Hofmeier vom 16.2.1940.

100 Vgl. Archiv für Kinder- und Jugendmedizin Berlin, Akten der DGfK 1940; Schreiben von Duken (15.2.1940) und Benzing (16.2.1940) an Birk.

101 Vgl. Archiv für Kinder- und Jugendmedizin Berlin, Akten der DGfK 1940; Brief Hofmeier an Birk vom 10.2.1940.

sollten, müssten die Kinderärzte verstärkt herangezogen werden, und zwar auch „als Ärzte in der HJ und als Schulärzte (Jugendärzte)“.[102] In einem Schreiben an den Bremer Pädiater Schall erläuterte Hofmeier im November 1940 noch einmal seine Beweggründe: „Zweck des ganzen Vorgehens ist der, dem Kinderarzt der Zukunft die ihm gebührende Stellung sowohl innerhalb der Ärzteschaft wie auch bei Staat, Kommunen und Partei zu verschaffen. [...] Selbstverständlich brauchen wir auch weiter den praktischen Kinderarzt, doch muß er mehr als es bisher geschehen ist, einmal von sich aus Beteiligung an allgemeinen Aufgaben suchen z. B. als HJ.-Arzt.“[103]

Im September 1940 wurde die DGfK gegen offen geäußerte Zweifel der Verantwortlichen genötigt, im Rahmen einer „Kinderkundlichen Woche“ in Wien für die 1939 ausgefallene Tagung einen Ersatz zu bieten. Der Bevölkerung sollte veranschaulicht werden, dass der nationalsozialistische Staat trotz des Krieges der heranwachsenden Jugend seine besondere Fürsorge zukommen ließ.[104] Die Ärzte-Funktionärin Ilse Szagunn berichtete, dass die Tagung der deutschen Gesellschaft für Kinderheilkunde gemeinsam mit der Vereinigung für Säuglings- und Kleinkinderschutz und mit dem Reichsausschuss für Tuberkulosebekämpfung stattgefunden habe.[105] Angesichts der Zeitverhältnisse bemerkte sie: „Erheblich war bei der ganzen Tagung die Zahl der weiblichen Teilnehmer, unter ihnen die Gauärztinnen in ihrer schmucken fraulichen Tracht unter Führung von Dr. Ulla Kuhlo, der Leiterin des Referats Ärztinnen in der Reichsärztekammer.“[106] In Vertretung von Leonardo Conti begrüßte der stellvertretende Reichsärzteführer Kurt Blome die Teilnehmer: „Der Wissenschaft stellt der Krieg ganz besondere Aufgaben auch auf dem Gebiete der Kinderheilkunde. Die Gesundheitsführung setzt das, was die Wissenschaft erarbeitet hat, in die Tat um. Kriegsseuchen kennen wir in diesem Kriege nicht. Die Krankheiten sind auf das normale Maß beschränkt. Bei der Ernährung für das Kind hat die Gesundheitsführung vorgesorgt. Durch die Vigantol-Aktion ist der Großkampf gegen die Rachitis aufgenommen worden. Die Vitamin-C Aktion sucht Ernährungsschäden vorzubeugen.“[107]

Die Wiener Tagung war die letzte Zusammenkunft der deutschen Kinderärzte während des Krieges; Impulse gingen von ihr nicht mehr aus. Die Erweiterung des pädiatrischen Aufgabengebiets in Richtung der „Gesundheitsführung der Jugend“ und zur Jugendmedizin wurde im „Dritten

102 Archiv für Kinder- und Jugendmedizin Berlin, Akten der DGfK 1940; Brief von Birk an Conti im August 1940.

103 Archiv für Kinder- und Jugendmedizin Berlin, Akten der DGfK 1940; Brief von Hofmeier an Schall am 1.11.1940.

104 Vgl. Blome, Kindergesundheit im Krieg, S. 363 ff.

105 Außerdem fand im Rahmen der „Kinderkundlichen Woche“ die „3. Tagung der Deutschen Allgemeinen Ärztlichen Gesellschaft für Psychotherapie“ statt, die unter das Thema „Psyche und Leistung“ gestellt wurde. Vgl. Rudolf Bilz (Hrsg.), Psyche und Leistung. Bericht über die 3. Tagung der Deutschen Allgemeinen Ärztlichen Gesellschaft für Psychotherapie in Wien, Stuttgart 1941.

106 Ilse Szagunn, Bericht über die Kinderkundliche Woche in Wien (= 47. Tagung der Deutschen Gesellschaft für Kinderheilkunde), in: Die Ärztin 16 (1940), S. 261–267, S. 261.

107 Ebd., S. 263.

Reich" – zumal unter Kriegsbedingungen – nicht in letzter Konsequenz vollzogen. Zwar gab es seitens der HJ-Gesundheitsführung noch Avancen gegenüber den Kinderärzten, wenn etwa der „Reichsarzt HJ", Richard Liebenow, im Oktober 1941 feststellte, dass sich wesentliche neue Arbeitsmöglichkeiten aus den gegebenen Voraussetzungen entwickeln könnten, „so die Ausweitung der Kinderheilkunde und ihrer Facharztanerkennung auf das gesamte Jugendalter, die Berücksichtigung der gesundheitlichen Besonderheiten dieser Altersstufe in Forschung und Lehre der Hochschulen, die Anlage von Jugendabteilungen in Krankenhäusern und Heilstätten, durch die auch die heute oft gegebenen Unzuträglichkeiten beseitigt werden können, die durch das zwangsläufige Zusammenliegen Jugendlicher mit Erwachsenen auf den Krankenstationen entstehen."[108] Doch blieben dies Gedankenspiele, die keine Relevanz mehr erlangten.

Festzuhalten bleibt, dass sich weniger die Pädiatrie als vielmehr eine Anzahl „engagierter" Pädiater den Vorstellungen der NS-Gesundheitsfunktionäre von einer vorbeugenden Gesundheitsführung verschrieben hatten, die insbesondere auch die „Versorgunglücke" zwischen dem Ende der Schulzeit und dem Eintritt ins Erwachsenenleben betraf. Die Gründe für dieses entschiedene und durchaus Wirkung erzielende Eintreten einzelner Pädiater dürften sich kaum auf individuelles Karrierestreben oder politischen Fanatismus beschränken lassen. Vielmehr ist zum einen zu bedenken, dass sich die angestrebten und auch umgesetzten Maßnahmen durchaus im Sinne einer Fortschreibung etablierter sozialhygienischer und präventiver Modelle verstehen ließen, für die sich nach 1933 die Chancen einer effektiven Realisierung verbesserten.

Zum anderen spielten bei den besonders aktiven Ärzten, Hochschullehrern und Forschern die sich eröffnenden Gestaltungsmöglichkeiten für diesen Bereich der Medizin zweifellos ebenso eine Rolle. Noch 1942 stellte Erika Geisler fest, dass im Grunde bei dem „heute noch im Werden begriffenen Aufgabengebiet Jugendgesundheitsführung jeder nach den Kräften seiner Persönlichkeit Art und Durchführung der Arbeit selber prägen und sich auch in vielem selbst das notwendige Rüstzeug dafür schaffen" könne und müsse: „Gerade die innerhalb eines weitgesteckten Rahmens verantwortliche Selbstgestaltung von einer neuen und in jedem Gau des Reiches unter anderen Bedingungen stehenden Arbeit, läßt Ärzte und Ärztinnen mit starker Aktivität und hohem Verantwortungsgefühl hier im besten Sinne eine lohnende Arbeit finden."[109]

108 Rede Richard Liebenows auf der Tagung des Amtes für Gesundheit der Hitler-Jugend in Alt Rehse (16.–19.10.1941), inhaltlich wiedergegeben in: Geisler, Jugendgesundheitsführung im Kriege, S. 53. In die gleiche Stoßrichtung gehend vgl. Hermogenes Ziesché, Durchbruch zur ärztlichen Jugendkunde, in: Das Junge Deutschland 36 (1942), S. 165–169; Ziesché leitet aus der angekündigten „Erweiterung der bisherigen Kinderheilkunde bis zum 18. Lebensjahr" klar die Schaffung „des neuen Facharztes für Kinder und Jugendliche" ab (ebd., S. 167).
109 Geisler, Jugendarzt und Jugendführung, S. 84.

Jungärzte – Jugendärzte

Jungsein als politisches Gebot: Mediziner als „Kameraden" der Jugend

Für die konkrete Arbeit in der „Gesundheitsführung der Jugend" war die Reichsjugendführung erklärtermaßen auf die Mitarbeit zahlreicher Ärztinnen und Ärzte angewiesen, die hinsichtlich ihrer persönlichen Eigenschaften und ihrer fachlichen Qualifikation besonderen Anforderungen genügen sollten. Unter der Prämisse „Ärzte als Kameraden der Jugend" bzw. „Jugend wird durch Jugend geführt" wurden vor allem junge Mediziner rekrutiert,[110] die freilich die Gewähr einwandfreier nationalsozialistischer Gesinnung bieten mussten, um auch über die engere medizinische Tätigkeit hinaus „erzieherisch" auf Kinder und Jugendliche wirken zu können. Die Mitgliedschaft in der Hitler-Jugend und die Ausübung spezifischer Funktionen als „Oberfeldscher" oder „Hilfsarzt" der HJ waren ebenso erwünscht wie die Zugehörigkeit zu einer HJ-Arbeitsgemeinschaft in der Reichsfachschaft Medizin während des Studiums.

Fachlich sollten sich die „Jungärzte" als „Jugendärzte" insbesondere im Bereich einer „Medizin für Gesunde", also in der Präventions- und Konstitutionsmedizin auskennen,[111] wozu auch erb- und rassenhygienische Grundsätze zählten.[112] Außerdem waren gute Kenntnisse in der Jugendmedizin erwünscht, einer Fachrichtung, die allerdings an den Universitäten kaum gelehrt wurde und die auch institutionell noch keine Ausprägung gefunden hatte. Auf die Erfüllung der Aufgaben einer über den öffentlichen Gesundheitsdienst hinausgehenden „Jugendgesundheitspflege" war die Ärzteschaft zunächst weder quantitativ noch qualitativ eingerichtet. Die wenigen Spezialisten etwa unter den Amts-(bzw. Schul-)Ärzten schienen kaum geeignet und wenig geneigt, sich der Jugend in der geforderten „kameradschaftlichen" Weise zu nähern. Sie standen auch der Ausbildung und Tätigkeit von Jugendärzten außerhalb der bestehenden Institutionen aufgrund standespolitischer Interessen reserviert gegenüber. Notwendig war also eine konsequente, zu einem möglichst frühen Zeitpunkt während der Ausbildung einsetzende Werbung junger Mediziner, die Begeisterungsfähigkeit für ihre Aufgaben erkennen ließen, und die für die wissenschaftliche Grundlegung und praktische Durchführung der Jugendgesundheitspflege auch fachlich geeignet schienen.

Nachfolgend sollen Stationen der Ausgestaltung des Aufgabenbereichs Jugendmedizin in der Gesundheitsführung der HJ beschrieben werden, um Praxis und Ziele dieser ärztlichen Tätigkeit zu veranschaulichen und in den größeren Zusammenhang nationalsozialistischer Gesundheitspolitik zu stellen. Der Fokus ist dabei auf das Medizinstudium und begleitende Aktivitäten wie den Reichsberufswettkampf der deutschen Studenten sowie

110 Zum „Staat der Jugend" vgl. Helmut Stellrecht, Neue Erziehung, Berlin 1942, S. 82ff.

111 Vgl. Zeller, Der Jugendarzt, seine Aufgaben und Methoden.

112 Vgl. Walter Scheidt, Die rassehygienischen Aufgaben des Jugendarztes, in: Gesundheit und Erziehung 49 (1936), S. 161–167.

auf die Jungärzte-Kurse in der Führerschule der deutschen Ärzteschaft in Alt Rehse gerichtet.

Zur sicheren Handhabung des Begriffs „Jungarzt“ als Bezeichnung für die Ärzte der Hitler-Jugend ist jedoch zunächst ein kurzer Exkurs nötig, der zum einen eine klare Abgrenzung von den „Jungärzten“ der Weimarer Republik ermöglicht, zum anderen aber auch auf deren Bedeutung für die Medizin im nationalsozialistischen Staat hinweist.[113]

Jungärzte in der Weimarer Republik

In der Wirtschaftskrise zu Beginn der 1930er Jahre hatte sich nicht nur die Lage für angestellte Ärzte alarmierend verschlechtert, vielmehr waren auch niedergelassene Mediziner infolge einschneidender Sparmaßnahmen im Gesundheitswesen wirtschaftlich unter Druck geraten. Durch die daraus resultierende Abschottungspolitik der Standesvertretungen wurden die – angesichts hoher Studentenzahlen ohnehin prekären – Berufsaussichten junger Ärzte von den Absolventen als nahezu aussichtslos wahrgenommen.[114] Schlecht bezahlte Pflichtzeiten in Krankenhäusern und Praxen trugen darüber hinaus zu massiver Unzufriedenheit unter den Nachwuchsmedizinern bei, die sich materiell und sozial diskriminiert fühlten und aufgrund der restriktiven Zulassungspolitik auch kaum auf eine nachhaltige Verbesserung ihrer Lage hoffen konnten.[115]

Zu dieser Gruppe der nicht zur Kassenpraxis zugelassenen „Jungärzte“ zählten um 1930 noch zahlreiche Kriegsteilnehmer, die sich von der Verweigerung des für sie ohnehin verspäteten Eintritts in das Erwerbsleben in besonderer Weise getroffen fühlen mussten.[116] Als Interessenorganisation dieser beruflich und standespolitisch noch nicht etablierten Mediziner hatte sich bereits 1926 im Rheinland die „Reichsnotgemeinschaft Deutscher

113 Nur der Vollständigkeit halber sei darauf hingewiesen, dass auch der heutige „Marburger Bund“ im Frühjahr 1947 aus den örtlichen „Arbeitsgemeinschaften der jungen Ärzte“ innerhalb der Ärztekammern entstand. Ende 1947 wurde beschlossen, sich nicht mehr „Arbeitsgemeinschaft der Jungärzte“ zu nennen, sondern „Marburger Gemeinschaft – Vereinigung angestellter Ärzte“ (http://www.marburger-bund.de/marburgerbund/bundesverband/verband/geschichte/60_jahre_mb.php, letzter Zugriff: 1.4.2010); vgl. auch: Thomas Gerst, Ärztliche Standesorganisation und Standespolitik in Deutschland 1945–1955 (= MedGG-Beihefte, Bd. 21), Stuttgart 2004, S. 113–119.

114 Vgl. (Udo) Tornau, Medizinstudium und Berufsüberfüllung, in: Deutsches Ärzteblatt 64 (1934), S. 1201–1204.

115 Vgl. Kater, Ärzte als Hitlers Helfer, S. 42ff. Vgl. auch: Hans Thomas (= Zehrer), Akademisches Proletariat, in: Die Tat 22, 1930/31, S. 816ff. „Dass die Alten die Jungen nicht an die Macht ließen, wurde als Verweigerung eines an sich angestammten (Natur-)Rechtes gedeutet.“ (Stoff, Ewige Jugend, S. 248).

116 Zum Phänomen der von Unsicherheit, Orientierungslosigkeit und Zukunftsängsten geprägten „überflüssigen“ oder „ausgesperrten“ Jugendgeneration vgl. Barbara Stambolis, Mythos Jugend – Leitbild und Krisensymptom. Ein Aspekt der politischen Kultur im 20. Jahrhundert (= Edition Archiv der deutschen Jugendbewegung, Bd. 11), Schwalbach/Ts. 2003, S. 209ff. (mit weiterführenden Hinweisen); vgl. außerdem: Peukert, Jugend zwischen Krieg und Krise.

Ärzte" gegründet, die von dem Arzt und Medizinhistoriker Fritz Lejeune[117] als eine gegen Kassen und Staat gerichtete „Kampfgemeinschaft von Kriegsteilnehmern"[118] geführt wurde. Seit 1930 richtete sich ihre konkrete Arbeit vor allem gegen die aufgrund des Artikels 48 der Weimarer Verfassung erlassenen Notverordnungen „zur Behebung finanzieller, wirtschaftlicher und sozialer Notstände".[119] In der zweiten Notverordnung vom 27. Juli 1930 war unter anderem festgelegt worden, dass auf je 1.000 Versicherte ein Arzt kommen sollte. Überschritt bei einer Kasse die Zahl der Ärzte das Verhältnis, so konnte das Oberversicherungsamt anordnen, dass weitere Ärzte bei der Kasse nicht mehr zugelassen wurden.[120] Dieser Umstand habe, so die Reichsnotgemeinschaft, „die Not der Nichtzugelassenen verewigt"[121].

Fritz Lejeune vergab bereits Mitte der 1930er Jahre – also zeitnah zu den Ereignissen – eine medizinhistorische Doktorarbeit zum Thema Reichsnotgemeinschaft, die im Ergebnis mit einer kaum auflösbaren Verquickung ihrer Geschichte mit der des NS-Ärztebundes aufwartet.[122] Der Autor suggeriert darin eine Deckungsgleichheit beider Bewegungen, die es so wohl nicht gegeben hatte,[123] auch wenn seitens der Reichsnotgemeinschaft den

117 Fritz Lejeune (1892–1966) lehrte als einer der ersten professionellen Medizinhistoriker in Deutschland in Greifswald, Köln und seit August 1939 in Wien; vgl. Klaus Schmierer, Medizingeschichte und Politik. Karrieren des Fritz Lejeune in der Weimarer Republik und im Nationalsozialismus (= Abhandlungen zur Geschichte der Medizin und der Naturwissenschaft 96), Husum 2002, bes. S. 76–119.

118 Ebd., S. 76.

119 Die Befugnisse aus Artikel 48 wurden durch die inhaltliche Unbestimmtheit stark von der konkreten Regierungspraxis, von Entscheidungen des Staatsgerichtshofs und der herrschenden Lehrmeinung der Staatsrechtler geprägt. Die dominierende staatsrechtliche Meinung billigte dabei dem Reichspräsidenten die Befugnis zum Erlass gesetzesvertretender Notverordnungen zu. Vgl. etwa: Gerhard Anschütz, Die Verfassung des Deutschen Reichs vom 11. August 1919. Ein Kommentar für Wissenschaft und Praxis (= Stilkes Rechtsbibliothek, Bd. 1), 12. (3. bearb.) Aufl., Berlin 1930, S. 114.

120 Schmierer, Medizingeschichte und Politik, S. 103.

121 Wilhelm Ackermann, Der ärztliche Nachwuchs zwischen Weltkrieg und nationalsozialistischer Erhebung (= Arbeiten der deutsch-nordischen Gesellschaft für Geschichte der Medizin, der Zahnheilkunde und der Naturwissenschaften, H. 25), Greifswald 1940, S. 68.

122 Vgl. ebd.

123 Anfang November 1931 etwa stimmte der außerordentliche Ärztetag in Leipzig einem Abkommensentwurf vom 17. Oktober des Jahres zur Regelung der Beziehungen zwischen Ärzten und Krankenkassen zu, die Notgemeinschaft schloss sich an, die NS-Ärzte lehnten das Abkommen ab. Die Haltung der NS-Ärzte wird aus einem Redebeitrag Hans Deuschls, des nachmaligen Leiters der Reichsführerschule Alt Rehse deutlich: „Die Leitung des Hartmannbundes will aus der Annahme bezw. Ablehnung des Berliner Abkommens eine Kabinettsfrage machen. Hierzu erkläre ich Ihnen ganz offen: wir nationalsozialistischen Ärzte haben zurzeit gar kein gesteigertes Interesse daran, die Leitung des Hartmannbundes zu stürzen. Ich erkläre Ihnen aber ebenso offen, daß wir zur gegebenen Zeit die Führung der deutschen Ärzteschaft übernehmen werden (Heiterkeit. Lebhafter Beifall), und zwar an dem Tage, an dem das Hakenkreuzbanner vom Brandenburger Tor weht. Und dann können wir es. (Zuruf: Da können wir aber lange warten!) [...] Die Entscheidung über das Schicksal des deutschen Volkes und damit auch die des deutschen Arztes, sie wird nicht gefällt durch Ministerialdirektoren im Reichsarbeitsministerium in Berlin, sie wird nicht gefällt in der Plagwitzer Straße in Leipzig, sie wird gefällt durch unsere deutschen Braunhemden auf der deutschen Straße. Heil. (Heilrufe und starker Beifall)." (Ebd., S. 102).

Nationalsozialisten seit ihrer Erstarkung und Machtübernahme zweifellos große Hoffnungen entgegen gebracht worden waren.[124]

Daneben vermittelt die Darstellung aber vor allem einen Eindruck von dem hohen Grad politischer Radikalisierung gerade unter den jungen Ärzten in der Endphase der Weimarer Republik und lässt damit auch Rückschlüsse auf den schnellen Bedeutungszuwachs des Nationalsozialistischen Deutschen Ärztebunds (NSDÄB) zu.[125] Hatten 1929 in Nürnberg an der Gründungsversammlung des NSDÄB gerade einmal 50 Ärzte aus ganz Deutschland teilgenommen, so versammelten sich im September 1932 auf der dritten Reichstagung in Braunschweig – damals übernahm Gerhard Wagner das Amt des Vorsitzenden – bereits annähernd 1.000 Ärzte.[126] Der Braunschweiger Tagung wurde außerdem eine mehrtägige rassenhygienische Schulung angeschlossen, zu der mehr als 300 Ärzte zusammenkamen.[127] Leiter des Kurses war Hermann Boehm, der spätere Direktor des erbbiologischen Forschungsinstitutes an der Führerschule der deutschen Ärzteschaft im mecklenburgischen Alt Rehse.[128]

Die in der Reichsnotgemeinschaft bis Anfang 1934 organisierten sogenannten Jungärzte sind indes keineswegs identisch mit den ab Mitte der 1930er Jahre in der gesundheitspolitischen Diskussion auftauchenden Jungärzten. Dennoch sind die Jungärzte der Weimarer Republik und ihre Interessenorganisation in diese Darstellung einzubeziehen, weil sie nach 1933 in der deutschen Medizin eine wichtige Rolle spielten und weil sich ihr Wirken auch auf die Gestaltung und Entwicklung des Gesundheitsdienstes der Hitler-Jugend auswirkte. So profitierten viele dieser Ärzte von der nationalsozialistischen Machtübernahme, indem sie auf die Plätze politisch und rassisch verfolgter Kollegen rückten, oder auch neu geschaffene Stellen im öffentlichen und parteiamtlichen Gesundheitswesen einnahmen. Leistungsbereit, karrierebewusst und linientreu, befreit von den Hemmungen und Hindernissen des von ihnen überwiegend abgelehnten „Systems" von Weimar und häufig wohl auch aufrichtig begeistert und inspiriert von dem „neuen Geist", setzte diese Generation in den folgenden Jahren die gesundheitspolitischen Konzepte des NS-Staates um.[129] Das entscheidende

124 Als Anfang 1934 die Reichsnotgemeinschaft Deutscher Ärzte die Selbstauflösung beschloss, begründete Fritz Lejeune diesen Akt gegenüber Wagner, indem er „der Meinung Ausdruck gab, daß die kommende Reichsärztekammer Gewähr dafür bieten würde, daß die Belange der ärztlichen Jugend in bester Weise geschützt seien" (Ackermann, Der ärztliche Nachwuchs, S. 137f.).

125 Vgl. Albert Zapp, Untersuchungen zum Nationalsozialistischen Deutschen Ärztebund (NSDÄB) (= Med. Diss. Kiel 1979), S. 20ff.

126 Vgl. Ackermann, Der ärztliche Nachwuchs, S. 109.

127 Ebd., S. 110.

128 Vgl. Thomas Maibaum, Die Führerschule der deutschen Ärzteschaft Alt-Rehse (= Med. Diss. Hamburg 2007), S. 148 (auch unter: http://deposit.d-nb.de/cgi-bin/dokserv?idn=986256293, letzter Zugriff: 1.4.2010).

129 Vgl. auch: Hans Christian Harten/Uwe Neirich/Matthias Schwerendt, Rassenhygiene als Erziehungsideologie des Dritten Reichs. Bio-bibliographisches Handbuch (= edition bildung und wissenschaft, Bd. 10), Berlin 2006. Die Autoren stellen fest, dass das Durchschnittsalter von 827 Autoren, in deren zwischen 1933 und 1945 erschienenen Schriften das Konzept der Rasse eine signifikante Rolle spielte, zwischen 36 und 37 Jahren lag: „Es handelt sich daher überwie-

verbindende Element zwischen beiden Gruppen besteht also darin, dass die Jungärzte der Weimarer Zeit eine wesentliche Rolle in der politischen und berufspraktischen Ausbildung der jungen Ärzte nach 1933 spielten. Sie gaben in den berufsständischen Organisationen, den Fachgesellschaften, den Universitäten zunehmend den Ton an und bestimmten die Inhalte der Gesundheitspolitik sowie die Praxis medizinischen Handelns nachhaltig.

Dabei nutzten sie die Aufgaben und Chancen, die sich nach 1933 mit der Umsetzung der gesundheitspolitischen Pläne der neuen Machthaber boten, auch als Möglichkeit zur Aufwertung der medizinischen Wissenschaft und Praxis. Indem Mediziner – individuell wie auch durch ihre berufsständischen Repräsentationen – bereitwillig und ganz überwiegend in einem Akt der Selbst-Mobilisierung am Aufbau des NS-Gesundheitssystems teilnahmen, eigneten sie sich Aufgabenbereiche an, die weit über die traditionellen kurativen Tätigkeiten hinausgingen und unter dem Oberbegriff „Gesundheitsführung" einen „Kernbereich der NS-Gesellschaftspolitik" darstellten.[130] Das diesem Engagement zugrunde liegende Konzept entsprang genuin nationalsozialistischem Gedankengut und ging wesentlich, so Leonardo Conti 1943, „zurück auf den 1929 als Kampforganisation der Volksgesundheitsidee [...] begründeten Nationalsozialistischen Deutschen Ärztebund. Nicht mit standespolitischen Fragen", so Conti, „beschäftigte er sich, sondern über seiner Gründung stand das Wort: Vom Arzt des einzelnen zum Arzt der Nation! Aus ihm entwickelte sich das Hauptamt für Volksgesundheit als Führungsamt, aus diesem gingen das Amt Gesundheit und Volksschutz der Deutschen Arbeitsfront, das Amt Gesundheit der NS-Volkswohlfahrt und das Amt Gesundheit der Hitler-Jugend hervor, heute wichtigste Durchführungseinrichtungen für die Volksgesundheit."[131] Für den Ärztefunktionär Eugen Stähle war unter „Gesundheitsführung" nicht allein „die Erhaltung der Anlagen und der Leistungskraft unter den veränderlichen Bedingungen der Umwelt" zu verstehen, „sondern darüber hinaus die Entfaltung aller Anlagen des einzelnen zu Höchstleistungen und die Verbesserung des Anlagenbestandes von Geschlecht zu Geschlecht." Offensiv führte er weiter aus: „Niemand kann dem Arzt den Anspruch auf die Führung des Volkes in allen gesundheitlichen Fragen bestreiten; niemand kann leugnen, daß Gesundheit heute wichtiger ist als Verwaltung und Recht, Erziehung und Finanzen. Alle diese vermögen nur Umweltwirkungen an den vorhandenen Menschen auszuüben. Die einzige Möglichkeit, eine Hinaufentwicklung der kommenden Geschlechter zu erzielen, liegt bei der Gesundheitsführung."[132]

gend um Personen im mittleren Alter, die [...] beruflich etabliert sind, und weniger, wie man ja auch hätte vermuten können, um junge Akademiker, die sich ein neues Paradigma zu eigen machen, wie sie sich davon einen günstigen Einstieg in die berufliche Karriere versprechen." (Ebd., S. 97).

130 Süß, Der „Volkskörper" im Krieg, S. 12.

131 Leonardo Conti, Nationalsozialismus und Volksgesundheit. Zum 30. Januar 1943, in: Die Gesundheitsführung, Jg. 1943, S. 29ff., S. 30.

132 Stähle, Gedanken über Gesundheitsführung, S. 228f.

Es erscheint nur konsequent, dass für das umfassende Aufgabengebiet der Gesundheitsführung vorrangig Kinder und junge Menschen als noch beeinflussbar, gestaltbar und erziehungsfähig ins Auge gefasst wurden. Und auch, dass für die Umsetzung gerade junge Ärzte und Ärztinnen eingesetzt werden sollten, ist schlüssig, da die Berufsanfänger noch im Sinne des übertragenen Amtes geformt und eingestellt werden konnten. Der Reiz, für eine innovative Aufgabe gestaltend tätig sein zu können, dürfte auf Seiten der jungen Mediziner die Entscheidung zur Mitarbeit ebenso gefördert haben wie die Aussicht auf eine Beschäftigung mit Qualifizierungs- und Aufstiegsmöglichkeiten. Die Möglichkeit selbständiger, sehr verantwortungsvoller ärztlicher Arbeit, die Verbindung zu den angrenzenden Gebieten der Erziehung und sozialen Betreuung sei, so Erika Geisler, oft mitbestimmend für den Weg gerade der Medizinstudentin und Jungärztin zur jugendärztlichen Tätigkeit. Allerdings sei diese nur in enger Verbundenheit mit der Jugend durchzuführende, hauptamtliche jugendärztliche Arbeit kein Lebensberuf, sondern vielmehr gleichzeitig ein Führungsauftrag in einer Jugendgemeinschaft, für die das Wort des Führers galt: „Jugend soll durch Jugend geführt werden!“[133]

Dies galt insbesondere für die Ärztinnen, deren Zahl sich von 1930 bis 1939 verdoppelte und während des Zweiten Weltkriegs weiter anstieg: Eines ihrer größten Berufsfelder wurde die Betreuung der weiblichen Massenorganisationen, und zwar insbesondere auch des Bundes Deutscher Mädel.[134] Die Leiterin des Referats Ärztinnen im Amt für Volksgesundheit[135], Ursula Kuhlo, rechnete 1940 unter die vornehmlichen Aufgaben ihrer Dienststelle die Steuerung des Einsatzes von Ärztinnen in der politischen Gesundheitsführungsarbeit und forderte, dass in enger Zusammenarbeit mit der Fachgruppe Volksgesundheit der jeweiligen Universität das Referat Ärztinnen bereits auf der Universität den Kontakt der Medizinstudentinnen mit den Ärztinnen herstellen sollte. So sollte es mithelfen, „das Gesicht der zukünftigen Ärztin über die fachliche Schulungsarbeit der Universität hinaus zu formen“[136].

Die politischen Machthaber ließen keinen Zweifel daran, dass für den Arzt als „Gesundheitsführer“ oder „Gesundheitserzieher“ neben einer soliden, jedoch nicht einseitig wissenschaftlichen medizinischen Ausbildung vor allem eine weltanschaulich einwandfreie Haltung zu fordern sei.[137] Eine nachhaltige „Gesundheitsführung“ war ohne politische Schulung und – z. T.

133 Geisler, Jugendarzt und Jugendführung, S. 88.

134 Vgl. Gisela Bock, Zwangssterilisation im Nationalsozialismus. Studien zur Rassenpolitik und Frauenpolitik, Opladen 1986, S. 286.

135 Das Referat „Ärztinnen“ im Amt für Volksgesundheit war im Herbst 1938 von Reichsärzteführer Wagner eingerichtet worden; es sollte sich vor allem standespolitischer Fragen der Ärztinnen annehmen.

136 Kuhlo, Das Referat Ärztinnen, S. 115.

137 Robert Hördemann, Der Arzt als Gesundheitserzieher, in: Ders. (Hrsg.), Die Gesundheitsführung der Jugend, S. 9–13, S. 11.

vorrangige – ideologische Ausrichtung nicht denkbar: „Der Aufbau der neuen Heilkunde“, so Ärzteführer Gerhard Wagner 1937, erfordere „ein medizinisch und politisch einheitlich ausgerichtetes deutsches Ärztetum, das nur hervorgehen könne aus einer scharfen Auslese, die vom Feldscherdienst in der HJ. über die studentische Fachgruppenarbeit und die Medizinalpraktikantenzeit zu den Lehrgängen in Alt Rehse führt“.[138] Bereits 1935 hatte Baldur von Schirach auf einer Tagung der HJ-Gebietsärzte in Weimar die Forderung nach einem neuen Jugendarzt-Typ aufgestellt,[139] die Robert Hördemann 1939 als erfüllt ansah. Vorausgesetzt wurden demnach die kameradschaftliche Bindung zur Jugend, die nicht zuletzt an die eigene Jugend der Mediziner gebunden war, sowie Führerfähigkeiten. Darüber hinaus sollte der Jugendarzt auch vertraut sein mit den konstitutionellen entwicklungsmäßigen Gesetzlichkeiten im Kindes- und Jugendalter, um bei den im Rahmen der Jugendgesundheitspflege stattfindenden Reihenuntersuchungen erfolgreiche Arbeit leisten zu können. Für den Arzt als Gesundheitserzieher seien außerdem das Verstehen volksgesundheitlicher Zielsetzungen, erb- und rassenbiologisches Denken und Führungsbefähigung notwendige Voraussetzungen.[140] Gleichzeitig sollte der „Arzt der Jugend“ aber auch nie die Bindung zu den Gesamtaufgaben des Allgemeinarztes verlieren, denn „nur der Arzt, der die Aufgabe des Heilens und des Gesundheitsführens für alle Schichten und Altersklassen des Volkes erledigt und der aus diesem Erleben zu wahrem Arzttum gefunden hat, wird seine Aufgabe auch als Jugendarzt richtig erledigen“.[141]

Trotz dieser und anderer Beschreibungen eines breiten Anforderungsprofils blieb das Berufsbild des Jugendarztes bis zum Ende des „Dritten Reiches“ eher diffus. Für das Aufgabengebiet brachte weder der Kinderarzt noch der Allgemeinpraktiker ohne Weiteres die für erforderlich gehaltenen Kenntnisse mit. Und auch der Schularzt, so urteilte Leonardo Conti in einer Rede November 1941, an sich „im besonderen Maße berufen, hier wirksam zu werden, musste – trotz anerkennenswerter Arbeit des einzelnen – wegen mangelnder höherer Problemstellung hier doch enttäuschen“[142]. Hoffnungsvoll stellte Erika Geisler, Amtsleiterin in der Jugendgesundheitsführung, noch 1942 fest, dass Antrieb und Interesse für diese Seite ärztlicher Tätigkeit aus der Erfahrungs- und Erlebniswelt erwachsen würden, die die Studierenden der Medizin als Führer oder Führerinnen in der Hitler-Jugend bereits mitbrächten und die mit zu den nachhaltigsten Eindrücken für das

138 Reichsärzteführer Gerhard Wagner im September 1937 auf der Arbeitstagung der Reichsfachgruppe Medizin auf der Ordensburg Vogelsang (zitiert nach: N.N., Vogelsang – Erlebnis und Aufgabe. Die Arbeitstagung der Reichsfachgruppe Medizin auf der Ordensburg, in: Der Jungarzt 2 (1937), S. 6–13, S. 6).

139 Vgl. ebd., S. 10.

140 Vgl. Geisler, Jugendarzt und Jugendführung , S. 87.

141 Hördemann, Der Arzt als Gesundheitserzieher, S. 11.

142 Leonardo Conti, Die Bedeutung der Wissenschaft, insbesondere der kinderärztlichen, in der Gesundheitsführung, in: Deutsche Medizinische Wochenschrift 68 (1942), S. 53–59, S. 55.

Leben und die Persönlichkeitsentwicklung gehörten.[143] In die gleiche Richtung hatte Robert Hördemann, Reichsarzt der Hitler-Jugend, gezielt, als er 1939 unter der Überschrift „Der Arzt als Gesundheitserzieher“ anbiedernd ausgeführt hatte: „Wir HJ.-Ärzte, die wir die Gesetze der HJ. zu den unsrigen machten, wurden Kameraden der Jugend. Mit dieser Kameradschaft wurde uns eine Möglichkeit des Einsatzes, wie sie bisher in der Erziehung der Jugend undenkbar gewesen war. [...] Die deutsche Jugend hat uns Gesundheit vorgelebt. Wir Ärzte, die wir nicht neben dieser Jugend, sondern mit ihr marschiert sind, sind mit der Jugend gesund geworden. Das enge Zusammenleben mit ihr hat uns neue Wege zur Gesundung gezeigt.“[144]

1937 zählte ein junger Hilfsarzt folgende Tätigkeiten zu den Aufgaben des HJ-Arztes: Untersuchungen der Jungen und Mädel für die Gesundheitsstammbücher (besonders bei Neuaufnahmen für Jungvolk und Jungmädel), die Unterstützung der Formationsführer mit Rat und Tat, die gesundheitliche Betreuung der Jugend im Zeltlager, die gesundheitliche Aufklärungs- und Erziehungsarbeit, die Ausbildung der Feldschere und UD-(Unfalldienst-)Mädel und die Wahrnehmung aller sozialen Interessen, die die Jugend angehen (Berufsberatung, Belastung am Arbeitsplatz).[145]

Zudem fügte er hinzu: „Selbst meist noch jung und sportlich tätig, ist der HJ.-Arzt der Mannschaft und ihren Führern vor allem Kamerad, dann erst Arzt und Sportarzt. Als Kamerad, nicht als Vorgesetzter, soll er den Formationsführern Helfer und Berater, darüber hinaus aber der Gesundheitsführer und Gesundheitslehrer der Jugend sein.“ Vor diesem Hintergrund erscheint es zunächst nur konsequent, dass „gemäß den Grundsätzen der Hitlerjugend“ alle HJ-Ärzte ohne Rücksicht auf ihre bürgerliche Dienststellung mit „Du“ angeredet werden sollten: „Sie gebrauchen auch selbst nur diese Anrede sowohl gegenüber allen Mitgliedern der HJ, als auch untereinander. Die Anrede ‚Kollege‘ hat auf jeden Fall zu unterbleiben und wird höchstens noch als Schimpfwort gebraucht.“[146] Zu dem Elitebewusstsein bzw. der Vorstellung, einer künftigen Elite anzugehören, die den Studierenden suggeriert wurden, steht die gleichmacherische Kameradschaftsattitüde der Hitler-Jugend nur in einem scheinbaren Widerspruch, war sie doch stets mit einem klaren Anspruch der Mediziner auf geistig-moralische Führung und Bevormundung der Jugendlichen verbunden. Zwar wurde die Eigenständigkeit der Jugend bestätigt, die Nichteinmischung erwachsener Führer versprochen, doch war das Prinzip eigener Bestimmung und eigener Verantwortung der Zöglinge durch das Führerprinzip faktisch aufgelöst.

143 Vgl. Geisler, Jugendarzt und Jugendführung, S. 88.

144 Hördemann, Der Arzt als Gesundheitserzieher, S. 9.

145 Vgl. Helmut Kaempf, Die Aufgaben des HJ.-Arztes, in: Deutsche Medizinische Wochenschrift 63 (1937), S. 873f. Der Autor war zum Zeitpunkt der Niederschrift 23 Jahre alt.

146 Verordnungsblatt der Reichsjugendführung (1. Jg.), 7. Okt. 1933, Nr. 232 (Betr. Anrede der Ärzte).

Der HJ-Gesundheitsdienst im Reichsberufswettkampf

„Medizinstudenten im Leistungskampf"

Bestrebungen zur Erneuerung des Medizinstudiums im Nationalsozialismus beruhten im Kern auf zwei Hauptpfeilern: der Einbeziehung rassenhygienischer Grundsätze in die Lehre und einem stärkeren Praxisbezug in der ärztlichen Ausbildung.[147] Während man eine angeblich vorherrschende zu starke „Verwissenschaftlichung" und Spezialisierung der Medizin während der „System"-Zeit zurückwies, wurde eine Entlastung der Studierenden und eine Wiederausrichtung auf das Berufsbild des praktischen (Haus-) Arztes gefordert. Gleichzeitig stellte man fächerübergreifend die Vermittlung eugenischer/rassenhygienischer Grundsätze zur Hebung einer abstrakten „Volksgesundheit" in den Vordergrund, die bis in die Sprechstunden der niedergelassenen Ärzte hinein Anwendung finden sollten. Dabei wurde die ärztliche Tätigkeit explizit auch als Aufklärungs- und Führungsarbeit am deutschen Menschen verstanden, dem durch den Mediziner Einsichten und Empfehlungen für die zentralen (bio-)politischen Ziele des Regimes zu vermitteln waren. Dementsprechend äußerte sich bereits 1934 der Jurist und Studentenfunktionär Johann von Leers[148] in der Zeitschrift „Der Jungarzt" zu den Erwartungen des nationalsozialistischen Staates an die Medizinstudenten: „Die politische Erziehung soll über das ernsthaft betriebene Fachstudium hinaus Verständnis in die deutschen Aufgaben und eine nationalsozialistische Gesinnung erwecken. [...] Sie ist und kann nur sein eine Eliteschulung für diejenigen, die wirklich einmal so oder so eine politische Führung zu übernehmen haben werden."[149]

Politisierung des Studiums

Bei der Politisierung der deutschen Universitäten setzte das Regime vornehmlich auf die Studierenden als „Motor der Gleichschaltung"[150], da diese bereits vor 1933 zahlreich Parteigänger eines „neuen Nationalismus"[151] geworden waren, der sein spezifisches Profil durch einen ausgeprägten Antisemitismus erhielt. So waren es nach 1933 vor allem die der NS-Studentenführung unterstellten Fachschaften, die aktiv und aggressiv die Na-

147 Vgl. Hendrik van den Bussche, Im Dienst der „Volksgemeinschaft": Studienreform im Nationalsozialismus am Beispiel der ärztlichen Ausbildung, Berlin/Hamburg 1989, S. 98ff.

148 Der Jurist Johann von Leers (1902–1965) war bis 1928 Attaché im Auswärtigen Amt; 1929 trat er in die NSDAP ein. In der Folge war er Autor zahlreicher propagandistischer, rassistischer Schriften, „Bundesschulungsleiter" des Nationalsozialistischen Deutschen Studentenbundes und Hauptschriftleiter der Zeitschrift „Wille und Weg", dem „Monatsblatt der Reichspropaganda-Leitung der NSDAP". Vgl. Klee, Personenlexikon.

149 Johann von Leers, Was wir von unseren Studenten erwarten, in: Der Jungarzt, 3. Folge, Wintersemester 1934/35, 7 (1935), S. 1–4, S. 3.

150 Michael Grüttner, Studenten im Dritten Reich, Paderborn u. a. 1995, S. 63.

151 Ebd., S. 9.

zifizierung der Wissenschaften und der Hochschulen betrieben.[152] Auch hinsichtlich der Implementierung neuer Fächer und ergänzender Inhalte in die Lehrpläne des Medizinstudiums wurde im Rahmen einer umfassenden Ideologisierung der akademischen Welt mit der Bereitschaft und dem Enthusiasmus der Studentenschaft kalkuliert, sich auf neue Ideen einzulassen und deren Umsetzung voranzutreiben. Die Organisation auch über den Lehrplan hinausreichender Aktivitäten in studentischen Arbeitsgemeinschaften sowie in der Fortbildungs- und Fachgruppenarbeit zielte darauf ab, die Lehrinhalte mit der NS-Ideologie zu einer umfassenden Erziehung des Medizinstudenten zum Arzt des „Dritten Reiches" zu verschmelzen. In das studentische Aufgabenspektrum fanden so weltanschauliche und auch militärische Tätigkeiten Eingang,[153] die außerdem Anlass und Gelegenheit zu Auswahl und Kontrolle im Hinblick auf die späteren Funktionen der Akteure boten: „Die Auslese der Studenten darf nicht etwa abgeschlossen sein in dem Augenblick, in dem der Betroffene die Hochschule betritt, sondern sie kann erst abgeschlossen sein, in dem Moment, in dem er die Hochschule verlässt"[154], führte Hans Reiter 1934 aus und griff damit noch zu kurz. Denn da die Durchsetzung einer umfassenden Studienreform im Sinne der Vertreter einer „nationalsozialistischen Medizin" bis 1939 am Widerstand und Beharrungsvermögen universitärer und staatlichen Stellen scheiterte,[155] diente gerade die extracurriculare Fachgruppen- und ärztliche Fortbildungsarbeit der frühzeitigen Einschleusung NS-spezifischer Inhalte in die Ausbildung der Ärztinnen und Ärzte.[156]

152 Vgl. Kater, Ärzte als Hitlers Helfer, S. 259.

153 Da im Falle eines Krieges ein großer Teil der im zivilen Sektor tätigen Ärzte und Zahnärzte für den Dienst in der Wehrmacht eingezogen würde, wurde großer Wert auf die wehrpolitische Erziehung, die vormilitärische Ausbildung und die Vermittlung speziellen Wissens für den militärärztlichen Einsatz gelegt. Verantwortlich für die beiden ersten Aufgaben waren zunächst die vom Nationalsozialistischen Deutschen Studentenbund beherrschte Deutsche Studentenschaft und das SA-Ausbildungsamt. Vgl. Grüttner, Studenten im Dritten Reich, S. 18.

154 N.N., Tagung der Vertrauensmänner der NSDAP bei den medizinischen Fakultäten, in: Deutsches Ärzteblatt 64 (1934), S. 1194–1198, S. 1195f.; vgl. auch: Bussche, Im Dienste der „Volksgemeinschaft", S. 69.

155 Vgl. Bussche, Im Dienste der „Volksgemeinschaft", S. 73; vgl. außerdem: Grüttner, Studenten im Dritten Reich, S. 189ff. Grüttner fasst zusammen, dass in der akademischen Lehre das traditionelle Curriculum letztlich dominant geblieben und durch die nationalsozialistische Studienreform nicht ernsthaft infrage gestellt worden sei (ebd., S. 193). Vgl. auch ergänzend mit ausführlichem Dokumentenanhang: Ingrid Mersmann, Medizinische Ausbildung im Dritten Reich (= Med. Diss. München 1978).

156 Vgl. etwa: Hans Heinze, Praktische Psychologie und Charakterologie. Arbeitsgemeinschaft Wiek der Medizinischen Fachschaft der Universität Leipzig, in: Der Jungarzt, 4. Folge, SoSe 1935, 12 (1935), S. 146ff.: „Beginnt endlich im Interesse des Ansehens unseres Berufes und im Interesse der Volksgemeinschaft mit allen zur Verfügung stehenden Mitteln den angehenden Jungarzt auf seine menschliche und charakterliche Eignung zu prüfen. [...] Fördert dazu unsere Arbeitsgemeinschaften, befördert die Semesterbeurlaubungen zu solchen Arbeitsgemeinschaften." (Ebd., S. 148).

Das extracurriculare Programm für Medizinstudierende 1933–1938[157]

Extracurriculare Aktivitäten für Medizinstudierende	
vor Studienbeginn:	· 6 Monate Arbeitsdienst (ab 1934)
Vorklinik:	· SA-Dienst (1933/34) (m) · Sport- und Leibesübungen · Politische Schulung/Kameradschaft · Arbeitsgemeinschaften/Fachschaftsarbeit · Fabrik- und Landdienst (ab 1935) · Ausbildung DRK-Helferin (ab WS 1935/36) (w) · Krankenpflegedienst (ab 1937)
Klinik:	· SA-Dienst (1933/34) (m) · Sport- und Leibesübungen · Arbeitsgemeinschaften/Fachschaftsarbeit · Famulatur (ab 1937) · Luftschutzsanitätsdienst (ab WS 1935/36) (w)

Die bereits vor 1933 nationalsozialistisch dominierte Deutsche Studentenschaft (DSt), der Dachverband der örtlichen Studentenschaften, war 1934 dem neu gegründeten Reichserziehungsministerium unterstellt worden; im Rahmen der Gleichschaltung hatte sie im April des Jahres eine neue, auf dem „Führerprinzip" aufbauende Verfassung erhalten und war fortan als Gesamtvertretung der deutschen Studenten anerkannt.[158] Eine zunächst noch bestehende, kontraproduktive Konkurrenz von DSt und Nationalsozialistischem Deutschen Studentenbund (NSDStB) konnte im Herbst 1936 beendet werden, als Gustav Adolf Scheel als „Reichsstudentenführer" beide Organisationen unterstellt wurden. Scheel, der von hohen Parteistellen protegiert wurde,[159] baute in der Folge seine Machtposition in der deutschen Hochschulpolitik auf Kosten des Erziehungsministeriums unter dem schwachen Minister Bernhard Rust beharrlich aus.[160] Er strebte eine gestraffte und zentralisierte Führung der Studentenschaft an und wurde dabei von Reichsärzteführer Gerhard Wagner in dessen Funktion als „Beauftrag-

157 Dargestellt nach: Bussche, Im Dienste der „Volksgemeinschaft", S. 78.
158 Auf dem 14. Studententag in Graz war im Sommer 1931 Walter Lienau, Führer der Münchner Hochschulgruppe des NSDStB, zum Vorsitzenden der DSt gewählt worden. Damit war der NSDStB bereits vor 1933 zur führenden Kraft innerhalb des DSt geworden. Vgl. Grüttner, Studenten im Dritten Reich, S. 19f. Die Gleichschaltung des DSt erfolgte auf Grundlage des Reichsgesetzes über die Bildung von Studentenschaften an den wissenschaftlichen Hochschulen vom 22.4.1933 (Text in: Joachim Haupt, Neuordnung im Schulwesen und Hochschulwesen (= Das Recht der nationalen Revolution, Bd. 5), Berlin 1933, S. 17).
159 Beim Stab des Stellvertreters des Führers, Rudolf Hess, wurde eine „Hochschulkommission" gegründet; Reichsärzteführer Wagner wurde von Hess zu seinem „Beauftragten für Hochschulfragen" ernannt. Vgl. Grüttner, Studenten im Dritten Reich, S. 89.
160 Vgl. ebd., S. 94ff.; Bussche, Im Dienste der „Volksgemeinschaft", S. 77; zu Scheel vgl. den Artikel von Marc Zirlewagen in: Biographisch-bibliographisches Kirchenlexikon, Bd. XXIV, Nordhausen 2005, Sp. 1270–1275 (auch unter: http://www.bautz.de/bbkl/s/s1/scheel_g_a.shtml, letzter Zugriff: 1.4.2010).

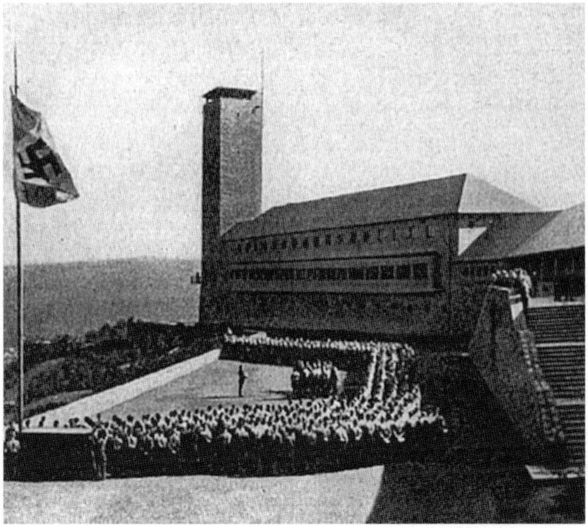

Arbeitstagung der Reichsfachgruppe Medizin 1937 auf Burg Vogelsang.

ter für Hochschulfragen“ beim „Stab des Stellvertreters des Führers“ bestärkt und unterstützt.[161]

Im Zuge der von Scheel und Wagner forcierten Erneuerung der politischen und organisatorischen Arbeit von DSt und vor allem NSDStB kam es im Frühjahr 1937 auch zu einer engeren Anbindung der medizinischen Fachschaften an den NS-Ärztebund. Als Signal für das Zusammenrücken kann gelten, dass der Leiter der Reichsfachgruppe Medizin im NS-Studentenbund, Friedrich Gauwerky, seinen Dienstsitz in Wagners Münchner Hauptquartier verlegte.[162] Außerdem wurde die Zeitschrift „Der Jungarzt“ vom Verlag der Deutschen Ärzteschaft übernommen. In der Folge wurde das Blatt, mit dem der NS-Ärztebund stärkeren Einfluss auf die Studierenden und auf die medizinische Ausbildung gewinnen wollte, allen Studierenden kostenlos zugestellt.[163]

Darüber hinaus berief Gauwerky im März 1937 mit Billigung Wagners eine Versammlung der medizinischen Fachschaftsleiter in die Führerschule der deutschen Ärzteschaft in Alt Rehse (Mecklenburg) ein, auf der er sich bestrebt zeigte, die künftige inhaltliche Arbeit auf Themenbereiche mit praktisch-politischer Bedeutung zu konzentrieren. Als Schwerpunkte wurden festgelegt: die Schulung (Umsetzung nationalsozialistischer Gesundheitspolitik), der Einsatz in NS-Dienststellen und Organisationen (Amt für Volksgesundheit, Rassenpolitisches Amt, NSV, Krankenpflegedienst) und der Reichsberufswettkampf.[164]

161 Hendrik van den Bussche weist zu Recht darauf hin, dass „die meisten prominenten Hochschulpolitiker der NSDAP Mediziner waren“ (Bussche, Ärztliche Ausbildung, S. 117); auch Reichsstudentenführer Scheel war Mediziner.

162 Vgl. Kater, Ärzte als Hitlers Helfer, S. 262.

163 Vgl. Bussche, Im Dienste der „Volksgemeinschaft“, S. 92.

164 Vgl. ebd., S. 77.

Noch während des Sommersemesters 1937 fand ein zweites Treffen statt, an dem neben Wagner auch der Beauftragte für das ärztliche Fortbildungswesen, Kurt Blome, und der designierte Beauftragte für die Jungärzte beim NS-Ärztebund, Richard Dingeldey[165], teilnahmen.[166] Im Ergebnis wurde ein besonderes Referat „Jungärzte“ innerhalb der Reichsleitung des Ärztebundes eingerichtet, dessen Leitung Dingeldey übernahm und das vor allem für die Medizinalpraktikanten und Assistenzärzte zuständig sein sollte. Zudem ließ Wagner „Jungarztobmänner“ und Verbindungsleute des NS-Ärztebundes zu den medizinischen Fachgruppen an den Universitäten zu, um die gesamte „ärztliche Jungmannschaft“ erfassen zu können.[167] Einen vorläufigen Abschluss fand diese Entwicklung mit der im September 1937 auf der Burg Vogelsang in der Rhön stattfindenden Arbeitstagung der Reichsfachgruppe Medizin, auf der 800 Studierende – Fachgruppenleiter und deren Mitarbeiter an deutschen Universitäten – fast zwei Wochen lang auf ihre Aufgaben als Vermittler nationalsozialistischer Gesundheitspolitik vorbereitet wurden.[168]

Künftig dienten vor allem die sogenannten Reichsfachgruppen zur Koordination und Steuerung der örtlichen studentischen Arbeit, wobei die politisch-ideologische Komponente der Ausbildung stets in den Vordergrund gestellt wurde.[169] Über die konkrete Umsetzung der Fachschaftsarbeit im Bereich der Medizin berichtete unter dem Titel „Medizinstudenten im Leistungskampf“ Ende 1937 der Student Karl Deuflhard in den „Münchner Neuesten Nachrichten“: „Wir Medizinstudenten sind im Verein mit nationalsozialistischen Professoren daran gegangen, den bis heute noch unerfüllten Forderungen des nationalsozialistischen Umbruchs in Hochschule und Wissenschaft auf unserem Fachgebiet den Weg zu bahnen. Das ist der letzte Sinn dieser [...] fachlich politischen Wissenschaftsarbeit, für die wir selbst den Namen ‚Fachschaftsarbeit‘ geprägt haben. Die Arbeitsform, welche wir dabei als die beste erkannt haben, ist die der sog. ‚Arbeitsgemeinschaft‘. Darunter ist eine Gemeinschaft von 10 bis 15 Studenten zu verstehen, die unter Führung eines ‚studentischen Leiters‘ an der Lösung einer genauen, scharf umrissenen Problemstellung arbeiten. Ihnen zur Seite steht ein Professor oder Dozent als ‚wissenschaftlicher Berater‘. So ist hier durch das Moment der Selbsterziehung der Unterschied und die Abgrenzung der Fachschaftsarbeit gegenüber den Vorlesungen, Übungen und Praktiken gegeben.“[170] Als „Gebiete, die vom nationalsozialistischen Umbruch am meisten betroffen“ waren, beschäftigten sich die Arbeitsgemeinschaften demnach vor allem mit der Erbbiologie und Bevölkerungspolitik, der Ernährung des deutschen

165 RAR: Dingeldey, Richard, geb. 1893; App. 1920; 1938 „Referent der Reichsärztekammer, München“.

166 Vgl. Kater, Ärzte als Hitlers Helfer, S. 262.

167 Bussche, Im Dienste der „Volksgemeinschaft“, S. 73.

168 Vgl. Friedrich Gauwerky, Jahresrückblick über die Arbeit der Reichsfachgruppe Medizin, in: Der Jungarzt 7 (1938), S. 89–92, S. 90.

169 Vgl. (N.N.) Kubach, Studentische Selbsterziehung durch Fachgruppenarbeit und Reichsberufswettkampf, in: Der Jungarzt 3 (1937), S. 10ff.

170 Ausgabe vom 7.12.1937 (Bundesarchiv Berlin: NS 38 III, A-O-4.1 (1)). Der Autor war damals stellvertretender Fachgruppenleiter der Fachgruppe Medizin München (RAR: Deuflhard, Karl, geb. 1913, App. 1939; 1940 Vol. Krkh. München-Schwabing).

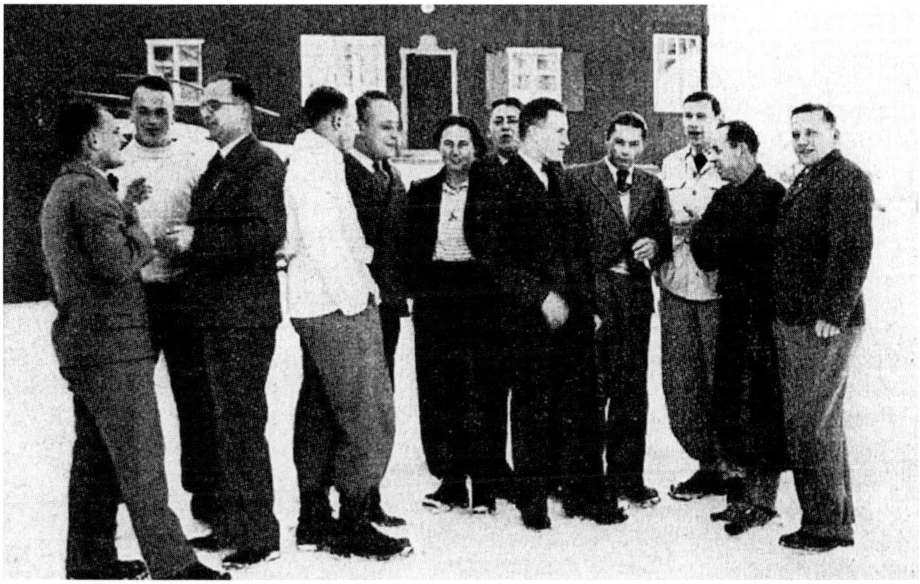

Reichsfachgruppenleiter Friedrich Gauwerky (5. von rechts) und Mitarbeiter.

Volkes sowie der Zusammenarbeit unter anderem mit dem Amt für Volksgesundheit der NSDAP, der NS-Volkswohlfahrt sowie der HJ auf dem Gebiet der Fahrten und Lager.

Dabei handelte es sich formal klar um außerhalb des Lehrplans stehende Aktivitäten, denen die Studierenden sich jedoch faktisch kaum entziehen konnten, da in den Studentenführungen aller deutschen Universitäten im Rahmen der Fachgruppen Volksgesundheit Arbeitsgemeinschaften errichtet worden waren, in denen die Studierenden die wichtigsten gesundheitspolitischen Probleme kennenlernen und bearbeiten sollten.[171] Die Fachgruppen untergliederten sich zumeist in die Arbeitsgruppen für Dorfuntersuchung (Erziehung zum Landarzt), Betriebsuntersuchung (Einsatz als Betriebsarzt), Gesundheitsführung der HJ (Erziehung zum Gesundheitsführer der Jugend), Ernährung (Der Arzt als Führer und Ratgeber auch auf dem Gebiet der Genussgifte) sowie Bevölkerungspolitik und Erbbiologie.

Als entscheidend wurde angesehen, dass durch die Arbeitsgemeinschaften „die Faktoren der Anschauung, Erfahrung und Beobachtung aller Probleme der Volksgesundheit“ in das Medizinstudium eingeführt wurden. Außerdem konnten über die Arbeitsgemeinschaften angestrebte Änderungen der akademischen Lehre erprobt werden, die im etablierten Studium

171 „Die ‚Reichsfachgruppe Volksgesundheit‘ hat sowohl den Auftrag des Reichsgesundheitsführers als auch den des Reichsstudentenführers, der rein heilerischen Ausbildung durch die medizinischen Fakultäten die notwenige gesundheitspolitische Ausrichtung hinzuzufügen. Außerdem ist ihr durch die neue Bestallungsordnung die Organisation der berufspraktischen Ausbildung übertragen worden.“ (Kurt Blome, Der ärztliche Nachwuchs, in: Die Gesundheitsführung „Ziel und Weg“, Jg. 1940, S. 163–169, S. 165).

nicht ohne Weiteres durchsetzbar waren. Der Abbau von Barrieren zwischen Dozenten und Studenten ließ praxisbezogene und seminaristische Unterrichtsformen, aber auch die Verbindung von politischer und fachlicher Schulung eher zu als im regulären Wissenschaftsbetrieb.[172] Unterstützt wurde diese vergleichsweise unorthodoxe, weniger reglementierte Form der Zusammenarbeit noch dadurch, dass in den Fachgruppen semesterübergreifend gearbeitet wurde und sogar bereits examinierte Teilnehmer willkommen waren. Die der Hitlerjugend angehörenden Medizinstudenten wurden in den HJ-Arbeitsgemeinschaften zusammengefasst, um ihnen so Einblick in das „Wesen der Jugendgesundheitsfürsorge zu geben“ und damit die gesundheitliche Betreuung der deutschen Jugend sicherzustellen. Die Arbeitsgemeinschaften „HJ-Gesundheitsführung“ wurden bei den Fachgruppen Medizin geführt und von deren Fachgruppenleitern „im Einvernehmen“ mit dem zuständigen HJ-Einheitsarzt betreut. Ergänzend waren möglichst Studierende der Zahnheilkunde und der Pharmazie hinzuzuziehen, während Studentinnen in gesonderten Arbeitsgruppen zusammengefasst werden sollten.[173] Zu den Aufgaben der Arbeitsgemeinschaften zählte „alle theoretische und praktische Arbeit, welche im Rahmen der HJ.-Gesundheitsführung notwendig wird und von Studenten durchgeführt werden kann“[174]. Mit dem Beginn des Zweiten Weltkriegs wurde die Zusammenarbeit zwischen Reichsjugendführung und Reichsstudentenführung nochmals bekräftigt und in Teilen konkretisiert.[175]

Mediziner im Reichsberufswettkampf[176]

Für Friedrich Gauwerky stellte der Reichsberufswettkampf (RBWK) im Rahmen der Medizinerausbildung und der Fachgruppenarbeit eine zentrale Möglichkeit dar, nationalsozialistische Bildungs- und Wissenschaftspolitik

172 Vgl. Bussche, Im Dienste der „Volksgemeinschaft“, S. 83.

173 Vgl. W. u. F. Nr. 31/37 (Reichsfachgruppe Medizin 6/37); Betr. Arbeitsgemeinschaften „HJ-Gesundheitsführung“, gedruckt in: Gesundheitsordnung der Hitler-Jugend 1939, S. 71f.

174 Ebd., S. 72.

175 „Erfassung aller der Hitler-Jugend angehörenden Medizinstudenten in den Arbeitsgemeinschaften ‚Gesundheitsführung der Deutschen Jugend‘“ (Erlaß des Jugendführers des Deutschen Reichs vom 2.9.1940 – IV J 3450 –); „Erfassung aller dem BDM angehörenden Medizinstudentinnen in den Arbeitsgemeinschaften ‚Gesundheitsführung der Hitler-Jugend‘“ (Erlaß des Jugendführers des Deutschen Reichs vom 29.10.1940 – IV J 3450 –).

176 Während die Reichsjugendführung zusammen mit der Deutschen Arbeitsfront (DAF) bereits 1934 einen RBWK der deutschen Jugend durchführte, nahmen erstmals im Frühjahr 1935 die zur Reichsfachschaft der Studierenden an den deutschen Hoch- und Fachschulen gehörenden Höheren Fachschulen am RBWK der deutschen Jugend teil. Der 1. RBWK der deutschen Studenten wurde dann unter der Bezeichnung Reichsleistungskampf (RLK) im Wintersemester 1935/36 durch die Deutsche Studentenschaft (DSt) abgehalten. Insgesamt sind vier RBWKe (35/36; 36/37; 37/38; 38/39) ordentlich durchgeführt worden; über einen 5. RBWK 1939/40/41 sind nur wenige Akten und Arbeiten erhalten (aus: Bundesarchiv Berlin: Repertorium zur Abteilung III: Reichsberufswettkampf (RBWK)). Vgl. auch: Werner Staudinger, Die heilkundliche Thematik im Reichsberufswettkampf (= Diss. Würzburg 1985), Pattensen (Hannover) 1984.

in die Praxis umzusetzen. Die Ergebnisse sowohl der theoretischen Schulung als auch des praktischen Einsatzes im Reichsberufswettkampf sollten ausgewertet, abgeschlossene Arbeiten dem Amt für Gesundheitsführung, aber auch anderen NS-Organisationen zur Verfügung gestellt werden.[177] Da die Aktivitäten im Rahmen des Reichsberufwettkampfes zudem auch von einer größeren außeruniversitären Öffentlichkeit wahrgenommen wurden, konnten sie zugleich als Leistungsbeweise der Fachgruppenarbeit gelten. Dass zahlreiche Aufgabenstellungen der Reichsberufswettkämpfe sich seit 1936 mit jugendmedizinischen Themen und auch mit der Hitler-Jugend befassten, lag nahe, da viele Studierende gesundheitssichernden Dienst in der Jugendorganisation leisteten – sei es auch nur, um anderen Diensten zu entgehen – und daher obligatorisch den HJ-Arbeitsgemeinschaften an den Universitäten angehörten.[178]

Im Februar 1938 wandte sich Reichsärzteführer Wagner über einen Aufruf im „Deutschen Ärzteblatt“ zum Thema „Reichsberufswettkampf“ ausdrücklich auch an die Medizinalpraktikanten der Hochschulorte: „Erfreulicherweise haben sich in den letzten Semestern in steigendem Maße junge Berufskameraden auch nach bestandenem Staatsexamen als Medizinalpraktikanten an der Fachgruppenarbeit und am Reichsberufswettkampf beteiligt. Da mir gerade die Arbeit unseres ärztlichen Nachwuchses in den Fachgruppen Medizin der Studentenführungen besonders am Herzen liegt, begrüße ich diese Tatsache außerordentlich. Je besser, je solider und ernster die Fachgruppenarbeit werden soll, um so wertvoller und notwendiger wird die Mitarbeit der Medizinalpraktikanten, die bereits auf ihr Studium zurückblicken können, sein. Ich erwarte daher von den Medizinalpraktikanten der Universitätskliniken und an den medizinischen Akademien im kommenden Semester verstärkten Einsatz. Als Leiter und Teilnehmer an den Arbeitsgemeinschaften werden sie im Dienst der Volksgesundheit und am Studententum viel leisten können und auch ihre Ausbildung und ihren Gesichtskreis wertvoll erweitern.“[179]

Die erhaltenen Unterlagen der Reichsberufswettkämpfe stellen eine hervorragende Quelle dar, um den sonst nicht leicht zu fassenden, praktischen Ausprägungen der Gesundheitsführung in der Hitler-Jugend nachzuspüren. Denn gerade die Frage- und Aufgabenstellungen der Reichsberufswettkämpfe im Bereich der Medizin waren geprägt von den Inhalten der NS-Gesundheitsführung, der „Neuen Deutschen Heilkunde“, der Rassenhygiene und der NS-Bevölkerungspolitik. Aus den Arbeiten gingen etliche Dissertationen und Publikationen junger Mediziner und Medizinerinnen mit einschlägigen Themen hervor, die zwar häufig – zumal aus heutiger Sicht – wissenschaftlich wenig ertragreich scheinen, den Autorinnen und Autoren aber durchaus Karrierechancen eröffneten.

Wie in den meisten medizinischen Fachschaften war auch an der Berliner Universität eine Arbeitsgemeinschaft „Gesundheitsführung der

177 Vgl. Bussche, Im Dienste der „Volksgemeinschaft“, S. 93.
178 Vgl. Geisler, Jugendarzt und Jugendführung, S. 88.
179 Das Deutsche Ärzteblatt 68 (1938), S. 93.

durchgeführten Arbeiten sollte alljährlich im Reichsberufswettkampf der deutschen Studenten vorgenommen werden.[182] Entsprechend wurde etwa in Wien die dortige HJ im Rahmen der Jugendgesundheitspflege von der Fachgruppe Medizin nicht nur „planmäßig“ betreut; vielmehr galt es außerdem, „Erfahrungen über die Entwicklung des jugendlichen Körpers zu sammeln und der Reichsjugendführung biologische Unterlagen für die Dienstgestaltung der HJ. zur Verfügung zu stellen“. Dabei wurde den jüngeren Studenten der praktische Gesundheitsdienst übertragen, den höheren Semestern fiel die wissenschaftliche Arbeit zu.[183]

Auch in Württemberg wurde im Sommersemester 1936 auf Anregung des Gebietsarztes der HJ, Erich Bauer[184], und unter Förderung der medizinischen Fakultät und der Studentenführung Tübingen eine jugendärztliche Arbeitsgemeinschaft ins Leben gerufen, die in erster Linie dazu diente, Medizinstudenten als Oberfeldschere für die Freizeitlager der HJ zu schulen und auf eine spätere Tätigkeit als Formationsärzte in der HJ Vorzubereiten.[185] Mit der Durchführung wurde die Kinderklinik (Direktor: Walter Birk) beauftragt. Die Arbeit beinhaltete zunächst, dass die Studierenden unter Aufsicht und Anleitung eines Arztes der Kinderklinik oder eines HJ-Arztes zweimal wöchentlich Untersuchungen von Pimpfen des Jungvolks und von Jungmädeln durchführten. Darüber hinaus traf sich die gesamte Arbeitsgemeinschaft regelmäßig in der Kinderklinik, um im Rahmen eines Kollegs über Grundlagen und Richtlinien der gesundheitsdienstlichen Tätigkeit in der HJ unterrichtet zu werden. Mitglieder der Arbeitsgemeinschaft wurden außerdem bei den größeren Veranstaltungen der württembergischen HJ (Freizeitlager, Großfahrten, Sportwettkämpfe und Jungbannfehden) als Oberfeldschere und Hilfsärzte eingesetzt. Die gewonnenen Erkenntnisse wurden in Reichsberufswettkampf-Arbeiten ausgewertet; so entstand 1937/38 ein Beitrag über die Ausbildung zum Jungarzt und 1938/39 eine Untersuchung über Erkältungskrankheiten im HJ-Lager.[186]

182 Der Öffentliche Gesundheitsdienst (A) 6 (1940), S. 659; auch in: Das junge Deutschland 34 (1940), S. 239.

183 Die Gesundheitsführung „Ziel und Weg“, Jg. 1940, S. 433 (Aktuelle Rundschau).

184 RAR: Erich Bauer, geb. 1909, App. 1934, NSDAP 1.12.1931, 1934 Karl-Olga-Krankenhaus Stuttgart; später Städt. Frauenklinik Stuttgart; als „Gefolgschaftsführer“ Leiter der Gesundheitsabteilung der HJ des Gebiets 20 (Württemberg) Stuttgart. Vgl. auch: Reichsmedizinalkalender 1937.

185 Walter Schwenk/Gerhard Weimer, Ergebnisse einer jugendärztlichen Arbeitsgemeinschaft, in: Monatsschrift für Kinderheilkunde 82 (1940), S. 313–322. RAR: Walter Schwenk, Jg. 1903; App. 1929; bis 1939 an Universitäts-Kinderklinik Tübingen (Dozent); danach in Scheidegg/Allg. Leiter der TBC.-Kinderklinik Prinzregent Luitpold; 1944 außerplanmäßiger Prof. für Kinderheilkunde der Universität Tübingen. Vgl. auch Klin. Wschr. 18 (1939), S. 1140 und 23 (1944), S. 290. In Tübingen war Schwenk SA-Sturmführer und Dozentenschaftsführer. Vgl. Silvia Bär, Die Augenheilkunde, in: Wolfgang U. Eckart/Volker Sellin/Eike Wolgast (Hrsg.), Die Universität Heidelberg im Nationalsozialismus, S. 941–958, S. 946. RAR: Gerhard Weimer, geb. 1911 (?); App. 1939; Weimer folgte nach kurzer Tätigkeit an der Universitäts-Kinderklinik Tübingen im Dezember 1939 Schwenk an die TBC.-Kinderklinik in Scheidegg.

186 Vgl. Fritz Kubach (Hrsg.), Studenten bauen auf! Der 4. Reichsberufswettkampf der deutschen Studenten 1938/39. Ein Rechenschaftsbericht, München o.J. (1940).

Dass komplexe Aufgabenstellungen engagierte Arbeit und originelle Lösungen verlangten, zeigt ein Beispiel aus dem RBWK 1936/37. Eine Mannschaft der Universität Berlin bearbeitete fächerübergreifend das Thema „Ein märkisches Dorf wird für seine Aufgaben innerhalb des Vierjahresplans vorbereitet“[187], wobei eine Teilaufgabe mit dem Titel „Gesundheits- und Ernährungslage in einem märkischen Dorf“ an insgesamt 18 Studierende der Medizin unter dem „Mannschaftsführer“ Hans Quednau übertragen wurde. Gefordert wurde unter anderem: erbbiologische Bestandsaufnahme, Anlegung von Sippentafeln, Untersuchung des Gesundheitszustandes der Mädchen und der Jungen, Feststellung der hygienischen Verhältnisse und der Ernährungslage der Bevölkerung sowie Zahnuntersuchungen. Eine Berliner Zeitung berichtete dazu im Frühjahr 1937 unter der Schlagzeile: „Ärzte ‚entführten‘ Dorfjugend“: „Eine Arbeitsgemeinschaft von Medizinern ist der Gesundheits- und Ernährungslage in einem märkischen Dorf nachgegangen. Man hat es dabei nicht bei blassen Erörterungen bewenden lassen, sondern kurzerhand die gesamte Jugend eines Dorfes auf Omnibusse geladen, sie nach Berlin gebracht und dort in einem Krankenhaus untersucht und befragt. Das Ergebnis dieser Arbeit ist ebenso aufschlussreich wie das einer anderen Arbeit auf erbbiologischem Gebiet, für die man die gesamte Gefangenenbelegschaft eines großen Strafgefängnisses erbbiologisch überprüft hat.“[188] Für den Mannschaftsführer Hans Quednau[189] ergab sich zusammen mit Gerhard Joppich, dem späteren Leiter der „Akademie für Jugendmedizin, aus dieser Arbeit sogar eine Publikationsmöglichkeit über ein leistungsmedizinisches Thema.[190]

In der Zeitschrift „Germania“ vom 3. April 1937 wurde unter der Überschrift „Medizin-Studentinnen helfen. Untersuchungen für den BDM. beim Reichsberufswettkampf“ ebenfalls aus Berlin berichtet: „Im Rahmen des diesjährigen Reichsberufswettkampfes der deutschen Studentinnen stellten 32 Medizinstudentinnen in Berlin zum ersten Male eine große Arbeit zusammen unter dem Thema: ‚Wir arbeiten mit in der Gesundheitsführung des BDM.‘ […] In drei Arbeitsgruppen eingeteilt, untersuchten die Studentinnen insgesamt 432 Berliner Jungmädel nach dem Gesundheitsstamm-

187 Bundesarchiv Berlin, NS 38 III B2–108.

188 Bundesarchiv Berlin, NS 38 III, A-O-4.1 (1).

189 RAR: Hans Quednau, geb. 1913; Bestallung 1939; 1939, während des „praktischen Jahres“ im Kinderkrankenhaus Berlin (Prof. Opitz) und in der „Physikalischen Abteilung“ des Berliner Rudolf-Virchow-Krankenhauses (Prof. Scholz); im selben Jahr zur Wehrmacht eingezogen. Im Lebenslauf seiner Dissertation teilt Quednau mit: „Durch meinen Vater, der als Angehöriger der Schutztruppe an den Feldzügen in Deutsch-Südwestafrika teilgenommen hatte, wurde ich frühzeitig kolonialinteressiert, u. a. war ich Führer einer Kolonialschar der Hitler-Jugend. Während meiner Studentenzeit, insbesondere während der klinischen Semester habe ich als Leiter der Fachgruppe Medizin in der Studentenführung der Universität Berlin mit Herrn Professor Ziemann die ersten ‚Tropenmedizinischen Arbeitsgemeinschaften‘ gegründet.“ (Hans Quednau, Zum Problem der angeborenen Malaria (= Med. Diss. Berlin 1939), S. 19).

190 Vgl. Gerhard Joppich/Hans Quednau, Über das Verhalten des Blutdruckes bei körperlicher Arbeit im Kindes- und Jugendalter (entstanden mit Unterstützung der Akademie für Jugendmedizin); aus dem Kaiserin Auguste Victoria-Haus, Reichsanstalt zur Bekämpfung der Säuglings- und Kleinkindersterblichkeit (Direktor: Prof. Dr. Joppich), in: Monatsschrift für Kinderheilkunde 94 (1944), S. 363–375.

buch, führten für 500 Mädel des Berliner BDM. Kurse in Erster Hilfe durch und erfassten in Langkursen zur Ausbildung von Unfalldienstmädel mehr als 100 Berliner Mädel."[191] Das Ergebnis der Arbeit wurde sowohl für die beteiligten Medizinstudentinnen – von denen der größte Teil bereits im BDM tätig war und auch „künftig aufs engste in der Gesundheitsführung des Berliner BDM." mitarbeiten würde – als auch für den gesamten Berliner BDM als „außerordentlich erfreulich" beurteilt.[192] Die Stammbuchuntersuchungen der Jungmädel erfolgten auf drei Berliner Ämtern für Volksgesundheit, in den Bezirken Horst-Wessel, Neukölln und Schöneberg.

In Danzig legten Studierende der Akademie für praktische Medizin für den Reichsberufswettkampf 1937/38 eine Arbeit über den „Gesundheitsdienst der Danziger Hitler-Jugend" vor,[193] an der sich – unter Berücksichtigung der besonderen Situation des Freistaates – exemplarisch die Struktur des HJ-Gesundheitsdienstes in einer größeren Stadt nachvollziehen lässt.[194]

Demnach hatte die Gesundheitsführung der Hitlerjugend im Herbst 1936 im Zentrum Danzigs eine große Wohnung bezogen, in der die jugendspezifische ärztliche Fortbildung stattfand. Außerdem dienten die Räume zur Aufnahme „der durchwandernden deutschen Jugend für kurze Zeit im Krankheitsfalle"[195]. In der Hauptsache hielt hier jedoch der HJ-Arzt vom Tagesdienst seine Sprechstunde ab. Ein Dienstplan regelte seinen Dienst sowie den des Zahnarztes und des jeweiligen Oberfeldschers und Feldschers. Der Arzt wurde in allen schweren Krankheits- und Unfällen, soweit sie sich in den Jugendherbergen des Freistaates und bei der wandernden Jugend

191 Bundesarchiv Berlin: NS 38 III, A-O-4.1 (1).

192 Ebd.

193 Reichsberufswettkampf der deutschen Studenten; Kenn-Nummer: 145; Gau: Danzig; Thema: Der Gesundheitsdienst der Danziger Hitler-Jugend (bearbeitet an Hand der Pläne und Einrichtungen der HJ-Gesundheitsführung); Mannschaftsführer: Wilhelm Peveling-Schlüter. Arbeit im Reichsberufswettkampf der deutschen Studenten 1937/38 der Akademie für praktische Medizin Danzig. Im Rahmen der Arbeitsgemeinschaft „HJ-Gesundheitsführung" (Bundesarchiv Berlin: NS 38 III, A-O-4.1 (1)).

194 Die Arbeit behandelte die Themen- und Aufgabenbereiche: die Entwicklung und Organisation des Gesundheitsdienstes (Tagesdienst – Revier – Ärzte – Oberfeldschere), das Feldscherwesen (Sinn und Ziel – Ausbildungsplan), die Betreuung der Fahrten (Deutschland – Schweden – Nordmarkfahrt – kleine Fahrten – Wochenendfahrten – Zelten – Erfahrungen – Einflüsse), die Lager (Zeltlager und Gesundheitsführung – Zeltlager und Gesundheitsdienst: ärztlicher Dienst – sanitäre Überwachung – Dienstplan der Lagers – Verpflegung des Lagers), die Reihenuntersuchungen (in Schule und HJ – Ergebnisse – Tauglichkeit – Untersuchungen vor Lager und Fahrt), den Schul- und den HJ-Arzt, die Zahnpflege (Untersuchungsbefunde – wirtschaftliche Fragen – Sanierungsplan), Sport (Überblick über die betriebenen Sportarten – Ausgleichssport und Leistungssport – Frage der Körperbehinderten). Die Teilnehmer mit ihren Arbeitsgebieten: Feldscherwesen: Carlheinz Brands (RAR: geb. 1914; App.: 1939; 1943: Ass. Städt. Frauenklinik Bromberg); Lager: Kurt Priessmeier (RAR:/); Helmut Scheele (RAR: geb. 1912; App.: 1939; 1940: Vol. Clementinenhaus Hannover); Sport: Georg Schwarz (RAR: geb. 1914; App. 1940; 1941: Vol. Dermatologische Klinik München) und Gerd Behrend (RAR:/); Reihenuntersuchungen, Schularzt und HJ-Arzt: Hans Waldheim (RAR: geb. 1915; App. 1939; 1940: Ass. Marienkrkh. Braunsberg/Ostpr.); Wolfgang Kriewitz (RAR: geb. 1914; App. 1939; 1940: Vol. Städt. Krkh. Danzig Delbrückallee); Ausgestaltung (Zeichnung – Foto): Heinz Giesenbauer (RAR: geb. 1912; App. 1939; 1940 Vol. Städt. Frauenklinik Danzig-Oliva).

195 Der Gesundheitsdienst der Danziger Hitler-Jugend (Bundesarchiv Berlin: NS 38 III, A-O-4.1 (1)), Bl. 6.

ereigneten, herangezogen. Ferner unterlagen ihm die Untersuchungen der Hitlerjungen wie auch die Beratung der Eltern. Seitens des Gesundheitsdienstes wurde ausdrücklich angestrebt, den HJ-Ärzten einen größeren Einfluss auf den gesamten Dienstbetrieb einzuräumen „als z. B. den Ärzten bei der Wehrmacht. Denn die Aufgabe der Wehrmacht ist es, die Grenzen des Vaterlandes zu verteidigen. Da kann gegebenenfalls auf den Einzelnen nicht Rücksicht genommen werden. Aufgabe der Heeresärzte ist es, die Verletzten und Kranken möglichst wieder wehrfähig zu machen. Aufgabe der HJ ist es, eine Jugend in Gesundheit und Kraft heranwachsen zu lassen, auf daß sie einst eine volle leistungsfähige Mannschaft sei (und nicht sie etwa vormilitärisch heranzubilden)."[196]

Da die Rekrutierung von Oberfeldscheren für die Danziger HJ anfangs wenig erfolgreich war,[197] wurde gezielt um Studierende der Medizinischen Akademie für die Arbeit in der HJ geworben: „Zunächst einmal wurden die Kameraden, die schon in der Hitlerjugend waren oder aus anderen Formationen in die Hitlerjugend eintraten, herangezogen. Darüber hinaus wurden die Kameraden, die sich für die HJ-Arbeit interessierten, zu den regelmäßigen Besprechungen, zu Reihenuntersuchungen oder in die Sommerlager eingeladen."[198] In jedem Frühjahr wurden in zentralen Feldscherlehrgängen ungefähr 50 Feldschere für die Danziger HJ ausgebildet.[199] Die für die Feldscherausbildung bestimmten Jungen zog man dafür in einem Lager zusammen, um ihnen in einem einwöchigen Kurs das erforderliche Wissen zu vermitteln: „Es war damit die Gelegenheit geboten, den Jungen einen geschlossenen, in sich abgerundeten und auf die geistige Aufnahmefähigkeit abgestimmten Ausbildungsplan zu übermitteln."[200] Ihnen sollte nicht nur eine Unterweisung in der Ersten Hilfe gegeben werden, vielmehr wurde „in den Lagern auch mal grundsätzlich von berufener Seite zu Fragen Stellung genommen [...], die im bevölkerungspolitischer und eugenischer Hinsicht im heutigen Staate von grundlegender Bedeutung sind"; so standen auf dem Unterrichtsplan unter anderem Vorträge über das Sterilisationsgesetz, Geschlechtskrankheiten und Hygiene.[201] Einen besonderen Stellenwert besaßen in der Ausbildung die Erfordernisse der Gesundheitsführung in den Lagern: „Denn das Lager dient nicht nur allein der Erholung und ist ein Mittel modernster Freizeitgestaltung, sondern es ist Ausdruck einer harten Lebensschule und stellt deshalb auch an den einzelnen Jungen große Anforderungen und wird damit zu einem wichtigen Auslesefaktor un-

196 Ebd., Bl. 30.

197 „Während noch im Sommer 1936 nur 2 Studenten in der Gesundheitsführung der Danziger HJ mitarbeiteten, waren es im Winter 1936/37 schon 5, im Sommer 1937 bereits 12 und heute stehen 21 Oberfeldschere der HJ-Gesundheitsführung zur Verfügung, das sind 80% der Gesamtstudentenschaft an der Akademie." (Ebd., Bl. 39).

198 Ebd., Bl. 6f.

199 Ebd., Bl. 29.

200 Ebd., Bl. 79.

201 1934 waren 50 Jungen in Mariensee zum ersten zentralen Feldscherlehrgang zusammengezogen worden; weitere Lehrgänge wurden in den Folgejahren in der Wiebenkaserne zu Danzig und in Zoppot durchgeführt. Vgl. ebd., Bl. 79.

serer Jugend. So stehen die jährlichen Musterungen auf Tauglichkeit für den manchmal recht anstrengenden Lagerdienst im Vordergrund."[202]

In Halle an der Saale bilanzierten die Studenten unter ihrem Gefolgschaftsführer Werner Bretschneider[203] für den RBWK 1935/36 „Die Gesundheitsarbeit der Hitler-Jugend. Medizinische Gruppe der HJ" vor Ort und stellten dabei insbesondere die Arbeit für die in den Betrieben tätigen Jugendlichen in den Mittelpunkt:[204] „Aufgabe ist es, den oft unter gesundheitlich ungünstigen Bedingungen arbeitenden jungen Volksgenossen, der als Lehrling oder Jungarbeiter im Betrieb steht, zu überwachen, seine körperliche Entwicklung zu prüfen und etwa auftretenden Schädigungen wirksam entgegenzuarbeiten."[205] Die Studenten besuchten insbesondere Großbetriebe, „die schon etwas für die jugendlichen Betriebsmitglieder tun"; allerdings war diese Vorsorge nach ihren Feststellungen nach wie vor ungenügend: „Es wäre ein Irrtum, zu glauben, daß die Gesundheitsarbeit der HJ. nur eine Ergänzung zu der des Betriebes sein soll. Wir wollen von uns aus für die Gesundheit aller Jungarbeiter sorgen und so die breite Basis für die Gesunderhaltung der deutschen Jugend schaffen. [...] Unsere Arbeit besteht zunächst erst einmal darin, daß wir alle Kameraden systematisch durchuntersuchen, damit gewisse Krankheitsdispositionen rechtzeitig erkannt werden. Ferner wollen wir dafür sorgen, daß jedem Kameraden mindestens 10 Tage zur Erholung in einem Lager zur Verfügung stehen."[206]

Aus der Wettbewerbsarbeit der Hallenser Studenten soll hier ausführlicher zitiert werden, weil sie sowohl in ihrer weit gefassten, ambitionierten Herangehensweise als auch in ihren Unzulänglichkeiten und den Schwierigkeiten, denen sie begegnet war, als typisch gelten kann: „Zunächst versuchten wir alle Mitglieder der HJ. und des BDM. gemäss einer Anordnung von Obergebietsführer Axmann zu erfassen. Die Kameraden des DJ. und die Jungmädels im BDM. erschienen durch die schulärztliche Untersuchung reichlich versorgt. Diese Reihenuntersuchungen ließen sich in Großstädten ohne Schwierigkeiten durchführen. So hatten wir in Halle die gesamte HJ in verhältnismäßig kurzer Zeit durchuntersucht. Die darüber zusammengestellte Kartei konnten wir bisher wegen Zeitmangel noch nicht auswerten. Man brach auch die Reihenuntersuchungen ab; weil sie in den Kleinstädten und vor allem auf dem Lande nicht zum Erfolge führten, wegen des dortigen Ärztemangels. Ein Teil der Ärzte hatte sich dort schon anderen Formationen zur Verfügung gestellt; andere waren innerlich nicht mehr jung genug geblieben, um mit der neuen Jugend Tritt zu fassen.

Aus diesen Gründen traf die Reichsjugendführung mit dem Hauptamt für Volksgesundheit ein Abkommen, die Mitglieder der HJ. vom Amt für Volks-

202 Ebd., Bl. 38.

203 RAR: Werner Bretschneider, geb. 1912, Bestallung 1937; 1937: Wolfhagen (Bez. Kassel); Amt für Volksgesundheit.

204 Vgl. Bundesarchiv Berlin: NS 38 III, B1–146. Es handelte sich um eine Teilarbeit zu der Aufgabe „Die Arbeit der HJ für die schaffende Jugend" (Bewerter: Prof. Thieme, Universität Breslau; Bewertung: politisch-wissenschaftlich: mäßig; praktisch-politisch: wertvoll).

205 Ebd., Bl. 132.

206 Ebd., Bl. 135.

gesundheit untersuchen zu lassen. Dadurch ist es möglich, alle Kameraden und Kameradinnen – auch die des Jungvolks und der Jungmädels – von der viel größeren Anzahl der Ärzte untersuchen zu lassen, die dem A.f.V. (Amt für Volksgesundheit der NSDAP, d. Verf.) zur Verfügung stehen. Durch diese Vereinbarung und durch die Einführung der Staatsjugend wird es möglich sein, in nächster Zeit die gesamte deutsche Jugend durch unsere Untersuchungen zu erfassen. Wenn diese Anordnungen, auch auf dem Lande wird dies möglich sein, erst im ganzen Reich durchgeführt werden, ergeben sich ganz großzügige Ausblicke auf unsere ärztliche Tätigkeit an der Gesunderhaltung der deutschen Jugend.

Aus der Übernahme der Untersuchungen durch das A.f.V. ergab sich aber ein spürbarer Mangel. Denn es fehlt der Gesundheitsführung der HJ. eine Untersuchungskartei, da ja das Stammbuchblatt des A.f.V. nicht in den Händen der HJ. bleibt. So wurde ein Ausweg gefunden, der eine Um- oder Überorganisation vermied und der sich in der kurzen Zeit seines Bestehens schon gut bewährte: der Gesundheitspass. Er stellt also nur eine praktische Ergänzung zu dem Untersuchungsbogen des A.f.V. dar. Den Pass erhalten alle die Jugendlichen, die als Angehörige der HJ. von einem Arzt des A.f.V. untersucht worden sind. In den Gesundheitspass werden die körperlichen Fehler und die Tauglichkeit gemäß den Ziffern und Buchstaben der Fehlertabellen des Gesundheitsstammbuches eingetragen.[207]

[...] Die Aufgaben des HJ-Arztes in der Freizeitaktion begannen bis jetzt erst dann, wenn das Lager bereits begonnen hatte. In dem Moment, wo die Anfangsuntersuchungen vorgenommen wurden. In Zukunft werden die Aufgaben der HJ-Ärzte schon wesentlich früher beginnen. Der HJ-Arzt muß die Gefolgschaften abgehen, Umschau halten und diejenigen Jungen und Mädel herausnehmen, die für die Freizeitlager infrage kommen. Besonders jetzt ist dies unbedingt erforderlich, wo die Zahl der Freizeitlager noch sehr gering ist, und lange nicht alle werktätigen Jungen und Mädel erfaßt werden können, sondern nur diejenigen, die wirklich erholungsbedürftig sind. Dies zu beurteilen kommt eigentlich nur dem HJ-Arzt zu. Freilich war es bis jetzt so, daß das Herausnehmen der werktätigen Jugend die Aufgabe des Sozialreferenten und des Jugendwalters der Deutschen Arbeitsfront war, weil es einfach nicht anders möglich gewesen ist. Bei der Erfassung aller Jugendlichen in der HJ. wird auch dies anders werden. Es werden dann die Vorschläge für die Verschickungen in Freizeitlager einzig und allein vom HJ-Arzt gemacht werden. Die Sozialreferenten und Jugendwalter der Deutschen Arbeitsfront werden die Aufgabe haben, bei den Betriebsführern den Urlaub zu ermöglichen."[208]

Die Bewertung der RBWK-Arbeiten wurde mit erheblichem Aufwand und unter Inanspruchnahme renommierter Fachvertreter vorgenommen, wie in der Zeitschrift „Hippokrates" am 16. Juni 1938 berichtet wurde: „Am 15. Februar 1938 gaben alle deutschen Medizinstudenten, welche sich am (3., d. Verf.) Reichsberufswettkampf beteiligt haben, ihre Arbeiten zur Be-

207 Vgl. ebd., Bl. 136.
208 Ebd., Bl. 138.

wertung ab. Einen Monat haben die Bewerter die Arbeiten zur kritischen Stellungsnahme in ihrem Besitz gehabt, um am 26.–27.3.38 zum Reichsbewertungsausschuß der Sparte ‚Volksgesundheitsführung' zusammenzukommen, und hier vergleichsweise den Wert der einzelnen Arbeiten zu erörtern. Im Namen des Herrn Reichärzteführers Dr. Gerhard Wagner und des Reichsstudentenführers Dr. G.A. Scheel hatte der Reichsfachgruppenleiter Medizin Dr. med. Friedrich Gauwerky zur Tagung eingeladen. [...] Aus ganz Deutschland waren die Bewerter, führende Männer der Partei und des Staates in München zusammengekommen. Im Hauptsaal des ‚Haus der Nationalsozialisten' fand am Vormittag des 26.3.38 die Eröffnungssitzung statt."[209]

Ein Fallbeispiel

Thomas Schilter hat in seiner Berliner Dissertation über die „Euthanasie"-Tötungsanstalt Pirna/Sonnenstein auch den Lebenslauf eines dortigen Tötungsarztes intensiv recherchiert.[210] Klaus Endruweit, 1913 geboren, verbrachte seine Kindheit in Ostpreußen und gehörte schon während der Schulzeit dem „Grenzschutz" an. Ostern 1933 legte er in Tilsit die Reifeprüfung ab, meldete sich freiwillig für sechs Monate zum Arbeitsdienst und verbrachte anschließend drei Wochen in einem Wehrertüchtigungslager. Nach der Entlassung aus dem Arbeitsdienst wurde er Mitglied der SA. Im Herbst 1933 begann er in München sein Medizinstudium. Er wohnte in einem Kameradschaftshaus des Nationalsozialistischen Deutschen Studentenbundes. Nach zwei Semestern meldete sich Endruweit freiwillig zur Reichswehr und diente ab Herbst 1934 ein Jahr bei einer Panzeraufklärungsabteilung in Königsberg. Im Wintersemester 1935/36 setzte er sein Studium in Würzburg fort. Dort meldete er sich zum „Deutschen Jungvolk" und wurde „Fähnleinführer". Nach dem Physikum wechselte er zum Sommersemester 1937 nach Berlin und wurde dort „Feldscher" bei der Hitlerjugend. 1938 nahm er auf Anregung seines Studienfreundes Aquilin Ullrich[211] im Rahmen des Reichsberufswettkampfes an einer von der Gaustudentenführung angeregten Studienreise nach Bessarabien teil (ebenfalls unter den Teilnehmern befand sich der spätere Tötungsarzt in Pirna-Sonnenstein Ewald Wort[h]mann[212]). Aufgabe der zwölfköpfigen Studenten-Gruppe war die Beschreibung der Situation und des gesundheitlichen Zustands der Volksdeutschen in dem

209 Friedrich Seifert, Medizinstudenten im Reichsberufswettkampf, in: Hippokrates vom 16.6.1938; S. 627f. (Bundesarchiv Berlin: NS 38 III, A-0-4.1 (1).

210 Vgl. Thomas Schilter, Unmenschliches Ermessen. Die nationalsozialistische „Euthanasie"-Tötungsanstalt Pirna-Sonnenstein 1940/41 (= Schriftenreihe der Stiftung Sächsische Gedenkstätten zur Erinnerung an die Opfer politischer Gewaltherrschaft, Bd. 5), Leipzig 1999, S. 192ff.

211 Ullrich war später Tötungsarzt in der Krankenmordanstalt Brandenburg/H. Vgl. Klee, Personenlexikon. Dissertation: Aquilin Ullrich, Das Trachom bei der ehemaligen deutschen Volksgruppe in Bessarabien (mit einem Vorwort über ihre Lebensbedingungen und gesundheitlichen Verhältnisse) (= Med. Diss. Würzburg v. 19. Nov. 1941), o.O. 1941.

212 Vgl. Klee, Personenlexikon; Dissertation: Ewald Wortmann, Bevölkerungsbewegung eines schleswig-holsteinischen Dorfes (Eddelak in Dithmarschen) (= Med. Diss. Würzburg vom 28. Nov. 1938), Würzburg 1937.

kleinen Dorf Teplitz. Die Arbeit wurde mit dem ersten Preis im Reichsberufswettkampf 1938/39 ausgezeichnet (Reichssiegerarbeit) und zumindest Mannschaftsführer Ullrich wurde am 1. Mai 1939 Adolf Hitler vorgestellt.[213] Im August 1939 wurde Endruweit zur Wehrmacht eingezogen. Am 1. November des Jahres erhielt er eine Notapprobation und nahm anschließend am Frankreichfeldzug teil. Im September 1940 wurde er schließlich für die Kanzlei des Führers (faktisch für die Mitarbeit in der Aktion „T4") „u.k." gestellt und begann bald darauf seine Tätigkeit als Tötungsarzt auf dem Sonnenstein. Auf der Grundlage des in Bessarabien gesammelten Materials fertigte Endruweit in dieser Zeit seine Dissertation an, für deren Fertigstellung er im Frühsommer 1941 von seiner Tätigkeit in Pirna beurlaubt wurde.[214] Nach seiner Erinnerung war es Werner Heyde, der ärztliche Leiter der „T4-Aktion", der sich in Würzburg sehr für die Annahme seiner „schwer unterzubringenden Arbeit" verwandte.[215]

Da die Listen von Lehrgangsteilnehmern in Alt Rehse verschollen sind, ist es bislang nicht gelungen nachzuweisen, dass das Trio Endruweit, Ullrich und Wortmann die Führerschule der deutschen Ärzteschaft besucht hat. Aber auch ohne diesen letzten Baustein wird deutlich, dass die drei Jungärzte hinsichtlich ihres Engagements in der Ausbildung in besonderer Weise den Vorstellungen der NS-Ärztefunktionäre entsprochen haben dürften. Ihre spätere Tätigkeit im Rahmen der Krankenmordaktion kann in diesem Zusammenhang als starker Hinweis dafür angesehen werden, in welchem Maße es der NS-Führung gelang, gerade die jüngeren Ärzte, die einen beträchtlichen Teil ihres Lebens in der NS-Zeit verbracht hatten und sich selbst als dynamische und ‚moderne' Kräfte des Nationalsozialismus wahrnahmen, zu Erfüllungsgehilfen ihrer Politik zu machen. Die Feldscher- oder Jungarzttätigkeit in der Hitler-Jugend ist folglich nicht nur als ein „Baustein" der jugendmedizinischen Ausbildung im „Dritten Reich" zu sehen, sondern auch als Instrument der „Erziehung" junger Medizinerinnen und Mediziner.

Jungärzte in der Führerschule der deutschen Ärzteschaft

„Charakterschule" in Alt Rehse (Mecklenburg)

Um nach der nationalsozialistischen Machübernahme möglichst effektiv und umfassend alle Lebensbereiche gleichschalten zu können, wurden seit 1933 die Vertreter zahlreicher Berufsgruppen (Lehrer, Juristen, Ärzte, angehende Universitätsdozenten und -professoren, aber auch Post- und Bahnbeamte usw.) vielfach in sogenannten Lagern geschult. Ein Netz von über das Land verteilten Schulungsinstitutionen der Partei und ihrer Glie-

213 Vgl. Klee, Personenlexikon.

214 Vgl. Klaus Endruweit, Teplitz. Gesundheitliche Untersuchungen in einem deutschen Dorfe Bessarabiens im Rahmen einer Reichsberufswettkampfarbeit (= Med. Diss. Würzburg vom 20. Aug. 1941), Würzburg 1941.

215 Schilter, Unmenschliches Ermessen, S. 194.

Ärztinnen und Ärzte im Gesundheitsdienst der Hitler-Jugend Erlerntes anwenden und weitergeben; regelmäßige obligatorische Fortbildungen hatten zu gewährleisten, dass die Inhalte präsent blieben und erweitert wurden.[223]

Bereits 1934 hatte Reichsärzteführer Wagner angekündigt, dass auch der künftige Arzt eine besondere Erziehung innerhalb des Gemeinschaftslebens erhalten solle. Diese Ausbildung hätte in einem Rahmen stattzufinden, in dem der „kameradschaftliche Geist befestigt und die weltanschaulichen Grundlagen im jungen Arzt vertieft"[224] werden könnten. Fern vom Leben der Großstädte und der Universitäten sollte zu diesem Zweck „auf eigenem Grund und Boden"[225] ein ärztliches Schulungslager in ländlicher Umgebung entstehen. 1935 konkretisierte Hans Deuschl, der designierte Leiter der Einrichtung bei der Eröffnung der Führerschule in Alt Rehse: „Nicht alle deutschen Ärzte sollen hier geschult werden, sondern nur die Auslese derjenigen, die nach weltanschaulicher Erziehung in der Partei ärztliche Führer [...] sein oder werden wollen. [...] In Zukunft werden wir hier aus der ärztlichen Jugend, die vom NSD-Studentenbund und damit der Partei sachlich und weltanschaulich am besten Qualifizierten, also die Auslese der jungen deutschen Ärzteschaft gleich nach ihrem Staatsexamen in sechswöchentlichen Kursen als Führernachwuchs für uns und damit auch für die Partei und den nationalsozialistischen Staat heranbilden."[226] Allerdings galt, so Deuschl weiter: „Wer führen will, muß gelernt haben, sich unterzuordnen. Wer erziehen will, muß selbst durch die Schule strammer Disziplin gegangen sein. Darum wird hier ein soldatischer Geist der Einfachheit, des Gehorsams und der selbstlosen Pflichterfüllung herrschen."[227] So gehörte es zum inhaltlichen Konzept der „Schulungsburg" und „Charakterschule des deutschen Arztes", dass sie „fern von der akademischen Hochschule, fern von Klinik und Hörsaal" angelegt worden war.[228] In ländlicher Abgeschiedenheit sollte der künftige Arzt seine besondere Erziehung erhalten „innerhalb eines Gemeinschaftslebens, das den kameradschaftlichen Geist befestigt, die weltanschaulichen Grundlagen im jungen Arzt vertieft und ihn den Wert körperlicher Arbeit und leiblicher Ertüchtigung achten lehrt"[229].

223 Vgl. Johannes Peltret, Der Arzt als Führer und Erzieher. Einführungsvortrag, in: Deutsches Ärzteblatt 65 (1935), S. 563–567.

224 N.N., Dr. Wagner über das Gesundheitswesen , in: DÄ 64 (1934), S. 583–587, S. 587.

225 Das Konzept des Schulungslagers verfolgten auch andere Interessenverbände; vgl. zeitgenössisch: Roland Freisler/Siegmund Kunisch/Christian Spieler, Das Gemeinschaftslager „Hanns Kerrl", Berlin 1934; N.N., Das Schulungslager der Leiter der Höheren Schulen Württembergs auf der Insel Reichenau 1935, Stuttgart 1935; N.N., Das Schulungslager Rittmarshausen. Sein Sinn und seine Aufgabe (= Schriftenreihe des Hochschulkreises Niedersachsen), Göttingen o.J. (1935); außerdem: Ernst Lüdemann (Hrsg.), Gemeinschaftserziehung im Landheim und Schulungs-Lager. Durch Lebens- und Arbeitsgemeinschaft zur Volksgemeinschaft. Beiträge zur neuen Erziehung, Düsseldorf 1934.

226 Der Leiter der Führerschule, Dr. Deuschl, spricht, in: Volksgesundheitswacht Nr. 13 Heuet (Juli) (1935), S. 6ff., S. 6.

227 Ebd.

228 Ramm, Ärztliche Rechts- und Standeskunde, S. 78.

229 N.N., Dr. Wagner über das Gesundheitswesen, S. 587.

Während 1935, im ersten Jahr des Bestehens, vor allem Kurse für ärztliche Funktionäre stattfanden, waren für die folgenden Jahre vornehmlich junge Ärzte zur Schulung vorgesehen, „um auch den Nachwuchs an jungen Medizinern, der frisch in das Berufsleben hereintritt, heranzuziehen, so daß sich später kein junger Arzt mehr niederlassen kann, der Alt Rehse nicht besucht hat"[230]. Im Februar 1936 wurden die Jungärzte erstmals dazu aufgefordert, sich für einen der beiden Frühjahrskurse anzumelden. Bei der Auswahl geeigneter Kandidaten arbeitete die Alt Rehser Leitung eng mit den NS-Parteiorganisationen zusammen. Denn, wie Deuschl bereits in seiner Eröffnungsansprache am 1. Juni 1935 öffentlich festgestellt hatte, „wir wissen, daß die ganze Arbeit der vergangenen 15 Jahre umsonst wäre, wenn es uns nicht gelänge, unsere Ideenwelt auf die kommenden Geschlechter weiter zu verpflanzen und die Jugend zu noch fanatischeren Kämpfern für unsere Idee zu erziehen, als wir es selbst sind"[231]. Zu den Jungärzten wurden sowohl Assistenten als auch Medizinalpraktikanten gezählt. Letzteren wurde die Teilnahme an den Schulungskursen von Alt Rehse auf ihre einjährige Praktikantenzeit angerechnet – was sicher einen zusätzlichen Anreiz zur Beteiligung dargestellt haben dürfte.[232] Die Anmeldung zu den Kursen war nicht direkt, sondern nur durch die Gauobmänner des NSD-Ärztebundes oder durch die örtlichen Studentenschaften möglich.

Kurt Blome, der Beauftragte des Reichsärzteführers für das gesamte ärztliche Fortbildungswesen, kündigte im Deutschen Ärzteblatt vom 8. Februar 1936 die beiden ersten Jungarztkurse in Alt Rehse an und betonte dabei das Primat der Partei: „Nach dem Willen des Führers ist die Schulung des deutschen Menschen Angelegenheit der Partei. Daher hat sich der NSD-Ärztebund, die Kampforganisation der nationalsozialistischen Ärzte, bereit erklärt, die Kosten für die Kurse einschließlich Unterbringung, Verpflegung und Fahrt zu tragen. Der Jungarzt erfährt hierdurch in seinem Streben, seine Kenntnisse in nationalsozialistischer Gesundheitspolitik und -führung zu erweitern, eine weitgehende Unterstützung."[233] Der erste Lehrgang, zu dem man insgesamt 90 Teilnehmer einberief, wurde von Blome selbst, einem „alten Kämpfer" für den Nationalsozialismus in Mecklenburg,[234] im Frühjahr 1936 eröffnet. Im Jahr darauf schrieb er im Deutschen Ärzteblatt: „Gerade bei diesen Jungarztkursen stellte es sich heraus, wie wenig eigentlich unser Nachwuchs an der Hochschule und im Krankenhause von dem gelernt hat, was die unbedingt notwendige weltanschauliche und gesundheitspolitische Grundlage für den nationalsozialistischen Arzt neben den rein fachlichen ärztlichen Kenntnissen sein muß. [...] Es wird unsere

230 (N. N.) Tornau, Ärzte unter sich, in: Das schwarze Korps 2 (1935), S. 6.

231 Der Leiter der Führerschule, Dr. Deuschl, spricht, S. 7.

232 Vgl. Kurt Blome, Anrechnung der Jungarztkurse in Alt-Rehse auf die Medizinalpraktikantenzeit, in: Deutsches Ärzteblatt 66 (1936), S. 209.

233 Kurt Blome, Jungarztkurse an der Führerschule der Deutschen Ärzteschaft zu Alt-Rehse im Jahre 1936, in: Deutsches Ärzteblatt 66 (1936), S. 155.

234 Vgl. Kurt Blome, Arzt im Kampf: Erlebnisse und Gedanken, Leipzig 1942.

Aufgabe sein, diese unsere Jungärzte nie aus den Augen zu verlieren und in einer besonders geleiteten Abteilung ihre Betreuung, ihren weiteren Ansatz (sic!) als Assistenten, als Ärzte in der Praxis, an der Hochschule, in den Ämtern für Volksgesundheit, im NSD.-Ärztebund, in den Gliederungen der Partei usw. entsprechend ihren Anlagen und Fähigkeiten zu ermöglichen. Wir werden eifrigst darauf bedacht sein, uns nicht widerliche Strebertypen, sondern anständige Kerls und deutsche Ärzte heranzuziehen!"[235]

Ein Stimmungsbild des ersten Lehrganges, der vom 8. März bis zum 4. April 1936 stattfand, liefert der Bericht eines Teilnehmers – des damals kurz vor seiner Approbation stehenden Karl Eduard Rothschuh.[236] Vier „Wochen fruchtbarster Arbeit und dennoch schönster Erholung" seien es gewesen, so der damals 28-jährige Rothschuh, ein „großes Aufbügeln des inneren und äußeren Menschen". Sport und Schulungsarbeit hätten im Wechsel den Tag bestimmt, wobei „die besten und bewährtesten Männer der Partei und der ärztlichen Führung (sie lehrten), die großen Ziele der nationalsozialistischen Revolution auf dem Gebiete des ärztlichen Berufes vom Ganzen des Volkes her zu begreifen und die rechten Mittel, diesen neuen Aufgaben gerecht zu werden. […] Sie lehrten uns das Ärztliche politisch zu sehen und führten uns zu der Einsicht, daß die Arbeit eines jeden von uns […] mehr sein muss, als nur Kranken auf den Weg der Gesundheit zurückzuhelfen. Der Patient heißt nicht nur Meier und Müller, der Patient heißt Deutschland."[237] Von den „besten und bewährtesten Männern", die dem Jungarzt Rothschuh so imponiert hatten, soll hier nur eine kleinere Auswahl erwähnt werden: Reichsärzteführer Gerhard Wagner sprach im Rahmen des Lehrgangs über „Nationalsozialistische Gesundheitspolitik und nationalsozialistisches Arzttum"; Hans Deuschl, Leiter der Schule, über „Entstehung, Wesen und Ziel der Führerschule Alt Rehse"; Kurt Blome behandelte die Themen „Der Jungarzt im Rahmen der ärztlichen Fortbildung", „Die Nürnberger Gesetze" und dozierte über „Hitler-Jugend", „Rotes Kreuz" und „NS-Schwesternschaft"; Karl Gebhardt berichtete „Über die Aufgaben der Heilstätten in Hohenlychen"; Leonardo Conti behandelte das „Staatliche Gesundheitswesen". Der Humanmediziner und Veterinär Dr. Dr. Arnulf Streck referierte als Sonderbeauftragter des Reichsärzteführers Wagner über den „Sozialismus als blutmäßig und willensmäßig gebundene Charakterhaltung".[238]

235 Kurt Blome, Die Führerschule der deutschen Ärzteschaft in Alt-Rehse, in: Deutsches Ärzteblatt 67 (1937), S. 10ff., S. 10f.

236 RAR: Karl Eduard Rothschuh (1908–1984) erhielt 1937 eine Anstellung am Physiologischen Institut der Universität Münster; promoviert wurde er in Berlin: Karl Eduard Rothschuh, Theoretische Biologie und Medizin. Zur biologischen Grundlegung und Wissenschaftstheorie der Medizin (= Med. Diss. Berlin 1937), Berlin 1936. Rothschuh gründete 1959 das Institut für Theorie und Geschichte der Medizin in Münster und war bis 1973 auch sein erster Direktor und Lehrstuhlinhaber.

237 Karl Eduard Rothschuh, Stimmungsbild vom I. Jungärztelehrgang in der Führerschule der deutschen Ärzteschaft in Alt-Rehse, in: Der Jungarzt, 6. Folge, SoSe 1936, Heft 18 (1936), S. 347f.

238 Ernst Herbert Gursky, Jungärzte in Alt-Rehse, in: Deutsches Ärzteblatt 66 (1936), S. 477–483; Lehrplan S. 481.

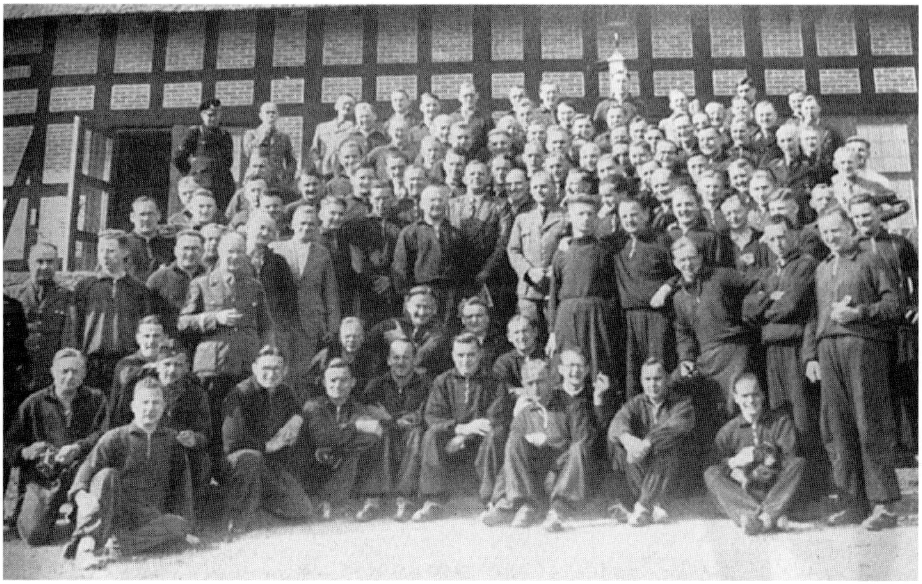

Alfred Rosenberg (Bildmitte) mit Teilnehmern eines Jungärzte-Lehrgangs in Alt Rehse 1936.

Dass neben der weltanschaulichen Schulung in Alt Rehse auch „rein medizinische Fragen zur Geltung kommen und bisher vernachlässigte Fragen behandelt werden“[239] sollten, wurde damit begründet, dass „die Universitäten auch bei mehr oder weniger gutem Willen nicht in der Lage (seien), diese Probleme in dem jungen Arzte entsprechend fruchtbringend zur Entwicklung zu bringen“[240]. Schaut man sich diese „rein medizinischen Fragen“ näher an, so wird deutlich, dass hier nicht etwa medizinisch-klinische Fragen im engeren Sinne verhandelt, sondern wiederum spezifische Themen der NS-Gesundheitspolitik oder auch wehrmedizinische Grundlagen vermittelt wurden. So ging es bei den „fachlichen“ Schulungen etwa um „Erbbiologie und Rassenpflege“, „Das Gesetz zur Verhütung erbkranken Nachwuchses“, „Sanitäts-Taktik“ und „Gasschutz“ oder auch „Naturheilkunde im Rahmen der Gesamtmedizin“.[241]

Für das letztgenannte Thema hatte Reichsärzteführer Dr. Wagner in „Erkenntnis der Wichtigkeit dieses Gebietes der Heilkunde (angeordnet) einen großen Heilpflanzenschaugarten anlegen zu lassen. Der Auftrag hierzu wurde der Arbeitsgemeinschaft für Heilpflanzenkunde an der Ludolf Krehl Klinik in Heidelberg gegeben.“[242] 1936/37 war das Projekt bereits so weit fortgeschritten, dass sich eine Mannschaft der Universität Heidelberg mit dem Thema „Eine Einführung in die Heilpflanzenkunde – Der Heilpflanzengarten der Führerschule der Deutschen Ärzteschaft in Alt Rehse“ am

239 Blome, Die Führerschule der deutschen Ärzteschaft in Alt-Rehse, S. 8.
240 Ebd.
241 Maibaum, Die Führerschule der deutschen Ärzteschaft, Anhang, S. 193ff., bes. S. 204.
242 Bundesarchiv Berlin: NS 38 III, B2–11.

Reichsberufswettkampf beteiligen konnte, aus dem sie als „Reichssieger" hervorging.[243] Mannschaftsführer war Otto Bäcker, der 1938 zu einem heilpflanzlichen Thema promovierte.[244] 1939 arbeitete Bäcker auf der Inneren Abteilung des Krankenhauses Schwabing bei Ernst Günther Schenck und war dabei auch auf der „Plantage" des Konzentrationslagers Dachau tätig.[245]

Zwischen 1936 und 1939 fanden mehr als 15 jeweils vierwöchige Lehrgänge für Jungärzte und Medizinalpraktikanten sowie für fortgeschrittene Medizinstudierende in Alt Rehse statt, was in etwa einem Viertel der gesamten Lehrgangskapazitäten entspricht.[246] Die Zahl der Lehrgangsteilnehmer lag bei jeweils knapp 100 Ärzten, sodass in diesem Zeitraum etwas weniger als 1.500 junge Männer die Alt Rehser Schulungskurse durchlaufen haben dürften. Teilnehmerlisten der Jungärztekurse sind, soweit bekannt, nicht erhalten geblieben. Jedoch dürfte unter Einbeziehung einer bislang unbekannten Zahl junger Ärztinnen, die in besonderen Kursen ausgebildet wurden, das Gesamtbild einer durchschnittlich recht jungen Teilnehmerschaft noch schärfer hervortreten.

Jungarzt-Kurse in Alt Rehse[247]

1936	1937	1938	1939
8. März bis 4. April 1936	28. Februar bis 27. März 1937	3. März bis 30. März 1938	5. März bis 1. April 1939
3. Mai bis 30. Mai 1936	2. Mai bis 29. Mai 1937	4. April bis 30 April 1938	2. Mai bis 29. Mai 1939
4. Oktober bis 31. Oktober 1936	3. Oktober bis 30. Oktober 1937	4. Mai bis 31. Mai 1938	2. Oktober bis 29. Oktober 1939
	3. November bis 30. November 1937	2. Oktober bis 29. Oktober 1938	2. November bis 30. November 1939[5]
		3. November bis 30. November 1938	

243 Vgl. ebd.; vgl. auch: Wer wird Reichssieger?, in: Der Jungarzt 5 (1938), S. 1–5.

244 Vgl. Otto Bäcker, Die Aufarbeitung der Heilpflanzen unter Berücksichtigung der biologischen Verfahren. Eine Grundlage zur Heilpflanzenkunde (= Med. Diss. Heidelberg v. 30. Dez. 1938), Stollberg i. Erzgeb. 1937; vgl. auch: Otto Bäcker/Rudolf Lucaß, Der Kräutergarten. Ein Führer durch die spezielle Heilpflanzenkunde. Zugleich eine Zusammenstellung aller Heil- und Gewürzpflanzen, die auf deutschen Boden ihren natürlichen Standort haben oder angebaut werden können, hrsg. von der Deutschen Versuchsanstalt für Ernährung und Verpflegung G.m.b.H., Berlin, Berlin 1941.

245 Vgl. zu Schencks Tätigkeit und Rolle im Rahmen der Arbeitsgemeinschaft für Heilpflanzenkunde: Christoph Kopke, „Wir wollen die Gärtner des Volkes sein". Der Mediziner Ernst Günther Schenck, das Schwabinger Krankenhaus und das KZ Dachau, in: Oberbayerisches Archiv 131 (2007), S. 179–190; außerdem: Ernst Klee, Auschwitz, die NS-Medizin und ihre Opfer, Frankfurt am Main 1997, S. 179 ff.

246 Vgl. Maibaum, Die Führerschule der deutschen Ärzteschaft, S. 31; insgesamt lassen sich bislang 81 Schulungskurse in Alt Rehse nachweisen.

247 Eigene Zusammenstellung aus dem „Deutschen Ärzteblatt" und „Der Jungarzt"; ergänzt und bestätigt durch: Maibaum, Die Führerschule der deutschen Ärzteschaft, S. 31 ff.

1937 fanden außerdem eine Tagung der Reichsfachgruppe Medizin (10. bis 14. März 1937)[248], eine Arbeitstagung der Gauamtsleiter (unter Beteiligung der HJ-Gebietsärzte)[249] und eine Tagung der Jungarztobmänner und Verbindungsmänner (November 1937)[250] statt.

1938 wurden eine Frühjahrstagung der Reichsfachgruppe Medizin (Februar 1938)[251] und ein Wiederholungskurs für Jungärzte abgehalten, die bereits an einem der drei Lehrgänge in Alt Rehse 1936 teilgenommen hatten (18. August bis 3. September 1938).

1941 gab es noch einen Jungärztelehrgang (17. Oktober bis 19. Oktober 1941) und eine Tagung des Amtes für Gesundheit der HJ (Gebietsärzte und -Ärztinnen der HJ sowie die mit Sonderaufgaben in der Erweiterten Kinderlandverschickung beauftragten Ärzte und Ärztinnen).[252]

Seit 1936 waren darüber hinaus auch mindestens vier spezielle Lehrgänge für Ärztinnen durchgeführt worden, deren besonderer Schwerpunkt auf Fragen der Jugenderziehung gelegen hatte und an denen vor allem im BDM beschäftigte Ärztinnen teilgenommen hatten.[253] In einem Artikel der Zeitschrift „Die Ärztin" hieß es dazu: „Mit dieser Schulungswoche ist zum ersten Mal offiziell von Seiten unserer Standesführung der Tatsache Rechnung getragen, daß die Ärztinnen in Deutschland gebraucht werden, daß sie vollwertige Glieder der Volksgemeinschaft sind und daß sie, um das Beste für die Volksgemeinschaft leisten zu können, ebenso einer Schulung, einer Vertiefung ihres Wissens um politisch- und beruflich-weltanschauliche Dinge bedürfen, wie andere Berufsgruppen auch. [...] Es kann also Alt Rehse als Symbol des Umschwunges einer anfänglich unorganischen zu einer organischen Politik uns Ärztinnen gegenüber gelten."[254]

Gerade für die jungen Ärztinnen dürfte sich Alt Rehse als eine jener „tatsächlich verwirklichter Utopien" im Sinne Foucaults dargestellt haben,[255] indem das straffe Lehrgangsprogramm mit einer ausgewogenen Kombination von sportlichen und schulischen Elementen, aber auch Freizeit, Naturnähe, Gruppenerlebnis und weitgehender Befreiung von „typisch" weiblichen Pflichten als eine temporäre „Weltferne" wirkte. In Alt Rehse war es

248 Vgl. Friedrich Gauwerky, Die Reichsfachgruppe Medizin in der Führerschule Alt-Rehse, in: Deutsches Ärzteblatt 67 (1937), S. 375f.

249 N.N., Gauamtsleiter in Alt-Rehse, in: Ziel und Weg 7 (1937), S. 536f.

250 Vgl. Friedrich Gauwerky, Jungarztobmänner und Verbindungsmänner des NSD-Ärztebundes in Alt-Rehse, in: Der Jungarzt 5 (1938), S. 41f.

251 Vgl. Friedrich Gauwerky, Frühjahrstagung der Reichsfachgruppe Medizin in Alt-Rehse, in: Der Jungarzt 5 (1938), S. 89–92.

252 „In der Führerschule der deutschen Ärzteschaft in Alt-Rehse wurde eine Tagung der Gebietsärzte und Obergauärztinnen der Hitler-Jugend durchgeführt. Die Tagung stand unter Leitung des K-Chefs des Amtes für Gesundheit der Hitler-Jugend, Oberbannführer Dr. Liebenow. Der Reichsgesundheitsführer sprach über die schwebenden Fragen der Gesundheitspolitik unter besonderer Berücksichtigung der jugendärztlichen Fragen." (Die Gesundheitsführung, Jg. 1941, S. 376).

253 Vgl. Lore Heidepriem, Der erste Ärztinnenlehrgang in Alt-Rehse, in: Deutsches Ärzteblatt 66 (1936), S. 1056f.; vgl. auch: Maibaum, Die Führerschule der deutschen Ärzteschaft, S. 42, S. 52, S. 61.

254 Th. (wahrscheinlich: Lea Thimm), Alt-Rehse, in: Die Ärztin 12 (1936), S. 187.

255 Vgl. Kap 1 (Einführung) der vorliegenden Studie.

möglich, sich für einige Wochen dem „Alltag“ der nationalsozialistischen (Männer-)Gesellschaft weitgehend zu entziehen und in einem geschützten Raum die propagierten Vorstellungen und Werte von Kameradschaft und vorbildlichem Führertum mit dem Endziel einer konfliktfreien Gesellschaft wertvoller Individuen zu praktizieren, die künftig vermittelt und „vorgelebt“ werden sollten. An diesem eigens geschaffenen Ort schien auch die Höherentwicklung einfacher Ärztinnen und Ärzte zum Ideal des „Gesundheitsführers“ oder der „Gesundheitsführerin“ des Deutschen Volkes in greifbare Nähe gerückt.

Elemente des Jugendgesundheitsdienstes

Für Erika Geisler, zu Beginn des Krieges Abteilungsleiterin im Amt für Gesundheit der Reichsjugendführung, lag auf der Hand, dass die Ärzte und Ärztinnen im „Dritten Reich" ihre Persönlichkeit und Führungsbefähigung vor allem in der Gesundheitserziehung zu beweisen hatten, da „in einer verantwortungsbewußten persönlichen Gesundheitsführung mit die Entscheidung (liegt), ob die heute im Vordergrund des ärztlichen Interesses stehenden Verschleißkrankheiten und der durch sie bedingte Leistungsabfall eingeschränkt werden können"[1]. Die auf Dauer und Stetigkeit angelegte Gesundheitserziehung bildete jedoch nur eines von mehreren Aufgabengebieten des Gesundheitsdienstes der Hitler-Jugend. In ihrem 1942 erschienenen Beitrag systematisierte Geisler diese ärztlichen Tätigkeitsfelder in der HJ für junge Ärztinnen und Ärzte, die noch vor der Spezialisierung standen, aber auch für Führerinnen und Führer der Jugendorganisation, die mit Fragen der Gesundheitsführung in ihren Verbänden konfrontiert waren. Sie unterschied drei große inhaltliche Komplexe: die Jugendgesundheitssicherung, die Jugendgesundheitspflege und -erziehung sowie die Ärztliche Jugendkunde (jugendärztliche Forschung): Zu den Aufgaben der Gesundheitssicherung gehörte vor allem die gesundheitliche Betreuung („Erste Hilfe") der HJ-Angehörigen beim Dienst und allen sonstigen Veranstaltungen. Als typisch können die überwachenden Maßnahmen in Lagern, auf Fahrten, in Jugendherbergen, auf Sportplätzen und bei Massenveranstaltungen angesehen werden. Angeleitet von zumeist ehrenamtlich arbeitenden HJ-Ärzten oder auch Studierenden der Medizin, war die Jugendgesundheitssicherung das bevorzugte Einsatzgebiet von Feldscheren und Gesundheitsdienstmädeln. Diese Arbeit wurde etwa im Rahmen der erweiterten Kinderlandverschickung, der Wehrertüchtigungslager, der Sportveranstaltungen, der Landdienstlager und Jugendwohnheime 1939 als kriegswichtig eingestuft.

Die Jugendgesundheitspflege umfasste regelmäßige Reihenuntersuchungen, Gesundheitsappelle und Tauglichkeitsuntersuchungen – also alle prophylaktischen Maßnahmen, die der Erhaltung, Förderung und Wiederherstellung der Gesundheit dienten. Durch die Maßnahmen der Gesundheitspflege wurde potentiell für alle Kinder und Jugendlichen eine lückenlose Erfassung und Betreuung für die Dauer von zwölf Jahren (vom 6. bis 18. Lebensjahr) garantiert.

1 Geisler, Jugendarzt und Jugendführung, S. 18.

In der Jugendgesundheitserziehung sollte durch Belehrung, vor allem aber durch vorbildhaftes Verhalten der Führerinnen und Führer über die Sachgebiete Körperpflege, gesundes Wohnen, Kleidung, Ernährung, Alkohol- und Nikotingenuss sowie Geschlechtskrankheiten aufklärt und Schäden verhütet werden. Außerdem sollte hier die rassen- und bevölkerungspolitische Schulung erfolgen, für die der HJ-Arzt als berufener Mittler galt. Die Periodika der Hitler-Jugend und entsprechendes Schulungsmaterial zeigen, dass auf diesem Gebiet eine breite Aktivität entfaltet wurde. Die Durchführung der Gesundheitsbelehrung wurde noch zu Kriegszeiten als die wichtigste Aufgabe innerhalb der gesundheitsführenden Tätigkeit der Ärztinnen und Ärzte angesehen, da sie für die Erziehung gesunder, leistungsfähiger, willensstarker, einsatzbereiter, deutscher Menschen unabdingbar sei. Es wird allerdings darzustellen sein, dass im Verlauf des Krieges die Schulungsarbeit zunehmend auf Schwierigkeiten stieß, sowohl durch Probleme bei der praktischen Durchführung als auch aufgrund schwindender Motivation der Beteiligten. Dies lag nicht zuletzt daran, dass die sich verschlechternden Lebensbedingungen der Jugend mit der Verknappung von Gütern aller Art, Personalmangel und dem Verlust jeglicher lebensweltlichen Normalität die Sorge einer längerfristigen Gesundheitserziehung hinter akuten Problemen des (Über-)Lebens zurücktreten ließen.

Zu diesen drei hauptsächlichen Aufgabengebieten trat schließlich noch der Bereich der begleitenden jugendärztlichen Forschung, der durch die Gründung einer „Akademie" einen eigenen institutionellen Rahmen außerhalb der Universitäten erhalten sollte. Hier konnten die Ergebnisse der praktischen jugendärztlichen Tätigkeit in der Hitler-Jugend, aber auch in den Gesundheitsämtern (Reihenuntersuchungen) systematisch ausgewertet werden, die Erkenntnisse der wissenschaftlichen Untersuchungen sollten wiederum der praktischen Arbeit in den Einheiten zugute kommen.

Gesundheitssicherung

„Vorposten im Gesundheitsdienst" – Feldschere und Gesundheitsdienstmädel in der Hitler-Jugend

Wurde der obligatorische Dienst in der Hitler-Jugend auch häufig als stupide Pflicht wahrgenommen,[2] so ist doch festzustellen, dass attraktive Angebote die Motivation der Kinder und Jugendlichen bedeutend erhöhten, regelmäßig an den wöchentlichen Treffen teilzunehmen. Insbesondere in den Sondereinheiten der Jugendorganisation (Marine-, Flieger-, Motor-, Nachrichten-HJ) eröffneten sich Möglichkeiten fordernder und fördernder Freizeitgestaltung,[3] die jenseits von Familie, Schule und betrieblicher Aus-

2 Einen bibliografischen Überblick zu „lebensgeschichtlichen Texten" von Angehörigen der HJ-Generation die Jahre 1933–1945 betreffend bietet: Heinz Schreckenberg, Erziehung, Lebenswelt und Kriegseinsatz der deutschen Jugend unter Hitler. Anmerkungen zur Literatur (= Geschichte der Jugend, Bd. 25), Münster u. a. 2001, S. 440–456.
3 Vgl. ausführlich: Buddrus, Totale Erziehung für den totalen Krieg, T. 1, S. 186ff.

bildung auch Chancen der Orientierung und Qualifizierung in zukunftsträchtigen, zumeist technischen Bereichen boten. Gerade in den Sondereinheiten war letztlich der Dienst auf die Verwendung in den jeweiligen Einheiten der Wehrmacht hin angelegt und sollte daher von Beginn an die notwendigen Fähigkeiten vermitteln.[4]

Entsprechendes kann auch für das Feldscher- und Gesundheitsdienstmädelwesen festgestellt werden, das zwar nicht ausdrücklich zu den Sondereinheiten gerechnet wurde, mit der Zeit jedoch zunehmend als Vorbereitung, wenn nicht gar als Voraussetzung einer Ausbildung in Gesundheits- und Sozialberufen oder sogar eines Medizinstudiums sowie für eine sanitätsdienstliche Verwendung im Heer, in der Luftwaffe oder der Marine aufgefasst wurde.[5] So heißt es unter dem Titel „Junge Eysenbärthe? Nein: HJ-Feldschere!" in einem Beitrag der Zeitschrift „Junge Welt" von 1941: „Vor fünfundzwanzig Jahren, also zur Zeit des Weltkrieges, hatten wir noch keinen Gesundheitsdienst der Jugend; damals konnte die Jugend der Wehrmacht noch keinen ausgebildeten Nachwuchs zur Verfügung stellen. Heute ist das anders. So, wie unsere Kameraden von der MHJ. (Marine-HJ, d. Verf.) zur Kriegsmarine gehen, unsere Flieger-Hitlerjungen zur Luftwaffe und die motorisierten Truppenteile ihren Nachwuchs aus den Motorgefolgschaften bekommen, so gehen unsere Feldschere später einmal alle zur Sanitätstruppe."[6]

Bereits bei der Beantragung des Dienstranges eines Oberfeldschers war dementsprechend zu berücksichtigen, dass „der Oberfeldscher in der Hitler-Jugend der zukünftige HJ.-Arzt, HJ.-Zahnarzt oder HJ.-Apotheker sein" und nach Beendigung seiner Berufsausbildung seinen Dienst in der Hitler-Jugend versehen sollte. Für den betreffenden „Jugendgenossen" wurde deshalb gefordert: Er „muß bereit sein, sich rückhaltlos für den Nationalsozialismus einzusetzen, er muß zumindest das HJ.-Leistungsabzeichen seiner Altersklasse besitzen und regelmäßige Leibesübungen betreiben, er muß bewiesen haben, daß er Führereigenschaften hat und einsatzbereit ist"[7].

Darüber hinaus sollten die HJ-Ärzte „aus den Reihen der ihnen zur Seite stehenden HJ.-Feldschere die für den Arztberuf sich eignenden jungen Kameraden nicht nur weiter in die medizinische Wissenschaft einführen, sondern ihnen auch durch ihr Zeugnis das vom Reichsärzteführer für HJ.-

4 Die Sondereinheiten sollten zwei Aufgaben erfüllen: „Die erste ist, für einzelne Wehrmachtsteile die körperlich, geistig und charakterlich geeigneten Jungen auszulesen. Die andere ist, sie vorzubilden." (Helmut Stellrecht, Die Wehrerziehung der deutschen Jugend, Berlin 1936, S. 137).

5 Eine Zeitzeugin berichtete: „Ich wollte eigentlich gerne Ärztin werden und habe deshalb auch mein erstes Praktikum im Gesundheitsdienst gemacht. Ich hatte auch schon in den Schulferien der Amtsärztin bei Reihenuntersuchungen geholfen und im Gesundheitsamt in Kassel bei einem praktischen Arzt in der Praxis gearbeitet." (Hering/Schilde, Das BDM-Werk „Glaube und Schönheit", S. 145).

6 N.N. (Erika Geisler), Junge Eysenbärthe? Nein: HJ-Feldschere! Ausgebildet und bewährt!, in: Junge Welt 3 (1941), S. 3.

7 Reichsjugendführung (Hrsg.), Gesundheitsvorschrift der Hitler-Jugend (Dienstvorschrift der Hitler-Jugend), Berlin 1939, S. 15.

Feldschere ausgesetzte Stipendium“[8] erwirken. Gleiches galt für die jungen Ärztinnen: „Schon in der Jugendorganisation müssen wir Ärztinnen uns dafür einsetzen, daß hier eine Auslese von Mädeln für unsere spätere Berufsarbeit getroffen wird. Nur das fähigste, einsatzbereiteste, politisch und charakterlich zuverlässigste Mädel, das sich im Gesundheitsdienst des BDM bewährt hat, wird den späteren Aufgaben der Ärztin gerecht werden. Die Führerin des BDM hat in Zukunft in Zusammenarbeit mit der Ärztin diese Auslese zu treffen und nur das Mädel auszuwählen, das sich fachlich und haltungsmäßig bewährt hat.“[9]

Aufbau und Entwicklung des HJ-Sanitätsdienstes

Die Etablierung eines eigenen Sanitätsdienstes der Hitler-Jugend war nach 1933 die erste und vorrangige Aufgabe des Gesundheitsdienstes im Rahmen der NS-Jugendorganisation. Ihre konkrete Umsetzung ergab sich aus der selbst formulierten Zielstellung der HJ, „den bestehenden Gesundheitszustand der deutschen Jugend vor Gesundheitsstörungen durch den Dienst zu schützen und den Gesundheitszustand der Gesamtheit zu heben“[10]. Aufbauend auf Erfahrungen anlässlich des Reichsjugendtages Anfang Oktober 1932 in Potsdam – damals hatte noch die SA die Versorgung von mehreren Zehntausend Jugendlichen übernehmen müssen –, wurde nach der Machtergreifung der sogenannte truppenärztliche Dienst in der Abteilung V (Sanitäts- bzw. Arzt- und Feldscherwesen) der HJ-Zentrale organisatorisch zusammengefasst. 1934 ernannte Baldur von Schirach Karl-Walter Kondeyne zum Leiter des neu geschaffenen Amtes „Gesundheit“ in der Reichsjugendführung. Der SA-Arzt hatte sich durch die Organisation der medizinischen Betreuung des bis dahin „größten Aufmarsches des Nationalsozialismus“ in Potsdam empfohlen. Kondeyne gab nach seiner Berufung in die HJ-Zentrale seine allgemeinärztliche Praxis in Berlin auf und widmete sich als „Reichsinspekteur für das Gesundheitswesen des Deutschen Jungvolks“, später als „Leiter des Gesundheitsamtes der Reichsjugendführung“ und „Reichsarzt der HJ“ dem Aufbau einer HJ-Gesundheitsorganisation.

Eine wichtige Teilaufgabe und Voraussetzung des truppenärztlichen Dienstes war die Schulung von „Feldscheren“ der HJ und „Gesundheitsdienstmädeln“ des BDM. Das Feldscherabzeichen – eine rotgestickte Heilrune auf weißem, ovalem Tuch – durfte nur von den Jungen und Mädchen getragen werden, die die Prüfung vor einer vom Gebietsarzt im Einvernehmen mit dem Gebietsführer zu bestellenden Kommission bestanden hatten.[11] Die „bewusst deutsche“ Bezeichnung „Feldscher“ wurde an Stelle der

8 RJP, Nr. 2 (4.1.1939), Bl. 2.

9 Ursula Kuhlo, Das Referat Ärztinnen, in: Die Ärztin 16 (1940), S. 113ff., S. 115; dies., Der Gesundheitsdienst des BDM, in: Das Junge Deutschland 32 (1938), S. 86–89, S. 87.

10 Geisler, Jugendarzt und Jugendführung, S. 27.

11 Vgl. Verordnungsblatt der Reichsjugendführung (1. Jg.), 7. Okt. 1933, Nr. 229 (Betr. Feldscherabzeichen).

„hässlichen Dienstbezeichnungen ‚Sanitäter‘, ‚Sanitätshitlerjunge‘, ‚Sani‘ oder ähnliches“[12] als Dienstbezeichnung für Jungen gewählt, die eine entsprechende Ausbildung hinter sich gebracht hatten.[13]

Feldscher – Ausbildung und Einsatz

Die Ausbildung zum Feldscher erfolgte nach den Ausbildungsvorschriften der HJ-Gesundheitsordnung. In der Regel waren zwölf Doppelstunden zu absolvieren, danach wurde monatlich ein Wiederholungsabend angesetzt. Die Ausbildung beinhaltete Abschnitte zu Entwicklung, Aufbau und Lebensvorgängen des Menschen, Erb- und Rassenpflege, Gesundheitspflege, Erster Hilfe und Verbandlehre, Krankentransport und medizinischen Erfordernissen bei Marsch und Fahrt, Krankenpflege (BDM: Einführung in die Aufgaben der Krankenschwester), Hilfsdiensten bei Untersuchungen und Umgang mit Gesundheitsdienstmaterial.

Dank der Ausbildung sollten die Kinder und Jugendlichen in der Lage sein, sich bei Unfall und Krankheit richtig zu verhalten und Erste Hilfe zu leisten. Insbesondere große Aufmärsche sowie HJ-Lager wurden so mit den eigenen Kräften „sanitätsmäßig“[14] gesichert.

Als besonders geeignet für Aufgaben im Bereich des Gesundheitsdienstes galten naturgemäß Jugendliche, die bereits Bindungen zu Gesundheitsberufen aufwiesen, wie in der Ausbildung befindliche Dentisten, Pfleger, Drogisten, Heilgymnasten oder Krankenschwestern. Außerdem konnten Kandidaten und Kandidatinnen der Medizin sowie Medizinalpraktikanten und -praktikantinnen für eine hilfsärztliche Tätigkeit in HJ und BDM eingesetzt werden. Studierende der Medizin erhielten nach entsprechender Bewährung und wenn sie der Hitler-Jugend seit mindestens einem Jahr angehörten, den Rang eines „Oberfeldschers“; nach bestandenem Examen sollten sie möglichst als HJ-Ärzte verwendet werden. Zahnärzte waren unter Übernahme entsprechender Strukturen zuständig und verantwortlich für jährliche Gebiss-Untersuchungen, außerdem für die Belehrung und Propaganda im Bereich der Zahnpflege. Apotheker hatten für die Beschaffung, Verwaltung und Verteilung des Gesundheitsdienstmaterials zu sorgen und bildeten die HJ-Einheiten im Gasschutz aus.

Das „Gesundheitsdienstmaterial“ galt als Teil des „Vermögens der NSDAP“ und war ausschließlich für Zwecke der HJ zu verwenden. Als Mindestausrüstung galt ein Verbandpäckchen, das jeder Junge und jedes Mädel bei sich hatte. Die Feldschere trugen jeweils Koppeltaschen oder auch Tornister mit weiterem medizinischen Material, die Feldschereinheiten verfügten je nach Größe über Ausrüstung in Kisten sowie über Zelte und

12 Paul Mühlenkamp, Gesundheitsführung der Hitlerjugend. Vortrag, gehalten am 21. Juni 1937 in der Tonhalle zu Düsseldorf, in: Deutsches Ärzteblatt 67 (1937), S. 969ff., S. 969. RAR: Paul Mühlenkamp, Jg. 1906, App. 1932, Kinderarzt und Gebietsarzt der HJ in Düsseldorf.

13 Vgl. Verordnungsblatt der Reichsjugendführung (1. Jg.), 7. Okt. 1933, Nr. 227 (Betr. Feldscher).

14 Mühlenkamp, Gesundheitsführung der Hitlerjugend, S. 969f.

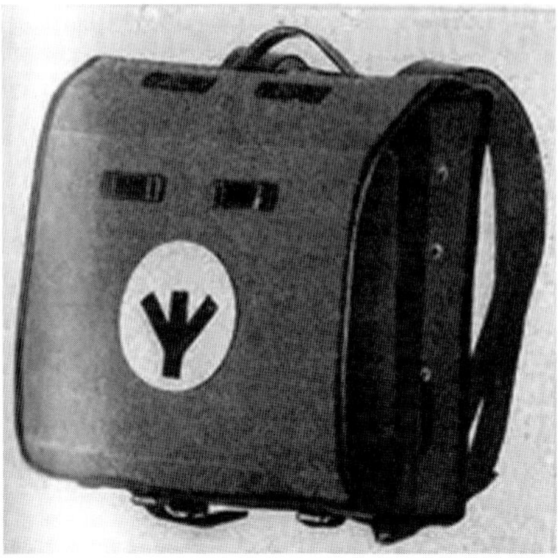

Tornister mit Feldscherabzeichen.

Tragen; große Einheiten auch über einen „Gesundheitsdienst-Autozug, ausgerüstet mit genügend Material, um eine fliegende Station zur Sicherung von etwa 5.000 Kindern und Jugendlichen aufbauen zu können“[15]. Feldschereinheiten wurden vor allem in großen Städten als Sonderformationen aufgestellt, um für den Gesundheitsdienst jederzeit eingearbeitete und einsatzbereite Feldschere stellen zu können, deren Anzahl sich nach der Größe des Standortes richtete.[16] Eine Feldschereinheit bestand aus dem (HJ-)Führer, einem als Ausbilder abgestellten HJ-Arzt oder HJ-Hilfsarzt, einem für das Material verantwortlichen Apotheker, Hilfsapotheker oder Feldscher, einem für die Verwaltung der Geldgeschäfte verantwortlichen „Jugendgenossen“, den Feldscheren und den in Ausbildung begriffenen „Jugendgenossen“. Der Dienstplan der Feldschereinheiten sah wöchentlich einen Abend mit Leibesübungen,[17] monatlich zwei Heimabende mit weltanschaulicher Schulung und zwei Abende mit Feldscherausbildung vor. An einem Sonntag im Monat fand Sport unter besonderer Berücksichtigung des Feldscherdienstes im Gelände statt. Außerdem existierten in einigen HJ-Gebieten besondere Feldscherschulen, an denen Mädchen und Jungen der HJ für ihre Aufgaben in der Gesundheitsführung und der Leibeserziehung ausgebildet werden sollten. Eine solche Schule wurde 1939 etwa für Sach-

15 Reichsjugendführung (Hrsg.), Gesundheitsvorschrift der Hitler-Jugend, Berlin 1939, S. 17.

16 So heißt es in einem Bannbefehl aus Berlin: „Anforderung von Feldscheren. Zu Fahrten und Lager müssen mindestens eine Woche vor Antritt von den Einheiten bei der Feldscherschar Feldschere angefordert werden. Desgleichen ist in der Anforderung mitzuteilen, um was es sich für einen Dienst handelt und wie lange dieser dauert.“ (Hitler-Jugend Bann 6 (Wedding-Reinickendorf) „Walter Wagnitz“ vom 15. Okt. 1937, Bl. 6 (Landesarchiv Berlin: A Rep. 244–02, Nr. 1)). Vgl. auch: Reichsjugendführung (Hrsg.), Ausbildungsvorschrift der Hitler-Jugend, Berlin 1939, S. 22ff.

17 Gegebenenfalls unter besonderer Berücksichtigung des Rettungsschwimmens oder des Rettungsdienstes im Gebirge.

sen durch den Gebietsarzt der HJ, Bannführer (Hugo) Rüdiger[18], in Leipzig eröffnet. Sie bot Raum für jeweils 35 Kursteilnehmer, die während der dreiwöchigen Kurse dort auch untergebracht und verpflegt wurden.[19] Leiter der Schule war Friedrich Trendtel[20].

Für die Fähnlein des Jungvolks und die Jungmädelgruppen waren jeweils drei Feldschere bzw. Gesundheitsdienstmädel vorgesehen. Sie wurden von Feldscherführern und Gesundheitsdienstmädelführerinnen geführt, die entsprechende Dienstränge als HJ-Führer bzw. BDM-Führerinnen bekleideten. Feldschere des Jungvolks sollten mindestens 13 Jahre alt sein. Sie durften ihre Funktion auch noch nach dem Übertritt in die Hitler-Jugend mit 14 Jahren ausüben. Höhere Feldscherdienstgrade (Stabs-, Gebiets-, Bannfeldscher) mussten mindestens 14 Jahre alt sein. Bei den Mädchen sollten möglichst Gesundheitsdienstmädel des BDM bei den Jungmädeln Dienst tun.

Feldschere und Gesundheitsdienstmädel wurden in den unteren Einheiten vor allem auch bei der praktischen Durchführung des Gesundheitsdienstes (Reihenuntersuchungen, Impfungen) zur Unterstützung der meist ehrenamtlich tätigen Jungärzte eingesetzt. Als „Vorposten" des Gesundheitsdienstes sollten sie aber nicht nur „den HJ.-Ärzten und BDM.-Ärztinnen die große Verantwortung, die in der Erhaltung der Gesundheit unserer Jugend liegt, tragen helfen", sondern sich darüber hinaus auch „durch Belehrung und persönliches Beispiel [...] bei der Erziehung der Jungen und Mädchen zu einer gesunden Lebensführung einsetzen". Als Voraussetzung dafür galt die Kenntnis des Menschen „in seinem Aufbau und in seinen Lebensvorgängen sowie der Grundsätze nationalsozialistischer Gesundheitsführung". Auf diese Grundsätze sowie auf die praktischen Erfordernisse der Gesundheitssicherung waren auch die Ausbildungsvorschriften ausgelegt. Die Gesundheitsdienstmädel etwa sollten nicht nur über den Bau und die Lebensvorgänge des Menschen und die „Entwicklung des Lebens" informiert sein, sondern sich außerdem Kenntnisse über Körperpflege (Hautpflege, Pflege der Haare und Nägel, Zahnpflege, Schlaf), Kleidung, Wohnung, Ernährung und Leistungen (im Beruf, auf Fahrt, beim Sport) aneignen und vermitteln. Im Rahmen der Ersten Hilfe sollten sie Verletzungen (Wunden, Blutungen und ihre Versorgung, stumpfe Prellungen, Verletzungen der Knochen und Gelenke, Fremdkörper in Auge, Ohr, Schlund und Nase) versorgen und wichtige allgemeine Krankheitserscheinungen erkennen und deuten können. Im Einzelnen wurden unter dem Stichwort „Kunst des Helfens" Fertigkeiten in den Bereichen Wiederbelebung durch künstliche Atmung,

18 RAR: Hugo Rüdiger, geb. 11.4.1898, Bestallung 1923; NSDAP seit 1930; Direktor der Staatsakademie für Rassen- und Gesundheitspflege, Dresden.

19 Vgl. Die Gesundheitsführung „Ziel und Weg", Jg. 1939, S. 74 (Aktuelle Rundschau).

20 RAR: Friedrich Trendtel, geb. 1902, Med. Rat; Dr. med; Bestallung 1925; zunächst am Staatl. Gesundheitsamt Unna/Westf.; 1939 Gesundheitsamt Leipzig; 1943 Medizinalrat und Amtsarzt in Schwerin/Mecklenburg.

Verbände und ihre Anwendung, Pflege und Verwendung des Gesundheitsdienstmaterials, Krankenpflege sowie Krankentransport gefordert.[21]

Die genannten und weitere Aufgaben der Mädchen beim Sport, auf Fahrten, in den Lagern, in Haushaltungsschulen, Führerinnenschulen und Landdienstlagern wurden entsprechend der NS-Ideologie und des daraus resultierenden Frauenbildes gerechtfertigt: „Im Sinne der Leistungsfähigkeit und Leistungssteigerung des gesamten Volkes muß ich an der Stelle stehen, an der ich auf Grund meiner Anlagen und Eigenschaften das Beste leisten kann, und mich bemühen, durch planmäßiges Üben und durch eine gesunde Lebenshaltung bis ins hohe Alter meine Leistungsfähigkeit zu erhalten. [...] Die Berufsleistungen von Mädeln sind nur sinnvoll, wenn sie der körperlichen und seelischen Eigenart der Mädel entsprechen. In seelischer Hinsicht sind es die Arbeitsgebiete, die der persönlichen Gestaltungsfähigkeit des Mädels freien Spielraum lassen – die künstlerischen und kunstgewerblichen und auch die sozialen und pflegerischen Berufe."[22]

Nach Kriegsbeginn wurde für alle 16-jährigen Mädel des BDM eine Gesundheitsdienstausbildung von zwölf Doppelstunden obligatorisch, mit der das „Wissen von der Biologie des Menschen und richtiges Helfen bei Verletzungen und Krankheit zu einem selbstverständlichen Besitz jedes Mädels" werden sollte. Ausdrücklich hob Erika Geisler, damals Abteilungsleiterin im Amt für Gesundheit der Reichsjugendführung, auf die „die praktischen Verwertungsmöglichkeiten" der Gesundheitsdienstausbildung auch außerhalb der HJ ab.[23]

Besondere Regelungen galten für die nach der Gründung des BDM-Werks „Glaube und Schönheit"[24] 1938 ins Leben gerufenen Arbeitsgemeinschaften „Gesundheitsdienst im BDM-Werk ‚Glaube und Schönheit'". Unter der Leitung von Ärztinnen oder Gesundheitsdienstmädel-Führerinnen konnten hierzu Medizin-, Zahnmedizin- und Pharmaziestudentinnen herangezogen werden, ebenso Heilgymnastinnen, medizinisch-technische Assistentinnen und Laborantinnen. Den Arbeitsgemeinschaften sollten alle Gesundheitsdienstmädel und Gesundheitsdienstmädel-Führerinnen des BDM und der Jungmädel angehören, die zwischen 17 und 21 Jahre alt waren. Diese Mädchen und jungen Frauen betreuten weiterhin ihre Einheiten und nahmen in den Arbeitsgemeinschaften an wöchentlichen Fortbildungen zum Thema „Gesunde Lebensführung" teil. Im ersten Jahr umfassten diese jeweils vier Monate Grundausbildung, Unterricht in den Bereichen „Gesundheit

21 Reichsjugendführung (Hrsg.), Ausbildungsvorschrift der Hitler-Jugend, Berlin 1939; vgl. auch: Reichsjugendführung (Hrsg.), Ausbildungsvorschrift der Hitler-Jugend: Der Gesundheitsdienst der Hitler-Jugend (HJ, DJ), 2. Ausg. Berlin 1941. Der Aufbau des Büchleins entspricht dem der Ausgabe für Mädel, wobei die Spezifika für Jungen (Feldschere) zu beachten sind. Der Abschnitt Wasserrettung ist ausführlich und nur bei den Jungen eingefügt, ebenso der Abschnitt Krankentransport als Aufgabe des Feldschers. Vgl. ebd., S. 160.

22 Reichsjugendführung (Hrsg.), Ausbildungsvorschrift der Hitler-Jugend, Berlin 1939, S. 74ff.

23 Geisler, Jugendarzt und Jugendführung, S. 55.

24 In dem BDM-Werk „Glaube und Schönheit" wurden die 18- bis 21-jährigen deutschen, d.h. „reinrassigen" arischen Mädchen und unverheirateten Frauen organisatorisch zusammengeschlossen. Dem Werk gehörten etwa 400.000 weibliche Jugendliche an. Vgl. Hering/Schilde, Das BDM-Werk „Glaube und Schönheit", S. 9 und S. 37ff.

durch Körperpflege, Schönheitspflege, Kleidung und gesundes Wohnen" sowie Lehreinheiten zu den Themen „Gesundheit durch neuzeitliche Ernährung, verbunden mit praktischen Kochkursen, auch für die Diätküche und Krankenkost".[25] Im zweiten Jahr wurden die Grundkenntnisse vertieft und je vier Monate aufgewandt für die Themen Gesundheit durch Leibesübungen, Gymnastik verbunden mit praktischen Übungen (Ausgleichssport für Stadtmädel und Landmädel), Gesundheits- und Mädelbetriebsarbeit in Stadt und Land, verbunden mit Betriebsbesichtigungen und dem Thema gesundes Mädel, gesundes Volk.

Neben der Ausbildung wurde immer auch der praktische Gesundheitsdienst in den Einheiten aufrechterhalten. Dazu gehörte die Teilnahme an den Sommerlagern des BDM und der Jungmädel, die Sicherung von Großfahrten und Sportfesten sowie die Teilnahme am Sport der Jungmädel und des BDM. Die Ärztinnen hatten sich neben der Fortbildung in rein medizinischen Dingen auch mit allen Aspekten der Gesundheitsführung, und zwar einschließlich der Bevölkerungs- und Rassenpolitik, vertraut zu halten. 1943 sollen reichsweit mehr als 1.700 Gesundheitsdienst-Arbeitsgemeinschaften bestanden haben.[26]

HJ-Gesundheitsdienst und Deutsches Rotes Kreuz

Darüber hinaus arbeiteten gerade auch die Arbeitsgemeinschaften des Werks „Glaube und Schönheit" eng mit dem Deutschen Roten Kreuz zusammen, das als wichtigste Organisation des Deutschen Reiches für die Ausbildung von medizinischen Laienkräften und ihren Einsatz für Kriegsaufgaben und im Katastrophenschutz zu gelten hat. Richtlinien vom 21. April 1942 regelten die Zusammenarbeit zwischen dem DRK und der Reichsjugendführung. Demnach stellte das Rote Kreuz der Hitler-Jugend Lehrkräfte, Lehrmaterial und Einrichtungen für die Ausbildung kostenlos zur Verfügung; außerdem erkannte es die Ausbildung der Feldschere und der Gesundheitsdienstmädel als gleichwertig mit der Grundausbildung des DRK an. Im Gegenzug wurde den aus der HJ ausscheidenden Feldscheren und Gesundheitsdienstmädeln der Eintritt in das DRK nahegelegt, das damit einen bereits vorgebildeten Nachwuchs gewann. Obligatorisch wurden alle Gesundheitsdienstmädel zwischen 17 und 21 Jahren (also Angehörige des BDM-Werks „Glaube und Schönheit") für die Dauer von drei Monaten zur Ausbildung als Schwesternhelferinnen zum DRK abkommandiert, auch danach nahmen sie noch einmal monatlich an der Fortbildung teil und standen dem DRK für dringende Einsätze zur Verfügung.[27]

Diese Kooperation mit dem DRK bestand im Übrigen bereits seit den Anfängen des „Dritten Reiches" und kann als paradigmatisch für die Durchsetzung des Anspruchs der HJ gelten, einzige und allumfassende Ju-

25 Ebd., S. 26.
26 Vgl. ebd., S. 47.
27 Vgl. Geisler, Jugendarzt und Jugendführung, S. 56.

gendorganisation zu sein.[28] Ausgangspunkt der Zusammenarbeit war die Erste-Hilfe-Ausbildung von Mädchen im BDM durch das Rote Kreuz gewesen. Diese Schulungen waren zwar von der Reichsjugendführung der NSDAP begrüßt worden, doch hatte man gleichzeitig verlangt, die oft geübte DRK-Praxis zu unterbinden, nur diejenigen Mädchen auszubilden, die später ins DRK eintreten wollten.[29] Das DRK seinerseits war aus Gründen der Nachwuchsrekrutierung daran interessiert, an der Erste-Hilfe-Ausbildung festzuhalten und strebte eine entsprechende Vereinbarung mit der Reichsjugendführung an.[30] Die Verhandlungen dazu hatten auf Drängen des Reichsministeriums des Innern Ende Februar 1934 begonnen.[31] Allerdings trat das entsprechende Abkommen erst 20 Monate später, am 1. Oktober 1935, in Kraft.[32] Das DRK stellte damit seine eigenständige Jugendarbeit zugunsten der HJ und des BDM ein. Es löste seine Jugendgruppen auf und bekam stattdessen ein jährliches Kontingent an Nachwuchskräften von den NSDAP-Organisationen gestellt. Dafür unterrichteten DRK-Angehörige auf Anforderung der Parteijugendorganisationen Mitglieder der HJ und des BDM in Erster Hilfe.[33] Die Mitglieder der ehemaligen DRK-Jugendgruppen und -abteilungen hatten sich bis zum 15. Juni 1936 bei HJ und BDM zu melden.[34] Sie sollten dann in ihren neuen Organisationen eine Feldscherausbildung erhalten und zum Abschluss ihrer HJ- bzw. BDM-Zeit wieder in das DRK wechseln.[35] Durch ein weiteres, im März 1938 geschlossenes Abkommen wurden der HJ noch einmal Ausbildungskräfte und Einrichtungen des Roten Kreuzes zur Verfügung gestellt, in erster Linie zur fachlichen Ausbildung der HJ-Feldschere und BDM-Gesundheitsdienstmädel. Im Gegenzug sollte die HJ wiederum Sorge tragen, dass dem DRK „alljährlich aus ihren Reihen der nötige Nachwuchs zugeführt“[36] wurde. Forderungen für die Ausbildung angehender Ärztinnen im Luftschutzsanitätsdienst waren bereits seit 1936 erhoben worden. So sollten in den ersten sieben Semestern eine Qualifizierung zur „Helferin vom Roten Kreuz“ mit einem dreimonatigen Krankenhausdienst absolviert werden, deren erfolgreicher Abschluss

28 Vgl. Horst Seithe/Frauke Hagemann, Das Deutsche Rote Kreuz im Dritten Reich (1933–1939). Mit einem Abriß seiner Geschichte in der Weimarer Republik, Frankfurt 1993, S. 126ff.

29 Vgl. Schreiben der NSDAP-Reichsjugendführung, Abt. III an das RMdI, z. Hdn. Dr. Bartels vom 15.12.1933; in: Bundesarchiv Berlin, R 1501, Nr. 26257/1, Bl. 1.

30 Vgl. Stellungnahme Hocheisens vom 12.1.34, Bundesarchiv Berlin, R 1501, Nr. 26257/1, Bl. 3.

31 Vgl. Schreiben des RMdI an die Reichsjugendführung vom 15.2.1934, Bundesarchiv Berlin, R 1501, Nr. 26257/1, Bl. 4 und 5.

32 Vgl. Rundschreiben Nr. 417, in: Das DRK. Vereinsamtliche Nachrichten, Nr. 11, Nov. 1935, S. 79.

33 Vgl. ebd.

34 Vgl. Ausführungsbestimmungen zur Vereinbarung zwischen DRK und Reichsjugendführung, in: Bl. d. DRK, 15. Jg, 5 (1936), S. 213–216, hier S. 213.

35 Vgl. Ausführungsbestimmungen zur Vereinbarung zwischen DRK und Reichsjugendführung, in: Bl. d. DRK, 15. Jg, 5 (1936), S. 213–216, hier S. 213. Erneut festgeschrieben wurde dieser Komplex am 23.4.1942 in den Richtlinien für eine Zusammenarbeit zwischen der Reichsjugendführung der NSDAP und dem DRK, in: DRK-Verordnungsblatt 1942, F 55, Bl. 3.

36 HJ. als Träger der Jugendgesundheit. Vereinbarung zwischen Reichsjugendführer und Reichsärzteführer (RJP, Nr. 231 (1938), Bl. 2).

für die Zulassung zur ärztlichen Prüfung wichtig war.[37] Tatsächlich wurde im Sommer 1939 eine Absprache mit der Reichsjugendführung getroffen, wonach jährlich 25.000 in Erster Hilfe ausgebildete Mädchen des BDM nach Beendigung ihrer Jugenddienstpflicht an das DRK weitergeleitet werden sollten.[38] Hier dürften bereits die unmittelbaren Kriegsvorbereitungen eine Rolle gespielt haben, die auch an der Ausbildung von Studentinnen der Medizin im DRK erkennbar sind. Nach Kriegsbeginn wurde zur Gewährleistung der „wehrpolitischen und beruflich-praktischen Ausbildung der Studentinnen der Medizin" der Einsatz aller Medizinstudentinnen im Deutschen Roten Kreuz als wichtigster Organisation „für die Ausbildung von Laienkräften und ihren Einsatz für Kriegsaufgaben und im Katastrophenschutz" obligatorisch.[39] Der Reichsstudentenführer, der Reichsjugendführer und das Präsidium des DRK ordneten einvernehmlich „die Ausbildung aller Medizinstudentinnen zu Schwesternhelferinnen des DRK"[40] an, wobei sich der Einsatz auf die drei Abschnitte Vorstudienausbildung, Bereitschaftsdienst im vorklinischen Abschnitt und -einsatz als Ausbilderin im klinischen Studienabschnitt erstreckte. Achim Thom wertet diese und weitere Maßnahmen dahingehend, dass aus dem DRK „binnen weniger Jahre auch unter dem Einfluß der der NSDAP angehörenden Ärzte eine nationalsozialistische Sanitätshilfstruppe der Wehrmacht"[41] geworden war.

Der HJ-Sanitätsdienst im Zweiten Weltkrieg

Während des Zweiten Weltkriegs entwickelte sich der Bereich der Gesundheitssicherung in der Hitler-Jugend „zum operativ wichtigsten Arbeitsgebiet"[42] und galt – vor allem im Rahmen der Kinderlandverschickung sowie der Wehrertüchtigungs- und Landdienstlager – als kriegswichtig. 1942 führte Richard Liebenow, damals Reichsarzt der HJ, vor ausländischen Medizinern in Innsbruck über die Aufgaben der Feldschere und Gesundheitsdienstmädel im Krieg aus: „Feldschere sind das, was beim Militär die Sanitäts-Dienstgrade sind, die alle Verrichtungen durchzuführen haben, die nicht unbedingt der Arzt durchführen muß. [...] Wir schützen durch dieses Feldscherwesen und durch unsere Ärzte alle Einrichtungen, die die Hitler-Jugend hat. So haben wir nicht nur in den Adolf-Hitler-Schulen Revier- und Krankenstuben, wir haben das gleiche in den Jugendwohnheimen, in den

37 Vgl. Thom, Formen der Mitwirkung der deutschen Ärzteschaft, S. 19.

38 Vgl. Ausführungsbestimmung zu der Vereinbarung DRK und Reichsjugendführung vom 22.2.1938, in: DRK-Verordnungsblatt, F. 8, Aug. 1939, Bl. 10. Hiermit wurde die listenmäßige Meldung der weitergebildeten Mädchen an die DRK-Kreisstellen angeordnet. Die Entwicklung fand ihren Abschluss in den bereits genannten Richtlinien für die Zusammenarbeit zwischen Reichsjugendführung und DRK vom 23.4.1942 (DRK-Verordnungsblatt 1942, F 55, Bl. 3.). Danach erkannte das DRK die in HJ und BDM durchgeführte Erste-Hilfe-Ausbildung als Grundausbildung für das DRK an.

39 Vgl. Geisler, Jugendarzt und Jugendführung, S. 55.

40 Zs. für Ärztl. Fortbildung 38 (1941), S. 369.

41 Achim Thom, Formen der Mitwirkung, S. 17.

42 Buddrus, Totale Erziehung für den totalen Krieg, T. 2, S. 939.

Wehrertüchtigungslagern, in den Landdienstlagern und in den Erntelagern. Gesundheitsdienstvorschriften sorgen dafür, daß jeder Lagerführer und die Feldschere, die dort eingesetzt sind, wissen, was sie im Einzelfall zu machen haben, außerdem ist durch diese Gesundheitsvorschrift dafür gesorgt, daß der Gesundheitsdienst einheitlich und vorschriftsmäßig durchgeführt wird."[43] Und im gleichen Jahr stellte Erika Geisler fest, dass der Einsatz geschulter Feldschere, von denen angeblich 47.000 in der Hitler-Jugend stünden, eine „jederzeit sachgemäße Nothilfe"[44] ermögliche. Bei den Mädeln sei die Zahl von Hilfskräften zur Gesundheitssicherung in jedem Dienst sogar ungleich größer. 87.000 Gesundheitsdienstmädel seien im BDM vorhanden und da zudem jedes Mädel das BDM-Leistungsabzeichen erwerben solle, „für das außer einer niedrig bemessenen sportlichen Durchschnittsleistung ein Kurzkursus in Erster Hilfe gefordert wird"[45], sei die Zahl der in Hilfeleistung bei Unfällen und Krankheiten geschulten Mädel beachtlich groß, jedoch – so sei hinzuzufügen – nicht groß genug.

Um den dringenden Erfordernissen im zivilen und militärischen Bereich einigermaßen entsprechen zu können, wurde mit Erlass vom 11. März 1942 angeordnet, dass jede Einheit der Hitler-Jugend zehn Prozent ihrer Gesamtstärke für Zwecke der Feldscherausbildung zur Verfügung zu stellen habe. Wurde die vorgesehene Stärke nicht durch freiwillige Meldungen erreicht, so hatte der Führer eines Bannes die fehlenden Jugendlichen zu den Lehrgängen zu verpflichten, wobei der Feldscherdienst zusätzlich zu den sonstigen Diensten zu leisten war.[46] Mit dem Einsatz dieser Feldschere und Gesundheitsdienstmädel in Lazaretten, nach Bombenangriffen oder bei der Betreuung von Flüchtlingen wurden im Rahmen der totalen Kriegsführung schließlich auch staatliche und militärische Aufgaben auf die Jugendlichen übertragen, denen sie letztlich nicht oder nur zum Preis psychischer und physischer Überforderung gerecht werden konnten.

Gesundheitserziehung

Das „Jahr der Gesundheitspflicht" 1939 – Gesundsein als „Ehrensache"

Mit einem Themenheft der Zeitschrift „Das Junge Deutschland" wurden Anfang 1939 die Hitler-Jugend und die Öffentlichkeit, die man dafür zu interessieren hoffte, auf das „Jahr der Gesundheitspflicht" eingestimmt. In einem Aufruf Baldur von Schirachs hieß es unter der Parole „Ihr habt die Pflicht,

43 Richard Liebenow, Die Gesundheitsführung der Hitler-Jugend im Kriege, in: Aus deutscher Medizin. Ausländisch-deutsches Medizinertreffen Innsbruck 1942, hrsg. von der Auslandsabteilung der Reichsgesundheitsführung und dem Auslandsamt der Deutschen Dozentenschaft, Berlin/Wien 1944, S. 172–182, S. 180.

44 Geisler, Jugendarzt und Jugendführung , S. 55.

45 Ebd. 1938 war die Zahl mit angeblich 40.000 Gesundheitsdienstmädeln noch nicht halb so groß gewesen. Vgl. Ursula Kuhlo, Der Gesundheitsdienst des BDM, Das Junge Deutschland 32 (1938), S. 86ff., S. 86.

46 Vgl. Das junge Deutschland 36 (1942), S. 126 (Amtliche Nachrichten).

Das Junge Deutschland

Amtliches Organ des Jugendführers des Deutschen Reichs
Sozialpolitische Zeitschrift der deutschen Jugend

Nr. 1 Berlin, den 5. Januar 1939 33. Jahrgang

Ihr habt die Pflicht, gesund zu sein!

Die Parole des Jahres der Jugend 1939

Jugend Adolf Hitlers!

Das „Jahr der Verständigung" liegt abgeschlossen hinter uns. Viele Hunderttausende junger Ausländer haben während der vergangenen zwölf Monate Deutschland besucht, um die Schönheit unserer Lager und Sportveranstaltungen kennenzulernen. Viele von euch sind auf Auslandsfahrt in fremde Länder gegangen und haben dort mit der Jugend anderer Nationen Freundschaft geschlossen. Besonders herzlich gestaltete sich die freundschaftliche Zusammenarbeit zwischen der Hitler-Jugend und der Jugendorganisation des faschistischen Italiens. Der im „Jahr der Verständigung" erstmalig in größerem Umfang durchgeführte deutsch-japanische Jugendaustausch hat in beiden befreundeten Völkern lebhaften Widerhall gefunden. So können wir alle mit Befriedigung feststellen, daß unser Verständigungsjahr den erhofften Erfolg gebracht hat. Auch im neuen Jahr soll die Auslandsarbeit von 1938 mit allen Kräften fortgesetzt und weiterentwickelt werden.

Am ersten Neujahrstag des Großdeutschen Reiches blicken wir voll Dankbarkeit auf unseren Führer, der die Jugend der alten Ostmark und des Sudetenlandes befreite und heimholte in die Gemeinschaft, die seinen Namen trägt. Um dem Führer Freude zu machen, wollen wir das Jahr 1939 zur gesundheitlichen Ertüchtigung seiner Jugend verwenden. Es gilt, die Leistungsfähigkeit unseres Volkes durch vernünftige Lebensführung der jungen Generation zu erhöhen. Das könnt ihr, meine Kameradinnen und Kameraden, aus eigenem Willen vollbringen:

1. durch sportliche Arbeit an euch selbst und systematisch betriebene Leibesübungen;
2. durch Vermeidung solcher Genußmittel, die dem jugendlichen Organismus schweren Schaden zufügen.

Wenn eine geschmacklose Zigarettenreklame von einer neuen Rauchepoche faselt, denkt daran, daß sportliche (also in der Hitler-Jugend: dienstliche) Leistung und Nikotingenuß sich gegenseitig ausschließen.

Es soll in der Hitler-Jugend kein feierliches Alkohol- und Nikotinverbot ergehen. Ich halte das für überflüssig, zumal ihr alle im neuen Jahr dem Führer durch eigenen Entschluß zeigen sollt, daß ihr seinem Vorbild auch in eurem persönlichen Leben nachstreben wollt. Das Führerkorps der Hitler-Jugend wird euch dabei mit gutem Beispiel vorangehen.

Jungen und Mädel des Führers, ihr habt die Pflicht, gesund zu sein. Mit dieser Parole erkläre ich das Jahr der Jugend 1939 zum „Jahr der Gesundheitspflicht".

Baldur von Schirach.

Baldur von Schirach zur Parole des Jahres der Jugend 1939.

gesund zu sein“[47] in gewohnter Diktion: „Um dem Führer eine Freude zu machen, wollen wir das Jahr 1939 zur gesundheitlichen Ertüchtigung seiner Jugend verwenden. Es gilt, die Leistungsfähigkeit unseres Volkes durch vernünftige Lebensführung der jungen Generation zu erhöhen.“[48] Dieses Ziel, so von Schirach, sei durch „systematisch betriebene Leibesübungen“[49] und durch die Vermeidung solcher Genussmittel, die dem jugendlichen Organismus schweren Schaden zufügten, anzustreben und aus eigenem Willen zu erreichen.

Der Präsident des Reichsgesundheitsamtes, Hans Reiter, äußerte sich überschwänglich positiv über diese unmittelbare Verpflichtung der Jugendlichen auf das Ziel höchster Gesundheit des Volksganzen. Während nämlich, so Reiter, Gesetze und Einrichtungen sonst nur mittelbar über die im Gesundheitsdienst arbeitenden Menschen auf das Volk einwirkten, versuche „der Jugendführer des deutschen Volkes jeden jungen deutschen Volksgenossen persönlich zu treffen, ihn zum Mitarbeiter im Kampf um die Volksgesundheit zu machen, um den Gedanken der Gesundheitspflicht von der Jugend aus in das Volk zu tragen“[50]. Damit erhebe er die Jugend zur führenden Kraft des Kampfes und mache sie zum Erzieher und Vorbild für das übrige Volk. Karl-Walter Kondeyne, Arzt und Gebietsführer der HJ, wies ergänzend darauf hin, dass die Parole „Für dein Volk und die Zukunft des Reiches hast du die Pflicht, deinen Körper gesund zu halten und zu stählen!“ nicht nur jeden Einzelnen anspreche und persönlich verpflichte, sondern sich als politisches Argument auch zu einer allgemeinen sittlich-völkischen Forderung weite, der höchste Priorität einzuräumen sei. Deshalb habe am Anfang des Jahres der Gesundheitspflicht auch nicht der Gesundheitsappell, die ärztliche Untersuchung und jeweilige ärztliche Maßnahme gestanden, sondern die umfassende Aufklärung vor dem Forum der gesamten Öffent-

47 Die Parole war an sich nicht neu; vgl. Max von Gruber, Die Pflicht gesund zu sein, München 1909. Grubers Beitrag ging zurück auf einen Vortrag vor Studierenden der drei Hochschulen Münchens am 5. Mai 1909 und wurde von der Ortsgruppe München des Deutschen Bundes abstinenter Studenten herausgegeben: „Wenn wir uns die Gefahr vergegenwärtigen, die unser Vaterland beständig bedroht, dann wird uns klar, daß es keine wichtigere Aufgabe gibt, als sicher zu stellen, daß wie die Masse des Volkes, so auch die führende Klasse körperlich und geistig gesund ist und sich durch gesunden Nachwuchs ausreichend ergänzt.“ (Ebd., S. 6). Gruber führte vier „Momente“ an, die als „Ursachen des „Aussterbens“ insbesondere der städtischen Familien gelten könnten: 1. würde die körperliche Beschaffenheit und insbesondere die Fruchtbarkeit durch die übermäßige Entwicklung des Gehirns geschädigt; 2. sei die sitzende Lebensweise in geschlossenen Räum sowie Mangel an ausgiebiger Bewegung in Luft und Licht zu nennen, 3. der Alkoholmissbrauch und 4. die Geschlechtskrankheiten. Es handelt sich bei der beschworenen Gefahr (Degeneration und Aussterben), bei den Ursachen (städtische Lebensweise) und bei den Lösungsvorschlägen (Ertüchtigung, Abstinenz) um Grundmotive, die auch nach 1933 in der Diskussion um das Bestehen im Wettbewerb der Völker angeführt wurden. Gleiches gilt für Max von Grubers Ausruf: „Regelung der Kindererzeugung ist ein Gebot vernünftiger menschlicher Ordnung; bewusster Verzicht auf Kindererzeugung seitens der Normalen ein Verbrechen!“ (Ebd., S. 16).

48 Baldur von Schirach, Ihr habt die Pflicht, gesund zu sein! Die Parole des Jahres der Jugend 1939, in: Das Junge Deutschland. Amtliches Organ des Jugendführers des Deutschen Reichs 33 (1939), S. 1.

49 Ebd.

50 RJP, Nr. 34 (10.2.1939), Bl. 1.

lichkeit: „So wird die Bedeutung klar, welche die politische Aufklärung vor der ärztlichen Betreuung hat.“[51]

Günter Kaufmann, Chef des Presse- und Propagandaamts der Reichsjugendführung, erläuterte die Jahresparole, indem er zunächst den Kampf gegen den Nikotin- und Alkoholmissbrauch in den Vordergrund stellte, dann jedoch ausführte: „Da aber keine Arbeit der HJ. unter negativen Vorzeichen steht, wird die Bekämpfung der Genussgifte im Rahmen einer Aufklärungsarbeit über gesunde Ernährung, Körperpflege, sportliches und geistiges Leistungsvermögen usw. erfolgen.“[52] Demnach war vorgesehen, im Verlauf des Jahres zunächst das Führerkorps der HJ auf seine Aufklärungsarbeit vorzubereiten. HJ-Ärzte sollten außerdem die Eltern über Fragen der gesunden Entwicklung, Lebensführung und Ernährung ihrer Kinder informieren und dies mit einem Aufruf zur Mitarbeit bei der Aktion verbinden.[53] Im Bereich der Gesundheitssicherung war geplant, das Feldscherwesen der HJ-Formationen systematisch auszubauen. Ein erster Höhepunkt sollte dann ein „großer Gesundheitsappell“[54] der deutschen Jugend im Mai sein. Für die Durchführung der Sommerlager des Jahres 1939 machten es sich die HJ-Ärzte zur Aufgabe, über die zweckmäßigste Weise der Ernährung und der Erholung in den Sommermonaten aufzuklären. Außerdem sollte die sportliche Arbeit unter dem Gesichtspunkt der gesundheitlichen Erfordernisse der jungen Menschen ausgebaut werden; besonders zu fördern waren die körperlichen Ausgleichsübungen der werktätigen Jugend. Im Ergebnis aller Maßnahmen sollte die Erziehung der Jugend „eine gesunde Einstellung“ zu den Fragen der Lebensführung bewirken, wozu gesundes Essen ebenso gerechnet wurde wie das Verantwortungsgefühl im Umgang mit Tabak und Alkohol. In bezeichnender Metaphorik hieß es: „Im Bereich der Jugend gilt es, eine Schlacht zu schlagen. Die Aufgabe lautet: Das Feld ist von den Genussgiften rasch zu räumen. Die Vitamine sollen nachrücken!“[55]

Gesundheitspflicht und medizinische Wissenschaft

Von medizinisch-wissenschaftlicher Seite wurde zu den konkreten Problemen und Aufgaben der Gesundheitsführung im „Jahr der Gesundheitspflicht“ der Sammelband „Die Gesundheitsführung der Jugend“ beige-

51 RJP, Nr. 71 (25.3.1939), Bl. 2.

52 Günter Kaufmann, Jugendgesundheit und Leistungsvermögen. Zur Jahresparole 1939, in: Das Junge Deutschland 33 (1939), S. 2–6, S. 3.

53 Besonderer Schwerpunkt war die Förderung der Mundhygiene, um gegen die erheblichen Zahnschäden der Jugend anzugehen: „An Einzelvorstößen erwähnte der Reichsjugendführer lediglich noch den Kampf gegen die Zahnkaries, an deren Folgen, wie statistisch festgestellt wurde, im Abstand von sechs Jahren nicht weniger als zwei volle Armeekorps als wehruntüchtig ausfallen.“ (N. N., „Erziehung zur Gesundheit. Baldur von Schirach auf der Reichstagung des sozialen Amtes, in: Reichsjugendpressedienst (RJP), Nr. 9 (12.1.1939), Bl. 1 f.).

54 Jährliche reichsweite Gesundheitsappelle waren seit 1937 jeweils für die erste Aprilwoche vorgesehen. Vgl. Richard Hördemann, Ausbau der Gesundheitsführung der Jugend, in: Das Junge Deutschland 31 (1937), S. 385–388, S. 385.

55 RJP Nr. 5 vom 7. Januar 1939.

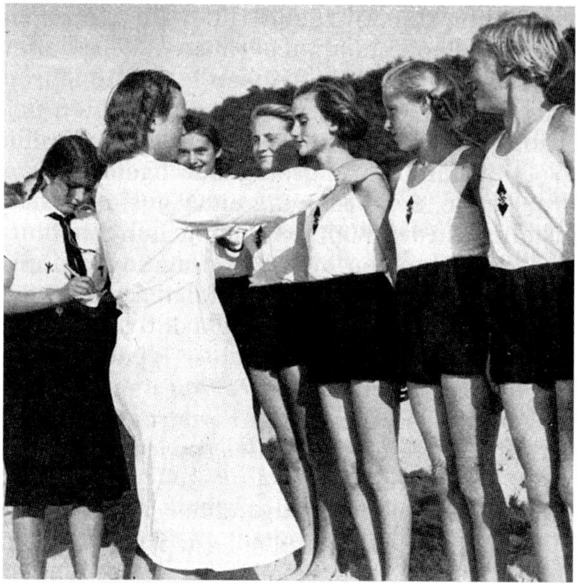

Gesundheitsappell im BDM.

Krankheiten wurde auch für die Hitler-Jugend eingeführt und fand zur Ausfüllung des jugendärztlichen Fragebogens regelmäßige Verwendung. Wie bei der Wehrmachtstabelle wurde außerdem die Tauglichkeit durch verschiedene Grade gekennzeichnet, bei der Jugendgesundheitspflege nach den Buchstaben P, A, B, U, L, Z.[64]

Die Spalte „P" diente zur Hervorhebung besonders günstiger Anlagen und wertvoller körperlicher und geistiger Befunde. In allen Fällen, wo die Untersuchten infolge wertvoller Anlagen zu fördern waren, wurde hier ein Vermerk angebracht, so etwa, wenn es sich um die Begutachtung zwecks Aufnahme in die Nationalpolitischen Erziehungsanstalten oder zur Überweisung in Sonderformationen handelte.[65]

In die Kategorie „A" fielen Befunde, die zwar die Leistungsfähigkeit nicht beeinträchtigen, jedoch so beschaffen waren, dass sie nicht einfach übergangen werden konnten. Unter „B" fasste man alle Befunde, die die Dienstfähigkeit nicht einschränkten, jedoch bereits die Leistungsfähigkeit herabmindern konnten (Längenwachstum, Pubertätsstruma, Mandelvergrößerungen, Hühner- und Trichterbrust etc.). In der Kategorie „L" wurden Fehler oder Krankheiten notiert, die allgemein nur zum leichteren Dienst befähigten, in die Kategorie „U" Krankheiten, die die Teilnahme an den Leibesübungen und am Außendienst ausschlossen. Die Kategorie „Z" bezeichnete schließlich Krankheiten und Fehler so schwerer Art, dass sie die Träger leistungsunfähig machten und Behandlungsbedürftigkeit bedingten. Als untauglich galten „Schwachsinnige, Psychopathen, Schizophrene, Manisch-

64 Vgl. Fehlertabelle für wehrärztliche Untersuchungen, Berlin 1936.
65 Vgl. Thiele, Erfahrungen bei der Durchführung der Jugendgesundheitspflege, S. 252.

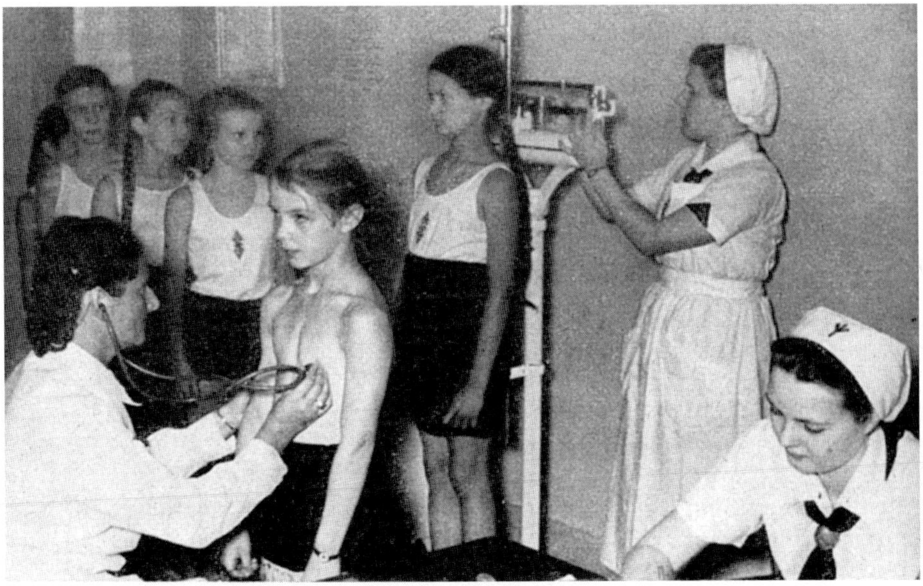

Reihenuntersuchung im BDM.

Depressive, Fallsüchtige, sexuell Abnorme, charakterlich Minderwertige und solche mit schweren Missbildungen und ernsten Nerven-, inneren und chirurgischen Erkrankungen", auch solche „mit erheblichen Störungen der Drüsen mit innerer Sekretion" und ernsten Erkrankungen des Rumpfes und des Bewegungsapparats sowie Jugendliche mit ansteckenden Hautkrankheiten oder Ekel erregenden Krankheiten und Tuberkulosekranke. „Schwachsinnige, Hilfsschüler und Hilfsschultypen" galten indes nicht von vornherein als untauglich. In diesen Fällen sollte vielmehr auch berücksichtigt werden, ob die Kinder in ihrer „sonstigen Haltung in Ordnung sind, d.h. sich im Leben bewähren"[66]. Wo Einheiten für Taubstumme und Sehgestörte bestanden (Bann „G", Bann „B"), wurden die betreffenden Jugendlichen zu besonderen Einheiten zusammengefasst, wo dies nicht der Fall war, wurden sie als untauglich zurückgewiesen.[67]

Neben der Beurteilung der körperlichen Leistungsfähigkeit dienten die Reihenuntersuchungen also einerseits der Veranlassung erforderlicher gesundheitsfördernder Maßnahmen bis hin zur Erholungsverschickung,

66 Ebd., S. 253f.

67 Vgl. Uwe Benke, Wie blind ist die blinde Hitlerjugend? Zur Geschichte der HJ an der Staatlichen Blindenanstalt Berlin-Steglitz in den Jahren 1933 bis 1935, in: Bezirksamt Steglitz von Berlin/Arbeitskreis Nationalsozialismus in Steglitz (Hrsg.), Steglitz im Dritten Reich. Beiträge zur Geschichte des Nationalsozialismus in Steglitz (= Stätten der Geschichte Berlins, Bd. 69), Berlin 1992, S. 196–205. Vgl. auch: Lothar Scharf, Gehörlose in der Hitlerjugend und Taubstummenanstalt Bayreuth. Zeitgeschichtliche Dokumentation der Jahre 1933–1945, Berlin 2004; Malin Büttner, Nicht minderwertig, sondern mindersinnig ... Der Bann G für Gehörgeschädigte in der Hitler-Jugend, Frankfurt am Main u.a. 2005.

andererseits aber auch der Aussonderung und Registrierung untauglicher Kinder, insbesondere bei der Feststellung einer erblichen Belastung. So wurde angestrebt, ein annähernd zutreffendes Urteil über die „Gesamtpersönlichkeit“ des Untersuchten zu gewinnen, um in kurzer Zeit das zu erfassen, „was wir als ‚psycho-physische Persönlichkeit‘ bezeichnen“[68]. Als Methode empfahl Kurt Hofmeier noch 1944, damals Direktor der Kinderklinik der Reichsuniversität Straßburg: „Betrachten und Fühlungnahme durch Unterhaltung, Messen und Wägen, körperliche Untersuchung, Ermittlung der Erb- und Familienverhältnisse, einfache Leistungsprüfung.“ Außerdem sollte der Arzt selbstverständlich vor der Untersuchung über Herkunft und soziale Verhältnisse, über Schulleistungen und „gegebenenfalls über das Verhalten im Rahmen der HJ“ unterrichtet worden sein.[69]

Gesundheitserziehung an der Basis: Heimabende der HJ

Für den Unterricht im Rahmen der sogenannten Heimabende der Hitler-Jugend wurden im Jahr der Gesundheitspflicht unter dem Obertitel „Gesundheitsaktion der Hitler-Jugend“ eine Reihe von Schulungsheften von der Reichsjugendführung bzw. von den Gebietsführungen herausgegeben, die den Führerinnen und Führern der HJ bis hinunter zu den Kameradschaftsführern und Mädelschaftsführerinnen als Aufklärungs- und Schulungsmaterial dienen sollten.[70] Titel wie „Goethe über das Rauchen und Biertrinken“[71], „Heute, da sehen wir mit Freude nicht mehr den bier- und trinkfesten Mann, sondern den wetterfesten jungen Mann“[72], „Ziel des Monats: Kein Pimpf ohne Zahnbürste!“[73] und „Ihr werdet ein gesundes Geschlecht sein, nicht erstickt in Büros und Fabrikräumen, sondern erzogen in Sonne und Luft“[74] stellen nur eine kleine Auswahl von zumeist kurzen Texten zur Gestaltung der wöchentlich abgehaltenen Heimabende dar. Zumeist wurden dabei auch die „10 Gebote“ repetiert, die den Jugendlichen als Essenz aller Pflichten und Bestimmungen zur Erhaltung und Förderung ihrer Gesundheit präsentiert wurden:

1. Dein Körper gehört deiner Nation, denn ihr verdankst du dein Dasein, du bist ihr für deinen Körper verantwortlich.
2. Du musst dich stets sauberhalten und deinen Körper pflegen und üben. Licht, Luft und Wasser helfen dir dabei.
3. Pflege deine Zähne. Auf ein kräftiges, gesundes Gebiß kannst du stolz sein.

68 Kurt Hofmeier, Die ärztliche Beurteilung Jugendlicher, in: Deutsches Ärzteblatt 74 (1944), S. 126–129, S. 126.

69 Ebd.

70 Vgl. Reichsjugendführung (Hrsg.), Du hast die Pflicht, gesund zu sein!, Berlin 1939 (Heft 1: Nikotin und Alkohol; Heft 2: Mund- und Zahnpflege; Heft 3: Gesund durch richtige Ernährung; Heft 4: Abhärtung durch Körperpflege; Heft 5: Reif werden – rein bleiben).

71 HJ Führerdienst Gebiet Pommern, Folge 6/I, Juni 1939, S. 23.

72 HJ Führerdienst Gebiet Köln-Aachen, Folge 5, Mai 1939, S. 1 (Zitat von A. Hitler).

73 HJ Führerdienst Gebiet Hamburg, Folge 5, März 1939, S. 3.

74 HJ Führerdienst Gebiet Baden, Folge 7 und 8 (Lagerausgabe), Juli 1939, S. 1.

4. Iß reichlich rohes Obst, rohe Salate und Gemüse, nachdem du sie gründlich mit sauberem Wasser gereinigt hast. Im Obst sind wertvolle Nährstoffe enthalten, die beim Kochen verlorengehen.
5. Trink flüssiges Obst. Laß den Kaffee den Kaffeetanten, du hast ihn nicht nötig.
6. Meide Alkohol und Nikotin, sie sind Gifte und hemmen dein Wachstum und deine Arbeitskraft.
7. Treibe Leibesübungen! Sie machen dich gesund und widerstandsfähig.
8. Du musst jede Nacht mindestens neun Stunden schlafen.
9. Übe dich in der Ersten Hilfe bei Unglücksfällen. Du kannst dadurch der Lebensretter deiner Kameraden werden.
10. Über all deinem Handeln steht das Wort: Du hast die Pflicht gesund zu sein.[75]

Darüber hinaus wurden im Rahmen der Gruppenabende auch die Grundsätze der Rassen- und Gesundheitspflege behandelt: Das Thema „Das Volk und sein Blutserbe“ war für das zweite Jahr der Zugehörigkeit zur Hitlerjugend (also bei den etwa 15-Jährigen) vorgesehen, wobei im Einzelnen „Beobachtungen aus der Natur“, „Gesetze der Vererbung“, „Blutsgemeinschaft Volk“ sowie „Reinerhaltung“, „Gesunderhaltung“ und „Vermehrung“ des Blutes vermittelt wurden.[76] Als Unterrichtsmaterial dienten hier Themenhefte der von der Reichsjugendführung (Amt für weltanschauliche Führung) herausgegebenen Schriftenreihe „Die Kameradschaft. Blätter für Heimabendgestaltung in der Hitler-Jugend“.[77]

Selbst die weltanschauliche Schulung in den Sommerlagern der HJ stand 1939, also in den Wochen unmittelbar vor Kriegsbeginn, unter dem Motto der Gesundheitspflicht. Unter Voranstellung einer sogenannten Tageslosung wurden die Kinder und Jugendlichen in den täglich abgehaltenen Schulungsstunden im Lager zur „weltanschaulichen Prüfung für das HJ-Leistungsabzeichen“ mit den Grundsätzen nationalsozialistischer Gesundheits- und Rassenpolitik „durch Vorlesen oder freie Erzählung“ konfrontiert. Die Losungen lauteten:
1. Alles Leben ist Kampf,
2. Nur gesunde Völker werden leben,
3. Du gehörst nicht dir, sondern der Nation,
4. Die Gefahr des Alkohols,
5. Der blaue Dunst der Männlichkeit,
6. Nur der Tüchtige hat Glück,
7. Das Jugendschutzgesetz,
8. Gesunde Jugend, gesundes Volk, starkes Deutschland.[78]

75 Abgedruckt etwa: Günter Kaufmann, Das kommende Deutschland. Die Erziehung der Jugend im Reich Adolf Hitlers, Berlin 1940, S. 89.
76 Vgl. Jahrgangschulungsplan in: Die Kameradschaft. Blätter für Heimabendgestaltung in der Hitler-Jugend, Ausgabe A, Folge 1 vom 28. September 1938, S. 8f.
77 Die Kameradschaft. Blätter für Heimabendgestaltung in der Hitler-Jugend, Ausgabe A, Folge 1–8 vom 28. September 1938–25. Januar 1939.
78 Die Kameradschaft. Lagerschulung 1939 (Sonderausgabe für die Sommerlager Mai 1939).

Zwei- bis dreiseitige Erläuterungen gaben den Führern der Hitlerjugend für die täglichen Schulungsstunden („am besten in den frühen Nachmittagsstunden") Argumente und Erklärungen zu den jeweiligen Tagesparolen. Darin wurden häufig tatsächliche oder vermeintliche Analogien aus der Natur („Gehen wir doch einmal durch einen Wald...") und aus der Geschichte („Die Kulturvölker des Altertums sind untergegangen, weil...") herangezogen und in schlichten Aussagesätzen als unumstößliche Wahrheiten präsentiert: „Alles Leben in der Natur ist Kampf." oder: „Nur gesunde Völker sind in der Lage, den Kampf um ihr Leben zu führen."

Zu den Losungen hieß es unter anderem: Zu 1.: „Auch im menschlichen Leben, in dem des einzelnen wie in dem der Völker, kann nur der Tüchtige Erfolg haben. Tüchtig und lebensfähig wird aber immer nur der sein, der gesund ist und seine Art rein erhält." Zu 2.: „Je weiter (der Mensch) sich der strengen Herrschaft der Naturgesetze entringt, [...] desto leichter ist es möglich, daß auch das Lebensuntüchtige am Leben erhalten wird und zur Fortpflanzung kommt. Wenn aber [...] die Kranken und Minderwertigen immer mehr zur Fortpflanzung kommen, dann droht den Völkern der Tod." Zu 3.: „Für die Kirche ist der Mensch lediglich ein ‚Seelenträger'. Die Intellektuellen machen aus dem Menschen den ‚Geistesakrobaten', und der Bolschewismus macht aus ihm ein ‚Stoffbündel'. Demgegenüber erleben wir im Nationalsozialismus wieder eine Ganzheitsschau des Menschen. [...] Je gesunder unser Volk ist an Leib, Geist und Seele, um so leistungsfähiger und stärker ist es. Je stärker wir aber sind, um so nachdrücklicher können wir von der Welt unser Lebensrecht verlangen und erkämpfen." Zu 6.: „Unsere Pflicht ist es, dass wir selbst für den Lebenskampf [...] gerüstet sind. Diese Pflicht aber können wir am besten damit erfüllen, daß wir dafür sorgen, daß unsere Körper abgehärtet, sportlich geübt und gesund sind." Zu 8.: „Unsere Pflicht ist es, dafür zu sorgen, daß das, was der Führer schuf, weitergetragen wird in alle Zukunft."[79]

Das Jugendschutzgesetz vom 1. Januar 1939

Der Beginn des „Jahres der Gesundheitspflicht" fiel zusammen mit dem Inkrafttreten des Jugendschutzgesetzes („Gesetz über Kinderarbeit und die Arbeitszeit der Jugendlichen") im Deutschen Reich,[80] dessen sozialpolitische Bestimmungen nach Meinung der zeitgenössischen Kommentatoren ebenso auf Sicherung und Begünstigung der Gesunden ausgerichtet waren wie die Maßnahmen der Gesundheitsführung. Das Jugendschutzgesetz wurde als „hervorragende Maßnahme der nationalen Gesundheitsführung"[81] ge-

79 Die Kameradschaft. Lagerschulung 1939, S. 30f.

80 Das Jugendschutzgesetz von April 1938 trat am 1. Jan. 1939 in Kraft; zur Entstehungsgeschichte aus zeitgenössischer Sicht vgl. Albert Müller, Der Weg zum Jugendschutzgesetz 1938, in: Das Junge Deutschland 32 (1938), S. 246–263.

81 „Damit tritt das Jugendschutzgesetz als weiteres Grundgesetz gleichwertig neben die nationalsozialistischen Erbpflege- und Rassengesetze." (Albert Müller, Gesundheit durch Jugendschutz, in: Das Junge Deutschland 33 (1939), S. 34ff., S. 34). Vgl. auch: Wolfgang Siebert,

würdigt. Folgerichtig hieß es in den Erläuterungen zur siebten der oben genannten Losungen: „‚Jugendschutz ist Volksschutz.‘ Alle Jugendlichen zu seelisch und körperlich gesunden Volksgenossen zu erziehen, ist völkische Notwendigkeit und nationalsozialistische Pflicht. Es ist der Wille der Reichsregierung, der deutschen Jugend Schutz und Förderung zuteil werden zu lassen und damit ihre Leistungsfähigkeit zu steigern.“[82]

Auch auf einer Reichstagung des Sozialen Amtes der Reichsjugendführung wurde das Inkrafttreten des Gesetzes von Arthur Axmann nicht nur unter die wesentlichen sozialpolitischen Fortschritte des Berichtsjahres gezählt, sondern auch in Beziehung gesetzt zum Jahr der Gesundheitspflicht, indem es, „soweit die betriebliche Arbeitsbeanspruchung infrage stehe, die Gesunderhaltung der Gesunden, die Bewahrung der biologischen Substanz, von der jede staatliche Arbeitsplanung ausgehen muß“, gewährleiste. Damit sei das Jugendschutzgesetz mittelbar auch ein Akt der Erziehung „zur pfleglichen Behandlung der jungen Lebenskraft, die für alle Leistungen der Zukunft die Grundlage und Begrenzung darstellt“.[83]

Die Regelungen des Gesetzes betrafen in erster Linie den Arbeits- und Gesundheitsschutz der werktätigen Jugend. Konkret wurde unter anderem das Schutzalter von 16 auf 18 Jahre erhöht, die Arbeitszeit auf acht Stunden täglich und nicht mehr als 48 Stunden in der Woche festgelegt und ein Nachtarbeitsverbot ausgesprochen. Jugendliche unter 16 Jahren sollten 15 Tage Urlaub im Jahr erhalten, ältere Jugendliche zwölf; die Urlaubszeit erhöhte sich auf bis zu 18 Werktage, wenn an einer Fahrt oder einem Lager der HJ teilgenommen wurde.[84] Für zahlreiche Vorschriften galten indes Einschränkungen und Ausnahmen, die während des Krieges regelmäßig angewendet wurden. So konnten insbesondere die Arbeitszeitregelungen relativ leicht ausgehebelt werden, sofern die Produktionsverhältnisse, das Gemeinwohl oder Notfälle es erforderlich machten.[85] Zahlreiche Bestimmungen waren ohnehin für Betriebe der Hauswirtschaft, der Landwirtschaft und des Gartenbaus sowie für Familienbetriebe nicht bindend. So wurde das Gesetz bereits mit der Parole „Elastische Durchführung des Jugendschutzgesetzes. Arbeitseinsatzlage bedingt Ausnahmen“[86] eingeführt. Ohnehin konnte über die eigentliche Motivation des Gesetzgebers kein Zweifel entstehen: „In richtiger Würdigung ihres Erziehungsauftrags“ machten Hitler-Jugend und die Deutsche Arbeitsfront dem „jungen Nachwuchs begreiflich“, dass die vom 1. Januar 1939 an geltenden Arbeitszeitbestimmungen „nicht für das bessere Vergnügen und Ausleben des einzelnen, sondern zur Gesunderhaltung und Kräftesammlung aller geschaffen wurden“.[87] Unter diesem Aspekt

Jugendschutzgesetz. Kommentar mit systematischer Einleitung (deutsche Jugendgesetze 1), Stuttgart/Berlin o.J. (1938).

82 Die Kameradschaft. Lagerschulung 1939, S. 26f.

83 RJP Nr. 9 vom 12. Januar 1939.

84 Vgl. Geisler, Jugendarzt und Jugendführung, S. 38.

85 Vgl. Artur Axmann, Der deutsche Jugendschutz. Ein Sieg der Beharrlichkeit, in: Das Junge Deutschland 32 (1938), S. 242–245.

86 RJP Nr. 6 vom 8./9. Januar 1939.

87 Müller, Gesundheit durch Jugendschutz, S. 35.

verstand Arthur Axmann das Jugendschutzgesetz in erster Linie als Beitrag zur (Selbst-)Erziehung der Jugend: „Die klare Kampfansage an alle Genussgifte, die Aufforderung zur vernünftigen Lebenshaltung, die kategorische Erklärung einer Gesundheitspflicht gibt dem Willen der Jugend Ausdruck, sich nicht nur behüten zu lassen, sondern selbst für sich zu sorgen."[88] Die Erziehung zur Gesundheit als eine totale Erziehung sei nicht auf Gegebenheiten und Notwendigkeiten des Augenblicks abgestellt; sie erfasse vielmehr den ganzen Menschen und pflege vor allem die Willenskräfte, die der gesunden Natürlichkeit zuneigten.

Alkohol und Nikotin

Auf die Selbsterziehung der Jugend setzte auch Baldur von Schirach, als er Mitte Januar 1939 erklärte, der Führer habe sich über die Neujahrsbotschaft des Jahres ganz besonders gefreut, und er – von Schirach – hoffe, ihm zum Jahresabschluss melden zu können, dass der Verbrauch an Alkohol und Nikotin, dank des vorbildlichen Einsatzes der Jugend, erheblich zurückgegangen sei.[89]

Es ist auffällig, dass bei dem Problem der Genussgifte wiederholt explizit darauf abgehoben wurde, dass diesbezüglich kein Zwang ausgeübt werden solle, sondern dass man sich auf die Einsicht und Verständigkeit der Jugendlichen verlasse – eine Haltung, die wohl auch auf der Erkenntnis beruhte, dass Repressionen ohnehin wirkungslos bleiben würden. So lässt auch der Bericht einer Tagung zum Thema „Volksgesundheit und Genussgifte" eine gewisse Hilflosigkeit in diesen Fragen erkennen. Die von der „Reichsstelle gegen den Alkoholmissbrauch" mit erheblichem Propagandaaufwand ausgerichtete Konferenz fand im März des Jahres 1939 in Frankfurt am Main ausgerechnet unter Schirmherrschaft des Leiters der Deutschen Arbeitsfront, Robert Ley, statt, dessen bekannt gewordene Alkoholsucht ihm den Titel „Reichstrunkenbold" eingebracht hatte.[90] Dass Ley während einer Kundgebung im Rahmen der Veranstaltung forderte, dass die „Partei der Jugend klarmache, es sei unmännlich für eine Jugend zu trinken und zu rauchen"[91], dürfte ihm vor diesem Hintergrund lebhafte Zustimmung eingetragen haben.

Auch dass bei einer angeschlossenen Erzieherkonferenz der Hauptreferent in der Reichsjugendführung, Dr. med. Eberhard Kitzing, seiner Erwar-

88 N.N., „Erziehung zur Gesundheit. Baldur von Schirach auf der Reichstagung des sozialen Amtes, in: Reichsjugendpressedienst (RJP), Nr. 9 (12.1.1939), Bl. 1f.

89 Vgl. ebd.

90 Zur wahrscheinlichen Trunksucht Robert Leys, „Reichsorganisationsleiter" der NSDAP und Leiter der „Deutschen Arbeitsfront" vgl. etwa: http://www.dhm.de/lemo/html/biografien/LeyRobert/, letzter Zugriff: 1.4.2010); außerdem: Ronald Smelser, Robert Ley. Hitlers Mann an der Arbeitsfront, Paderborn 1989.

91 (George) Reid, Die 2. Reichstagung „Volksgesundheit und Genußgifte" vom 5.–7. März 1939 in Frankfurt am Main, in: Zeitschrift für psychische Hygiene 12 (1939), S. 133–139, S. 134.

tung Ausdruck gab, dass „Erzieher, Lehrer, Meister, Direktoren, Betriebsführer und Eltern in Zukunft der Jugend in keiner Form mehr Alkohol und Nikotin anbieten“[92], war wohl eher einem Wunschdenken geschuldet als realistischer Erwartung.

Ähnlich gering dürfte die Wirkung der weiteren Beiträge auf die konkrete Situation in der HJ gewesen sein. George Reid, Sachreferent in der Reichsjugendführung, brachte die Haltung gegenüber den Genussgiften in Anlehnung an ein Führerwort auf die Formel „Äußerlich begrenzt, innerlich unbegrenzt“[93] und der Landjahr-Bannführer und Studienassessor Hermannsen fand angeblich „bei den jugendlichen Zuhörern begeisterte Zustimmung“, als er ausführte: „Lebensfreude habe nichts mit Genußgiften zu tun, der junge Mensch habe so viel Lebensfreude in sich, daß er sich nicht erst durch diese aufzupeitschen brauche“[94], so Reid. Ein Schuldirektor Vogel aus Salzburg berichtete schließlich, dass in einer „alkoholfreien Erziehungswoche“ unter seiner Leitung mit den Kindern nicht nur alle Fragen auf dem Gebiet der Alkohol- und Nikotinwirkung besprochen wurden, „sondern auch gesüßmostet“ worden sei.[95]

Polizeiverordnung zum Schutze der Jugend vom 9. März 1940

Dass tatsächlich allen Appellen und Aufklärungsveranstaltungen kein umfassender Erfolg beschieden war, lässt sich aus der Tatsache ablesen, dass in der Folge immer wieder neue eindringliche Kampagnen zum Kampf gegen Tabak, Alkohol und selbst Geschlechtskrankheiten gestartet wurden. Gleichzeitig wurde – durch Gesetze und Verordnungen – zunehmend auch repressiv vorgegangen.

Um die Maßnahmen zur Gesunderhaltung und Ertüchtigung der Jugend nicht durch „Schädlichkeiten herabzumindern und die Entwicklung und Gesundheit nachteilig zu beeinflussen“, sollten Erziehung und gesetzliche Maßnahmen zusammenwirken. Der Aufenthalt von Jugendlichen in Gaststätten, Kinos und Theatern wurde eng begrenzt, außerdem galt in der Öffentlichkeit ein striktes Alkohol- und Rauchverbot: „Die Polizeiverordnung zum Schutze der Jugend vom 9. März 1940 greift die wichtigsten Dinge auf, die die Kriegsverhältnisse für eine gesundheitliche und sittliche Gefährdung der Jugend mit sich bringen.“[96]

92 Ebd., S. 136.

93 Ebd., S. 137; Reid veröffentlichte an anderer Stelle auf soliderer Grundlage: George Reid, Jugenderziehung gegen Alkohol und Nikotin, in: Das Junge Deutschland 33 (1939), S. 18–23; ders., Die Bedeutung der Genussgifte Alkohol und Nikotin für den menschlichen Körper, in: Hördemann (Hrsg.), Die Gesundheitsführung der Jugend, S. 304–331.

94 Reid, Die 2. Reichstagung, S. 137.

95 Ebd., S. 138.

96 Geisler, Jugendarzt und Jugendführung, S. 48.

Uebersichtsplan zur Polizeiverordnung zum Schutze der Jugend vom 9. März 1940

und Runderlaß des Reichsführers ᛋᛋ und Chef der Deutschen Polizei im Reichsministerium des Innern vom 18. März 1940

Was ist verboten?

Für Jugendliche	Ohne Begleitung von Erziehungsberechtigten oder beauftragten volljähr. Personen		In Begleitung von Erziehungsberechtigten oder beauftragten volljähr. Personen	
	unt. 16 Jahren	16–18 Jahre	unt. 16 Jahren	16–18 Jahre
Das Umhertreiben während der Verdunkelung	verboten	verboten	—	—
Der Aufenthalt in Lokalen .	verboten	nach 21 Uhr	—	—
Der Aufenthalt in Lichtspieltheatern, Varieté- und Kabarettvorstellungen	verboten nach 21 Uhr	verboten nach 21 Uhr	—	—
Der Genuß von Alkohol: Branntwein u. ä.	verboten	verboten	verboten	verboten
Der Genuß von Alkohol: Bier, Wein u. ä.	verboten	—	—	—
Das Rauchen in der Oeffentlichkeit	verboten	verboten	verboten	verboten
Das Tanzen in der Oeffentlichkeit	verboten	verboten	verboten nach 23 Uhr	verboten nach 23 Uhr
Der Aufenthalt in öffentl. Schieß- und Spielhallen . .	verboten	—	—	—
Die Benutzung von Schieß- u. Spielgeräten gegen Entgelt	verboten	—	—	—

Ausnahmen: a) Die Bestimmungen gelten nicht für Angehörige der Wehrmacht und des Reichsarbeitsdienstes. — b) Das Lokalverbot gilt nicht für die Veranstaltungen der Partei. — c) Jugendliche, die sich nachweislich auf Reisen befinden, dürfen in der Nähe des Bahnhofes in Lokalen speisen oder Zuganschlüsse abwarten. — d) Weitere Ausnahmen vom Lokalverbot des Besuches von Lichtspieltheatern, Varieté- und Kabarettvorstellungen sowie vom Tanzverbot können von der Kreis- beziehungsweise Ortspolizeibehörde zugelassen werden.

Strafen: Für Jugendliche: Haft bis zu 3 Wochen oder Geldstrafe bis zu RM 50.—. Für Erwachsene: Geldstrafe bis zu RM 150.— oder Haft bis zu 6 Wochen.

„Uebersichtsplan zur Polizeiverordnung zum Schutze der Jugend vom 9. März 1940".[97]

Zwar hielt man an dem Erziehungsziel fest, „eine sichere innere Einstellung zu diesen Fragen bei den Jugendlichen zu schaffen", doch verlange die Gegenwart darüber hinaus entschiedenes Handeln, „um Jugendliche durch geeignete Maßnahmen bei einem den Forderungen der Gemeinschaft entsprechenden Leben zu halten und damit ihrer Gesundheit – in dem weitesten Sinne der Gemeinschaftsfähigkeit und -tüchtigkeit – zu dienen".[98] Zu diesem Zweck wurde mit dem sogenannten Jugendarrest eine die Jugendlichen direkt treffende Strafe geschaffen, mit der bei Verfehlungen und strafbaren Handlungen erzieherisch eingegriffen werden sollte.

Wenn die Arrestierung Jugendlicher auf unbestimmte Zeit auf der einen Seite als geeignet angesehen wurde, um „negative Elemente als Belastung und Gefährdung auszuschalten", so bemühte man sich auf der anderen Seite, auch positive Zeichen gegen Sittenverfall und Niveausenkung zu setzen. In diesem Bereich versuchte vor allem die von der Reichsjugendführung

97 HJ-Führerdienst, HJ-Gebiet Niederdonau 4 (1941), S. 24.
98 Geisler, Jugendarzt und Jugendführung, S. 51.

initiierte Arbeitsgemeinschaft „Betreuung der Jugend" wirksame Arbeit zu leisten, in der alle Reichsstellen zusammengefasst waren, die im „Kampf gegen Verwahrlosungserscheinungen der Jugend" standen, und die auf dem Weg einer Zentralisierung der Hilfs- und Schutzmaßnahmen dafür sorgen sollten, dass auch unter den Kriegsverhältnissen Jugendkriminalität und Verwahrlosung nicht überhandnahmen.

Dass die dafür einsetzende Sichtung und Beurteilung der Jugendlichen bei Anwendung aller notwendigen Härte darauf gerichtet sein würde, „noch aus dem letzten Rückstand einer negativen Auslese gemeinschaftsfähige Menschen herauszufinden und ihre Eingliederung in das soziale Leben zu fördern", galt wiederum als Verpflichtung gegenüber dem Volksganzen. So wurde gerade der ärztliche Einsatz bei der Wiedereingliederung „vornehmlich umweltgeschädigter, schwererziehbarer oder straffällig gewordener Jugendlicher" für wichtig befunden, „um sie und ihr Leistungsvermögen für die völkische Gemeinschaft zu erhalten und nutzbar zu machen".[99] Die Referentin der Reichsjugendführung und Ärztin Erika Geisler sah in diesem Zusammenhang in der „halt- und gemeinschaftsgebenden Kraft der Hitler-Jugend-Einheiten bei der entsprechenden Dienstgestaltung" ein gesundes Gegengewicht „zu dem bei starker Leistungsforderung vorhandenen wahllosen Vergnügungsstreben und Bereitschaft zu Enthemmung und Ausschweifung".[100]

Gelang es aufgrund „erblicher Minderwertigkeit" oder eines „Übermaßes verhängnisvoller Umwelteinflüsse" nicht, Jungen oder Mädchen in der Hitler-Jugend zu halten oder in die Gemeinschaft zurückzuführen, so wurden die Jugendlichen rücksichtslos dem Gewaltapparat des Staates bis hin zur Unterbringung in Konzentrationslagern ausgesetzt: „Leichtere Störungen dieser Art lassen sich sicher durch straffe Zucht und Disziplin und eine genügend starke Führung im sozialen Leben einordnen – andere werden immer wieder versagen, und der Schutz der Gemeinschaft vor ihnen muß Maßstab unseres Handelns diesen Menschen gegenüber sein. Die Entscheidung, inwieweit eine unbeeinflussbare psychopathische Veranlagung vorliegt, kann nur nach langdauernder Beobachtung getroffen werden. [...] Aber, und das gilt besonders für die Gemeinschaft gesunder Jugendlicher, wie sie in der Hitler-Jugend zusammengefasst sind, ganz besonders für ihre Lager- und Wohngemeinschaften – eine Gefährdung durch diese unheilvoll wirkenden Kräfte ist unter allen Umständen auszuschalten."[101]

Angeblich hielt die HJ ihre Reihen also jedem Fürsorgezögling offen, „den die Anstalt mit dem Zeugnis entlassen konnte, dass er ein ehrlicher, zuverlässiger deutscher Junge geworden ist". Die Bildung geschlossener HJ-Formationen in Heimen der Fürsorgeerziehung war jedoch verboten,

99 Ebd.; vgl. auch: Paul Schröder, Jugend-Charakterkunde, in: Monatsschrift für Kinderheilkunde 83 (1940), S. 179–185, S. 184f.; Heinze, Praktische Psychologie und Charakterologie.
100 Geisler, Jugendarzt und Jugendführung, S. 51.
101 Albert Müller (Bearb.), Die Betreuung der Jugend. Überblick über eine Aufgabe der Volksgemeinschaft, Berlin 1943, S. 42.

da es in diesen Heimen „passive Mitläufer und Minderwertige“[102] gebe, die niemals für die HJ infrage kämen. Sobald ein Erziehungserfolg nicht erzielt werden konnte, wurde der Betreffende konsequent aus der „Volksgemeinschaft“ entfernt: Bereits 1935 hatte der Direktor der Landesanstalt Potsdam, Hans Heinze, vor Besuchern seiner Einrichtung in einem Vortrag über „Schwererziehbarkeit und Psychopathie“ ausgeführt, dass die größten Schwierigkeiten „von jeher die sogenannten Unerziehbaren und Schwersterziehbaren“ gemacht hätten.[103] Zwar gebe es für diese Klientel Abteilungen in geschlossenen Häusern, doch ließ Heinze in seinem Jahresbericht 1935/36 keinen Zweifel daran, dass diese Lösung für ihn unhaltbar war: „Ich verwahre mich dagegen, diesen (Jugendlichen, d. Verf.), nachdem sie fachmännisch beobachtet und richtig begutachtet worden sind, eine ärztliche Behandlung angedeihen zu lassen. Sie gehören nicht in einen Betrieb, in dem zweimal täglich eine ärztliche Visite erfolgt; sie gehören zum Schutze der Volksgemeinschaft in strengsten Gewahrsam.“[104] Als Direktor der Landesanstalt Görden arbeitete er seit 1939 dann tatsächlich eng mit den beiden im Krieg entstandenen sogenannten Jugend-Schutzlagern zusammen: zum einen mit dem Lager für männliche Jugendliche in Moringen bei Göttingen, das seit Mitte 1940 belegt wurde,[105] und zum anderen mit dem Lager Uckermark, das seit Frühjahr 1942 – räumlich an das Frauenkonzentrationslager Ravensbrück angeschlossen – bestand.[106] In die Lager wurden Minderjährige vom 16. bis zum 21. Lebensjahr aufgenommen; ob es sich bei ihnen um von Umwelt- oder Anlageschäden Betroffene handelte, sollte unerheblich sein. Die Dauer der Unterbringung war unbegrenzt; nach der Vollendung des 21. Lebensjahres konnte die Überstellung in ein Konzentrationslager erfolgen, was einer ausdrücklichen Anordnung Hitlers entsprach: „Dem Führer wurde heute (30.8.1941, d. Verf.) berichtet, daß Zöglinge nach Vollendung ihres 19. Lebensjahres aus der Fürsorgeerziehung ausscheiden müssen, auch wenn das Ziel der Fürsorgeerziehung als nicht ausreichend angesehen wird. Der Führer wünscht, daß solche Zöglinge dann keinesfalls freigelassen werden; sie sollen ohne weiteres sofort auf Lebenszeit ins Konzentrationslager kommen.“[107]

102 Otto Wehn, Hitlerjugend und Fürsorgeerziehung, in: Das junge Deutschland 29 (1935), S. 166ff.

103 BrLHA Potsdam, Rep. 55, VIIa, Nr. 216, Bl. 136–146, hier Bl. 144.

104 Ebd., Bl. 152.

105 Vgl. Heinrich Muth, Das „Jugendschutzlager“ Moringen, in: Dachauer Hefte 5 (1989), S. 223–252; Martin Guse, „Wir hatten noch gar nicht angefangen zu leben“. Eine Ausstellung zu den Jugendkonzentrationslagern Moringen und Uckermark 1940–1945. Lagergemeinschaft und Gedenkstätteninitiative KZ Moringen e.V., Düsseldorf 1992.

106 Vgl. Guse, „Wir hatten noch gar nicht angefangen zu leben“; außerdem: Michael Hepp, Vorhof zur Hölle. Mädchen im „Jugendschutzlager“ Uckermark, in: Angelika Ebbinghaus (Hrsg.), Opfer und Täterinnen. Frauenbiographien des Nationalsozialismus (= Schriften der Hamburger Stiftung für Sozialgeschichte des 20. Jahrhunderts, Bd. 2), Nördlingen 1987, S. 191–217.

107 Jahnke/Buddrus (Hrsg.), Deutsche Jugend 1933–1945, Nr. 211 (S. 339).

Gesundheitspflege

„Stärkste Waffe im Kampf für die Jugendgesundheit" – Die Sommerlager der Hitler-Jugend

So wie mit dem Begriff der „Medizin im Nationalsozialismus" vor allem die radikale Umsetzung sozialdarwinistischer „Aufartungs"-Utopien bis hin zum tausendfachen Krankenmord während des zweiten Weltkriegs verbunden wird, so lässt sich auch feststellen, dass mit dem Begriff und der Praxis des nationalsozialistischen „Lagers" in „semantischer Halbierung des Kollektivsingulars" ganz überwiegend die Ausgrenzungs- und Vernichtungsmechanismen der Konzentrations- und Vernichtungslager verbunden werden.[108] Durch diese Einschränkung tritt nicht nur die an sich sehr viel umfassendere Bedeutung des Begriffs in den Hintergrund,[109] vielmehr verstellt sie auch den Blick auf eine weitere, zeitgenössisch überwiegend positiv konnotierte und vielfältige Lagerwelt im Nationalsozialismus. Eine Welt allerdings, die analog zu der Dichotomie „positiver" und „negativer" Eugenik auch als eine Möglichkeit scharfer Abgrenzung der „Volksgemeinschaft" gegen „das Andere", „das Fremde" oder das „Minderwertige" realisiert wurde.

In den Jahren zwischen 1933 und 1945 existierten im nationalsozialistischen Deutschland zahlreiche Lagertypen (Sport-, Erholungs- und Einsatzlager, Ausleselager, Schulungs- und Ausbildungslager, Wehrertüchtigungs- und Arbeitslager etc.), die bei allen Unterschieden der jeweiligen Klientel, des Zwecks und der konkreten Ausgestaltung ein gemeinsames Merkmal aufwiesen. Denn in ihnen bildete die körperliche Ertüchtigung der Teilnehmer neben der mentalen Ausrichtung stets ein bestimmendes Element im Rahmen der Gemeinschaftserziehung, also der Erziehung für und durch die Gemeinschaft. Mit der psychischen und physischen Formierung einhergehend, wurde im Lager die gängige soziale Ordnung zugunsten eines idealtypischen Miteinanders aufgehoben, das sich an dem Ziel eines völkisch-soldatischen Staates orientierte. Das Lager wurde zu einer

108 Vgl. Patel, „Auslese" und „Ausmerze" S. 339–365; zur Konzentrationslagerforschung vgl. etwa: Karin Orth, Das System der nationalsozialistischen Konzentrationslager. Eine politische Organisationsgeschichte, Hamburg 1999. Eine Übersichtsdarstellung zur Geschichte der Kriegsgefangenenlager fehlt bislang; vgl. Jörg Osterloh, Sowjetische Kriegsgefangene 1941–1945 im Spiegel nationaler und internationaler Untersuchungen. Forschungsüberblick und Bibliographie (= Hannah-Arendt-Institut für Totalitarismusforschung, Berichte und Studien, Bd. 3), Dresden 1995.

109 Im „Wörterbuch des Unmenschen" wird „Lager" als Beispiel dafür angeführt, „wie der Unmensch auch aus einem harmlosen, geselligen, ja man möchte sagen freiheitlichen Wort das schiere Gegenteil hervorzieht". So stünde, „wenn wir das Wort Lager vernehmen, ursprünglich ein lose in die Landschaft verteiltes Grüppchen von Zelten vor Augen […]. Was in der Stadt, in der bürgerlichen Ordnungswelt eng und muffig war, das war im Lager frei und liederumwölkt und glänzte von Heiterkeit." Der „Unmensch" habe das Lager jedoch in seiner Weise institutionalisiert: „Der Stacheldraht ist sein Zeichen, und statt von Liedern ist es erfüllt von jenem kommandierenden ‚Singen', das […] gerade das liedertrunkene Herz mit fassungslosem Entsetzen peinigte." (Dolf Sternberger/Gerhard Storz/Wilhelm E. Süskind, Aus dem Wörterbuch des Unmenschen, München 1970, S. 81–84).

Art Kaserne – gerade auch der Jugend – und war grundlegende Voraussetzung (und Symbol) für die Verwirklichung einer mobilisierten wehrhaften „Volksgemeinschaft".[110]

Indem viele Jugendliche der Organisationsform des Lagers möglichst lange und/oder häufig ausgesetzt wurden, konnte nicht nur die Internalisierung bedingungslosen Gehorsams und strikter (Unter-)Ordnung verfolgt, sondern auch eine konsequente Körperpolitik zur Herbeiführung und Erhaltung zweckdienlicher Gesundheit und Leistungsfähigkeit betrieben werden.[111] Dabei ist hervorzuheben, dass in der Propaganda für das Lager – etwa in der Darstellung der Gewichtszunahmen oder der Steigerung der Körperkraft,[112] der Präsentation erlernter Körpertechniken oder auch nur mit dem Hinweis auf das „gesunde Aussehen" der Teilnehmer – die Wirksamkeit des Aufenthaltes gerade anhand der Betonung der Physis dargestellt wurde.[113] Die Körper der (jungen) Menschen wurden so zum Sinnbild einer Politik, die dem Lager einen avantgardistischen Charakter zusprach, indem es der realen Entwicklung auf dem Weg zu höchstmöglicher Gesundheit, Leistung und Gesinnung in einer perfekten Gesellschaft immer ein Stück voraus war. Insofern ist gerade das Lager als ein Ort anzusehen, an dem sich mit dem wohl gestalteten, gesunden Körper als Medium und auch als Ziel politischen Handelns eine Konkretisierung der Aufartungs-Utopie verband.

Die HJ-Sommerlager

Das Lager wurde nicht nur durch Zäune, Wälle o.ä. gegen die unmittelbare Umgebung abgegrenzt, sondern auch in bewusst gewählter ländlicher Abgeschiedenheit errichtet. Aus der Abschirmung des Lagerbetriebs von der Außenwelt, der konsequenten Trennung der Geschlechter sowie einem militärisch anmutenden „Dienstplan" resultierten für die Teilnehmer die Zurückstellung individueller Bedürfnisse, ein provoziertes Aufeinander-angewiesen-Sein und die Herstellung einer Gemeinschaft, die durch das Naturerlebnis (Meer, Wald, Gebirge, Gewitter, Nacht) um eine romantische Komponente kalkuliert erweitert und durch Rituale (Appelle, Singen, Lagerfeuer, Kampfspiele etc.) konfirmiert wurde.[114] In der spartanischen und provisorischen Variante wandte sich das Zeltlager vornehmlich an die männliche Hitler-Jugend. Es war der erklärte „Wille des Reichsjugend-

110 Vgl. Helmut Stellrecht, Soldatentum und Jugendertüchtigung (= Schriften der Deutschen Hochschule für Politik, Bd. I/16), Berlin 1935, S. 22f.

111 Kiran Klaus Patel, Erziehungsziel: Männlichkeit. Körperbilder und Körperpraktiken im Nationalsozialismus und im New Deal in den USA, in: Diehl (Hrsg.), Körper im Nationalsozialismus, S. 229–249, S. 235.

112 Vgl. Heinz Lottermoser, Leistungssteigerung durch HJ-Lager, in: Das Junge Deutschland 32 (1938), S. 168–173.

113 Vgl. Patel, Erziehungsziel: Männlichkeit, S. 229.

114 Vgl. auch: Georg Hans Braasch, Formen des gemeinschaftlichen Tuns und Erlebens in Jungvolk und Hitler-Jugend und ihre Bedeutung für die Entfaltung der seelischen Struktur des deutschen Jungen (= Math.-Nat.wiss. Diss. Jena 1936), Jena 1938.

führers, [...] das Zelt allein der männlichen Jugend vorzubehalten und die Lagererziehung der weiblichen Jugend durch die Unterbringung in dem dichten Netz tausender deutscher Jugendherbergen in ganz Deutschland zu verwirklichen“[115].

Das „Lager“ hat vor diesem Hintergrund als zentrales Element in der Lebenswelt der Hitler-Jugend zu gelten, mit dem sich nicht nur in der öffentlichen Wahrnehmung ein Gutteil der Attraktivität der Jugendorganisation verband. Vielmehr wertete man auch in der Reichsjugendführung das Zeltlager im Dienstjahr der HJ als „wichtigste Erziehungseinrichtung der deutschen Jugend“[116] überhaupt, für die man bemüht war, bereits die Jüngsten (die „Pimpfen“-Jahrgänge des Jungvolks) zu gewinnen. Gleichzeitig stellten die Sommerlager der Hitler-Jugend aber auch alljährlich eine erhebliche logistische Herausforderung für die Jugendführung auf Reichs- und Gebietsebene dar, zu der vor allem die Organisation der gesundheitlichen Betreuung der zahlreichen Teilnehmer zu rechnen ist.

Der Standard der gesundheitlichen Betreuung darf dabei nicht nur als vordergründige Reaktion auf die Bedenken und Vorbehalte der Eltern anlässlich der Verschickung ihrer Kinder verstanden werden. Immer wiederkehrend wurden hier Unfallgefahren (Baden und Klettern), Verletzungsrisiken (Sport und Spiel) sowie vor allem Überbelastungen (Wanderungen und Märsche) thematisiert. Diesen und mehr noch den Fragen der Hygiene und der Gesundheitserziehung wurde vonseiten der Gesundheitsführung vielmehr tatsächlich eine hohe Priorität eingeräumt, die sich auch in der Beteiligung von Ärzten und geschultem Personal bei der Vorbereitung und Durchführung der Lager widerspiegelte. Grundsätzlich wurden nur Zeltlager durchgeführt, für die der Leiter der HJ-Gesundheitsabteilung des jeweiligen Gebiets die Verantwortung übernommen hatte; zudem war über die genehmigten Lager Meldung an das Gesundheitsamt der Reichsjugendführung zu erstatten.[117]

Unter den hermetischen Lagerbedingungen lassen sich Ziele und Wege der Jugendgesundheitsführung wie unter einem Brennglas betrachten. Schließlich wurden hier zentrale Aspekte der Gesundheitssicherung, der Gesundheitspflege mit Reihenuntersuchungen und Tauglichkeitsappellen bis hin zur Gesundheits- und Hygieneerziehung der Jugendlichen räumlich und zeitlich konzentriert durchgeführt und häufig – etwa für Arbeiten

115 N.N. Kaufmann, Die deutsche Jugend im Zeltlager, in: Das Junge Deutschland 31 (1937), S. 360–366, S. 362. Für Erika Geisler war das Zelt „in Verbindung mit der vormilitärischen Ertüchtigung aus der Jungenerziehung nicht fortzudenken“ (Geisler, Jugendarzt und Jugendführung, S. 34).

116 Ebd., S. 360.

117 Vgl. Verordnungsblatt der Reichsjugendführung der NSDAP; 1. Halbjahr 1936 (IV/9. Januar 1936–IV/14, 19. Juni 1936); IV/7, S. 56. Vgl. auch: N.N. (A. Schf.), Gesundheitsdienst im Lager und auf Fahrt. Ergebnisse einer Inspektionsfahrt durch die Sommerlager der HJ, in: Reichs-Jugend-Pressedienst Nr. 175 vom 31. Juli/1. August 1938, Bl. 1f.; N.N., Sommerlager und Jugendgesundheit. Ein Gespräch mit Reichsarzt HJ. Dr. Hördemann, in: Reichs-Jugend-Pressedienst Nr. 158 vom 14. Juli 1939, Bl. 1f.

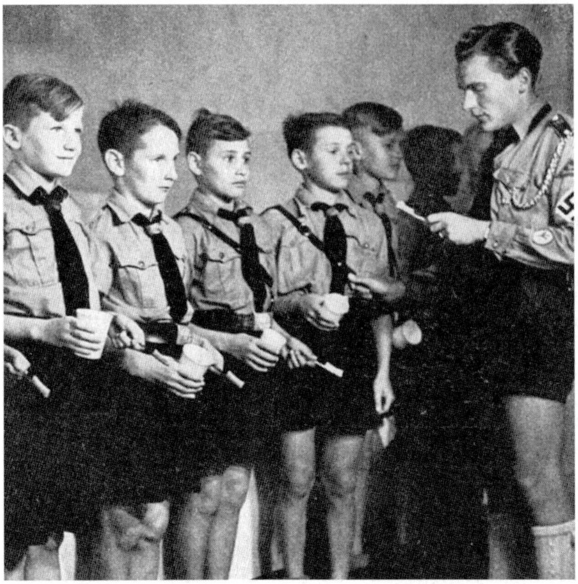

Gesundheitspflege im HJ-Sommerlager: „Zahnbürstenappell".

im Reichsberufswettkampf[118] oder in medizinischen Dissertationen – auch wissenschaftlich begleitet und ausgewertet.[119] Zwar war die Hebung der individuellen Gesundheit und Widerstandsfähigkeit durch Naturnähe bzw. Stadtferne bereits in den zahlreich entstandenen Jugendbünden der Kaiserzeit und der Weimarer Republik thematisiert worden, doch wurden diese Ziele nach 1933 quantitativ wie qualitativ systematischer und konsequenter verfolgt. Das Sommerlager galt, anders als die Ferienerholungen früherer Zeiten, nicht mehr – so die Sprachregelung – als Vorrecht weniger Bevorzugter. Vielmehr sollte es als Erholungswerk der HJ (in dem allerdings die Losung „Essen, Schlafen, Faulenzen" durch „Härtung und Übung" ersetzt worden sei) jungen Arbeitern ebenso zugute kommen wie den Oberschü-

118 Einschlägige Reichsberufswettkampfarbeiten entstanden in Tübingen, Berlin (Gesundheitliche Betreuung der HJ-Lager), München (Erhebungen über hygienische Maßnahmen in den HJ-Lagern) und anderswo. Vgl. Staudinger, Die heilkundliche Thematik im Reichsberufswettkampf (passim); vgl. auch: Kap. 4.3.1 der vorliegenden Arbeit.

119 Vgl. Hans Grosse, Freizeit, Gesundheit, Ertüchtigung in den Sommerlagern 1935 der Sächsischen HJ, Leipzig 1935; Kurt Felix Schäfer, Über die gesundheitlichen und hygienischen Maßnahmen vor der Errichtung von HJ.-Lagern und während des Lagerbetriebs (= München Med. Diss. 1939), München 1938; Werner Ramme, Lagerhygiene und Gesundheitsführung in zwölf Sommerlagern des Deutschen Jungvolks (= Med. Diss. Göttingen 1940); Günter Jahnke, Die Hygiene in den Zeltlagern der Hitler-Jugend (Untersuchungen und Erfahrungen in den Zeltlagern der Danziger Hitler-Jugend) (= Med. Diss. Marburg 1940), Danzig 1939; Karl Meyer, Körperliche Förderung der Jugend in den Lagern der Hitlerjugend, (nachgewiesen an Körper- und Leistungsmessungen im Hochlandlager 1938) (= Nat.wiss. Diss. München 1940), o. O. 1939; Wolfgang Michels, Über das rote Blutbild in einem HJ.-Zeltlager (= Med. Diss. Köln 1940), Düsseldorf 1941.

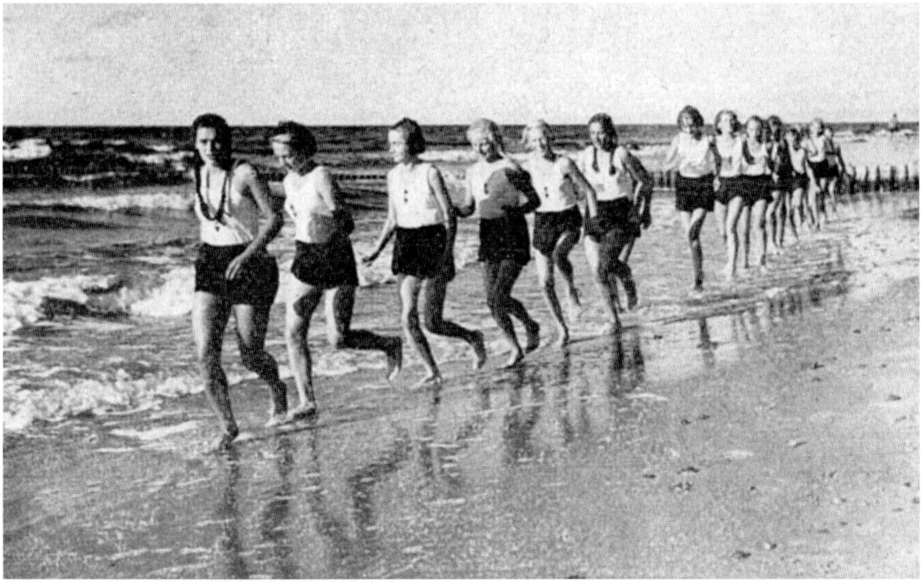

Laufschule im BDM-Sommerlager.

lern aus wohlhabenden Familien.[120] Dabei spielte nicht nur eine Rolle, dass die aus der Weltwirtschaftkrise resultierenden Folgen wirtschaftlicher Not, zu denen auch körperliche Mangelerscheinungen der Jugend zählten, auszuräumen waren. Darüber hinaus sollte die Jugend für ihre biopolitische Aufgabe einer Höherzüchtung der nordischen Rasse präpariert und gleichzeitig für kommende Herausforderungen körperlicher – auch militärischer – Art gestählt werden: „Es galt, einen Richttyp zu schaffen im Sinne des neuen Staates. Dahinter verbirgt sich also ein Idealtyp, der körperliche Leistungsfähigkeit und Gewandtheit, Härte, Willensstärke, Mut, Entschlußkraft, Zucht, Ordnungsliebe, Kameradschaft, Wehr- und Opferbereitschaft für Volk und Land in sich vereinen sollte.“[121]

Anlässlich eines Besuchs im Reichsführerlager der Hitler-Jugend in Braunschweig äußerte sich der Reichsarzt HJ, Robert Hördemann, zum großen gesundheitlichen Wert und Nutzen des Lageraufenthaltes, indem er betonte, dass Gesundheit und Leistungsfähigkeit eben nicht allein von den Möglichkeiten der Erbmasse abhingen. Zu „höchster Entfaltung“ könne vielmehr auch ein Mensch mit wertvollen Anlagen nur gelangen, „wenn die allgemeine Lebensführung (Ernährung, Kleidung, Wohnung, Körperpflege) gesund gestaltet ist, die natürlichen Entwicklungsreize (Luft, Licht und Wasser) an ihn herangebracht, die vorhandenen Anlagen körperlicher

120 Gerhard Joppich, Die Sommerlager unserer Jugend, in: Das Junge Deutschland 33 (1939), S. 415 ff.

121 Paul Bahnen, Geländesport im deutschen Arbeitsdienst, in: Deutscher Arbeitsdienst 4 (1934), S. 33.

und geistiger Natur geübt werden".[122] Hördemann wies ausdrücklich auf die Bedeutung der Großstadt als maßgeblichen Faktor hin, der zur Schädigung der allgemeinen Gesundheit führe, und konkretisierte: „Da ist es einmal der entscheidende Mangel an Licht, Luft und Bewegung für die Großstadtjugend und natürlich auch für die Erwachsenen. Über unseren Großstädten liegt ein breiter Schirm von Gas und Staub, der die lebenswichtigen und lebenspendenden Strahlen spärlich durchlässt oder ganz abfängt. Dazu kommt, daß die schlechten Wohnungsverhältnisse der Großstadt die Möglichkeit der Besinnung nehmen. Gerade die Jugend braucht die Möglichkeit, sich auf sich selbst zu besinnen, dann wird es nicht mehr so viele nervöse Kinder und Jugendliche in der Großstadt geben."[123]

Der Kinder-(und HJ-)Arzt Gerhard Joppich stellte die jährlichen Sommerzeltlager der Hitler-Jugend als eine der „stärksten Waffen im Kampf für die Jugendgesundheit" in ihrem Wert „weit über die Erholung in den Heimen und Jugendherbergen".[124] Mit Hinweis auf eine sich entwickelnde „medizinische Lagerwissenschaft" betonte er, dass die HJ-Ärzte sich zunehmend mit der wissenschaftlichen Grundlegung der aus Erfahrung und Beobachtung gewonnenen Erkenntnisse beschäftigten und insbesondere die Wirkung der Lageraufenthalte auf die Konstitution der Jugendlichen studierten. Er hob dabei vor allem auf einen „Ausgleich gegenüber den Zivilisationsschäden" ab, der durch den dauernden Aufenthalt im Freien, durch körperliche Bewegung und die ausgewogene Lagerernährung erreicht werden könne. Das Sommerlager sei in besonderer Weise geeignet, den Großstadteinfluss zu kompensieren,[125] ermögliche die „Erziehung zur Gesundheitsführung (Hygiene)" und vermittele „stärkste seelische Eindrücke", die geeignet seien, „die Bindung an Landschaft und Heimat zu einer tiefverwurzelten Kraft zu machen".[126]

Zur Erreichung dieser Ziele sei es allerdings notwendig, dass der HJ-Arzt aus eigener Anschauung mit dem Lagerleben und dem Lagerdienst eng vertraut sei – eine Bedingung, die insbesondere der ärztliche Nachwuchs von Jung-(und Jugend-)Ärzten zu erfüllen in der Lage war. Die Auswahl

122 Robert Hördemann, Die Gesundheitsführung der Jugend, in: Das Junge Deutschland 33 (1939), S. 6–10, S. 6.

123 Reichs-Jugend-Pressedienst Nr. 113 vom 20.5.1939, Bl. 3.

124 Gerhard Joppich/Eberhard Kitzing (unter Mitarb. von Grete Deicke-Busch), Das Sommerzeltlager, in: Hördemann (Hrsg.), Die Gesundheitsführung der Jugend, S. 332–388, S. 333.

125 Zu den schädlichen, jedenfalls aber bedenklichen und unerwünschten Auswirkungen des Stadtlebens wurde vor allem die sogenannte „Akzeleration der Entwicklung" der Jugend gerechnet. Als Indikatoren galten eine frühere erste Dentition, frühere Menstruation, stärkeres Längenwachstum u.a. Die Entwicklungsunterschiede zwischen Stadt und Land und innerhalb der Stadt zwischen den Schichten wurden „auf der Basis einer durch Abwanderung entstandenen und durch Gattenwahl zusätzlich geförderten Schicht von lebhafteren, reizempfindsameren Bevölkerungsgruppen" erklärt (Carl Bennholdt-Thomsen, Über normale Entwicklung und Entwicklungsgrenzen des Kindes, in: Hördemann (Hrsg.), Die Gesundheitsführung der Jugend, S. 14–38, hier S. 35f.). Vgl. dazu auch: Bernhard de Rudder/Franz Linke (Hrsg.), Biologie der Großstadt (= Frankfurter Konferenzen für medizinisch naturwissenschaftliche Zusammenarbeit, Bd. 4), Dresden/Leipzig 1940.

126 Joppich/Kitzing, Sommerzeltlager, S. 332.

des Lagerplatzes in klimatisch günstiger Umgebung,[127] der Aufbau und die sinnvolle Einrichtung des Lagers sollten ebenso unter maßgeblicher ärztlicher Beteiligung erfolgen wie die Organisation des Gesundheitsdienstes vor Ort entsprechend der Größe des Lagers und der Erreichbarkeit medizinischer Einrichtungen. Feldscherunterkünfte und Gesundheitsdienstmaterial waren in entsprechendem Umfang mitzuführen. Hohe Bedeutung wurde der Prävention von Infektionskrankheiten (durch Trinkwasserversorgung, Vorratshaltung, Anlage der Koch- und Waschstellen, Latrinen etc.) zugemessen;[128] gleiches galt für den gesamten Bereich der Verpflegung, die reichlich und hochwertig nach dem aktuellen Stand der Ernährungswissenschaft ausgegeben werden sollte.[129] Für das letztgenannte Gebiet konstatierte Joppich weiterhin hohen Forschungsbedarf hinsichtlich der erforderlichen Menge und Zusammensetzung der Nahrung, dem freilich in der überschaubaren Lagerwelt auch unter besonders günstigen Bedingungen entsprochen werden könne.[130] Unter ärztlichem Gesichtspunkt beschäftigte er sich auch mit der körperlichen Ertüchtigung („Abhärtung") der Jugendlichen im Lager und den daraus erwachsenden Risiken (Fußschäden, Schlafmangel, Sonnenbrände), um dann auf die messbar positive körperliche Wirkung des Aufenthaltes im Einzelnen einzugehen. Sommerferien, so resümierte Joppich, seien eine unübertreffliche Medizin gegen allerlei Beschwerden der heranwachsenden Jugend.[131]

Lager und Jugenderholung

In einer 1937 erschienen Dissertation beschäftigte sich auch der junge Arzt Hans Georg Jaedicke mit dem medizinischen Aufgabengebiet im Rahmen der „biologischen Gestaltung der Freizeit" der deutschen Jugend und der Aufgabe, „die in ihr vorhandenen Kräfte bis zum Höchstmaß zu entwickeln".[132] Die Arbeit stellte vergleichende Untersuchungen über die Auswirkungen unterschiedlicher Feriengestaltungen von Schülern (Angehörige eines Jungvolkfähnleins) während der Sommerferien an. Zur Klärung der Frage der körperlichen Entwicklung wurden vier Variationen (Großfahrt, Erholungsreise mit den Eltern, Landaufenthalt mit Arbeit des Jugendlichen beim Bauern, Daheimbleiben) vergleichend bewertet. Außerdem wurden Kriterien einer objektiven klinischen Beurteilungsform der

127 Vgl. N. N. (schi.), Die Sommerlager der HJ. – vom Arzt gesehen. Klimatologen und Ärzte zu den Auswirkungen des Lagerlebens, in: Reichs-Jugend-Pressedienst Nr. 161 vom 15. Juli 1938, Bl. 2f.

128 Vgl. N. N., Gesundheitliche Zeltlagerordnung, in: Führerdienst Gebiet Sudetenland 35 (Juni, Juli, August) 1940, S. 36–45; modifiziert auch: Führerdienst Gebiet Sudetenland 35 (Juli/August) 1941, S. 29–40.

129 Vgl. auch: Eberhard Kitzing, Die Verpflegung in den Zeltlagern der Hitlerjugend (Wege zur Leistung 1), Leipzig 1938.

130 Vgl. Joppich/Kitzing, Sommerzeltlager, S. 341–357.

131 Vgl. ebd., S. 332.

132 Hans-Georg Jaedicke, Zur biologischen Gestaltung der Freizeit. Untersuchungen über die Wirkung verschiedener Feriengestaltung großstädtischer Schüler (= Med. Diss. Berlin 1937), S. 5.

Wirkung von Anstrengungen auf den jugendlichen Körper entwickelt. Im Ergebnis zog Jaedicke folgende Schlüsse: Alle gesunden Schüler müssten in ihren Sommerferien zumindest zwei bis drei Wochen in Zeltlagern oder „auf Großfahrt" zubringen. HJ-Ärzte hätten die Fahrten- und Lagerpläne auf ihren Wert für die Körper- und Leistungsentwicklung der Jugendlichen zu prüfen und die Vorbereitungen in diesem Sinne zu beaufsichtigen. Die ärztliche Überwachung sei durch einen ständig im Lager wohnenden Jungarzt oder Medizinstudenten zu gewährleisten, notfalls auch von den Feldscheren in Verbindung mit einem dem Lager zunächst niedergelassenen (Haus-)Arzt. Hinsichtlich der Gesundheitserziehung habe es sich als unzweckmäßig herausgestellt, als Arzt auf die Lagermannschaft durch Belehrung oder Vorträge einwirken zu wollen. Wirksamer sei die praktische Beeinflussung vor Ort, wobei „der Arzt mit gutem Beispiel in all diesen Forderungen"[133] vorangehen solle. Vor der Verschickung ins Lager, so Jaedicke, sei eine Tauglichkeitsuntersuchung auf Lagerfähigkeit bei jedem Lagerteilnehmer vorzunehmen. Für gesundheitlich nicht oder nur eingeschränkt taugliche Jungen kamen Sonderlager infrage,[134] in denen eine bewusste Entwicklungsförderung und Leistungssteigerung im Rahmen einer Jugenderholungspflege betrieben werden sollte.

Gerade in der Jugenderholungspflege finde, so Erika Geisler,[135] die Gesundheitsvorsorge der Jugend eine notwendige und überaus wichtige Ergänzung und entscheidende praktische Hilfsmöglichkeiten. Bestimmend wirken könne der Arzt bei der Auswahl der für eine Erholungsmaßnahme vorgesehenen Jugendlichen. Dabei solle die ärztliche Selektion freilich nicht wahllos erfolgen, sondern nur bei „haltungsmäßiger, rassischer und erbbiologischer Würdigkeit" des Kindes und seiner Familie einsetzen dürfen. Zudem müssten wirtschaftliche Bedürftigkeit und gesundheitliche Notwendigkeit vorliegen. Sogenannte Übungslager für Körperbehinderte und Entwicklungsgehemmte stellten eine Zwischenstufe von Lager und Heilstätte dar und seien darauf ausgelegt, „eine Dauerumstimmung der körperlichen Gesamtverfassung zu erreichen bei jenen Jugendlichen, die durch Unterwüchsigkeit, Mangelernährung, Blutarmut, allgemeine Anfälligkeit auffallen oder in ihrem Bewegungsapparat durch eine überstandene Knochentuberkulose, Kinderlähmung oder ähnliche Leiden beeinträchtigt" seien: „Lagermäßig" waren auch hier die Disziplin, die einheitliche Kleidung, die Kameradschaft, das Verhältnis von Führer und Gefolgschaft. Den Grundsätzen der Heilstätten folgten dagegen die Ausstattung von Wasch-

133 Ebd., S. 53ff.

134 Vgl. Ludwig Battenberg, HJ-Übungslager für Körperbehinderte und Entwicklungsgehemmte. Dargestellt am Beispiel des „Waldhauses Edenkoben" im Gebiet 25 (Saarpfalz), in: Das Junge Deutschland 32 (1938), S. 155–168.

135 Vgl. Geisler, Jugendarzt und Jugendführung, S. 40. Unter dem Begriff Jugenderholungspflege wurden Maßnahmen der „Kinder-, Jugenderholungs- und Heilfürsorge der verschiedenen Träger zusammengefasst, [...] bei denen eine mehrwöchige Erholungsmaßnahme die Wiederherstellung oder Festigung der Gesundheit erwarten" ließ (Ilse Haack, Erfolgreiche Jugenderholungspflege, in: Das Junge Deutschland 34 (1940), S. 178–181, hier S. 178).

und Schlafräumen und die Verpflegung.[136] Neben der Heilwirkung von Klima, Ruhe und guter Ernährung galt als Hauptfaktor für die Gesundung ein unter ärztlicher Aufsicht durchgeführter Sportbetrieb.

Die Erholungspflege als Sonderfall des Jugendlagers umfasste Kinder und Jugendliche im Alter von vier bis 18 Jahren. Sie gliederte sich in Heimverschickung, Kinderlandverschickung und Maßnahmen der örtlichen Erholungspflege. Nach einer gemeinsamen Anordnung der Reichjugendführung und des Hauptamtes für Volkswohlfahrt vom Dezember 1941 war für die Jugenderholung (Erholungsmaßnahmen für gesunde Jugendliche von zehn bis 18 Jahren, bei Mädeln von 15 bis 21 Jahren) das Erholungswerk der Hitler-Jugend verantwortlich. Gesundheitsgefährdete Jungen und Mädel dieser Altersstufe, die zur Wiederherstellung ihrer Gesundheit einer Erholung mit besonderer pflegerischer Betreuung bedurften, wurden durch die NSV betreut;[137] aus dieser Organisation ging 1940 die erweiterte Kinderlandverschickung zur Evakuierung von Kindern aus gefährdeten Gebieten des Reiches hervor.[138]

Ein Bericht aus einem bayerischen Übungslager des Jahres 1934 macht deutlich, dass diese Form der Jugenderholung bereits vor 1933 eine längere Tradition hatte, nach 1933 aber unverzüglich der neuen politischen Ordnung angepasst wurde: „Das 9. Bayerische Übungslager auf dem Gutshof des Freiherrn von Cramer-Klett in Hohenaschau trat kürzlich in gewohnter Weise zu seiner Besichtigung an. Der Lagerleiter, Privatdozent Dr. Karl Gebhardt, konnte mit seinem alten, bewährten Stab [...], die alten Gönner der neunjährigen sozialistischen Kleinarbeit begrüßen [...]. Der Lagerleiter konnte den Sinn dieser aktiven Übungsfürsorge darstellen, in dem über die Ergebnisse einer neunjährigen Arbeit an 1200 Lehrlingen berichtet wurde. Gemäß dem Ziel der aktiven Übungsvorsorge werden erbgesunde, aber vorübergehend versagende Jugendliche in besonderen Kräftegruppen zur vollen Leistungsfähigkeit des Arbeitslagers heraufgeschult. [...] Es traten dann 30 bayerische Amtsärzte, die zwei wochenlang gemeinsam mit den Jugendlichen Freud und Leid des Lagerlebens teilten, zu den Vorführungen an, um nach außen zu bekunden, daß sie nicht nur wissenschaftlich, sondern auch mit dem Herzen den Fragen neuzeitlicher Gesundheitsführung dienen."[139]

Krieg

Die HJ-Lagerbewegung war bis zum Sommer 1939 von kontinuierlichem Wachstum der Teilnehmerzahlen und breiter Akzeptanz in der Bevölkerung geprägt. Mit Kriegsbeginn ergaben sich jedoch auch in diesem Bereich eine

136 Geisler, Jugendarzt und Jugendführung, S. 47.

137 Vgl. Reichsbefehl 1/42 K der Reichsjugendführung.

138 Vgl. den Abschnitt zum „HJ-Gesundheitsdienst im Krieg" dieser Studie.

139 Karl Gebhardt, Neue Wege der Übungsvorsorge, in: Volksgesundheitswacht Nr. 5 1934, S. 7–11, hier S. 8f.; vgl. auch: (Hans) Langer, Lassen sich konstitutionelle Fehler durch die Verschickungsfürsorge beeinflussen?, in: Monatsschrift für Kinderheilkunde 48 (1930), S. 116–130.

Reihe einschneidender Schwierigkeiten und Veränderungen,[140] die dazu führten, dass Lager weder quantitativ noch qualitativ in der bewährten Form weiterhin durchgeführt werden konnten. So gab es angesichts der beständigen Gefahr von Fliegerangriffen kaum mehr Orte, an denen die Lager bedenkenlos hätten stattfinden können; dies galt besonders für die nordwestdeutschen und südwestdeutschen Gebiete, die unter erhöhter Luftbedrohung standen. Faktisch konnten Lager nur östlich der Linie Hamburg-Göttingen abgehalten werden. Ohnehin lehnten manche Eltern bereits 1940 die Durchführung von Sommerlagern ab, weil sie an der Möglichkeit einer ausreichenden Ernährung im Lager zweifelten oder sie Bedenken wegen des kriegsbedingten Führermangels der HJ hatten.

Zudem gab es auch aus Kreisen der Industrie, des Handels, des Handwerks und der Landwirtschaft Widerstände gegen eine allgemeine Durchführung der Sommerlager. Begründet wurde dies mit kriegswirtschaftlichen Erwägungen. Nicht selten wurde „im Interesse kriegswichtiger Arbeiten" die Freigabe HJ-Angehöriger abgelehnt. Schließlich stellte man selbst seitens der Schulen fest, dass eine Beurlaubung von Schülern während der Schulzeit grundsätzlich nicht erfolgen könne, da seit Kriegsbeginn außerordentlich viel Unterricht ausgefallen sei und zusätzlich Ferien gewesen seien.[141]

Zwar fanden während des Krieges noch kleinere Führerausbildungslager und auch Fahrten statt, doch blieb seit 1939 die Masse der Jugendlichen von der Lagererholung (und der Lagererziehung) ausgeschlossen. In den ersatzweise besonders für die Stadteinheiten eingeführten Leistungswochen während der großen Schulferien leisteten HJ und BDM von 8 bis 12 und von 15 bis 18 Uhr Dienst, schliefen und aßen aber zu Hause. Für die berufstätigen Jungen und Mädel waren „Abenddienste" vorgesehen. Die Leistungswochen dienten vor allem der Ablegung der verschiedenen Leistungsabzeichen der HJ, konnten aber die gewohnten und beliebten Lager in keiner Weise ersetzen.[142]

Die Akademie für Jugendmedizin in Berlin

In seinem Vorwort zu den „Grundsätzen für die Durchführung der Jugendgesundheitspflege" musste der Reichsarzt der HJ, Richard Liebenow, noch 1942 feststellen, dass eine einheitlich geordnete ärztliche Forschung für das Lebensalter von sechs bis 18 Jahren weiterhin fast völlig fehle. Da auch kaum Institute existierten, die die Funktions- oder Leistungsdiagnose lehrten, sei die „einem Menschen ohne Schaden zumutbare körperliche,

140 Vgl. N.N., Neuschloss 1943: Sommerlager des Bannes Königgrätz (Hitler-Jugend, Bann 483) Königgrätz 1943; N.N., Kriegs-Sommerlager 1944: Hitler-Jugend Gebiet Berlin (3), Berlin 1944; N.N., Unser Sommerlager 1944: Bund Deutscher Mädel, Gebiet Berlin (3), Berlin 1944.
141 Vgl. Boberach (Hrsg.), Meldungen aus dem Reich 1938–1945, S. 1681.
142 Vgl. Otto Würschinger, Leistungswochen der Hitler-Jugend, in: Das Junge Deutschland 37 (1943), S. 141–146.

geistige oder charakterliche Belastung"[143] nicht feststellbar und insbesondere für die Gesunden und für die Jugendlichen seien in dieser Hinsicht kaum Erfahrungen vorhanden. Mit gleicher Stoßrichtung hatte sich im Herbst 1941 Reichsärzteführer Leonardo Conti in einer Rede vor der Berliner Medizinischen Gesellschaft geäußert. Er erwartete von der verordneten engen Verbindung der Schulärzte mit der HJ-Gesundheitsführung „neue Problemstellungen"[144], die insbesondere auf dem Gebiet der Leistung Antworten erbringen sollten: „Was kann man dem Jugendlichen an Leistungen zumuten und was nicht? Fragen, die bis zum heutigen Tage nicht exakt zu beantworten sind, und Fragen, aus deren Nichtbeantwortung sich schwerwiegende Fehler in der Erziehung unserer Jugendlichen ergeben."[145]

Die Gründung einer „Zentralstelle" zur Erforschung jugendmedizinischer Fragen hatte Robert Hördemann, der damalige Chef des Amtes für Gesundheitsführung der HJ und Reichsarzt HJ, bereits 1939 angeregt. Er hatte ein an das Amt für Gesundheitsführung der Reichsjugendführung angegliedertes „Institut für Jugendmedizin" ins Gespräch gebracht, in dem neben praktischen Fragen der Jugendmedizin „alle Ergebnisse der Forscher und Wissenschaftler im Reich, die sich mit solchen ärztlichen Fragen beschäftigen, zusammengefaßt und damit für die Stellen nutzbar gemacht werden können, die den Jugendgesundheitsdienst der HJ.-Führung bearbeiten".[146] Wahrscheinlich hatte Hördemann zur Durchsetzung des ambitionierten Plans auch den von der Sitzung der DGfK 1939 in Salzburg erwarteten Aufschwung für die Belange der Jugendmedizin nutzen wollen.[147] Nach Kriegsbeginn fand diese Sitzung jedoch nicht mehr statt und auch Hördemanns Plan konnte zunächst nicht weiter verfolgt werden. Sein Nachfolger Richard Liebenow nahm die Angelegenheit zwar wieder auf, passte die Pläne jedoch in Umfang und Ausrichtung den Kriegsverhältnissen an.[148] Auf einer Tagung des Amtes für Gesundheitsführung der Hitler-Jugend im Oktober 1941 in Alt Rehse nahm er ausdrücklich Bezug auf den Runderlass über die Vereinheitlichung der Jugendgesundheitspflege vom 6. März 1940. So sei die enge Verbindung zum Gesundheitswesen des Staates für die Zukunft „selbstverständlich sichergestellt", die Richtlinien der Arbeit sollten jedoch durch das Amt für Gesundheit der Hitler-Jugend in der Reichsjugendführung bestimmt werden, dem in seinem künftigen Aufbau auch

143 Amt für Gesundheit der Hitler-Jugend. Reichsgesundheitsführung (Hrsg.), Grundsätze des Reichsgesundheitsführers und des Reichsjugendführers für die Durchführung der Jugendgesundheitspflege, 2. Aufl., (Berlin 1943), Vorwort zur 1. Aufl., von Richard Liebenow, S. 7ff., S. 8.

144 Leonardo Conti, Die Bedeutung der Wissenschaft, S. 56. Conti nahm hier Bezug auf den Runderlass über die Vereinheitlichung der Jugendgesundheitspflege vom 6. März 1940.

145 Ebd., S. 56.

146 Hördemann, Der Arzt als Gesundheitserzieher, S. 12.

147 Vgl. den Abschnitt zur „Kinderheilkunde und Jugendmedizin" dieser Studie.

148 Vgl. Erika Geisler, Jugendgesundheitsführung im Kriege, in: Die Ärztin 18 (1942), S. 50–54. Es handelt sich um den Bericht über die Tagung des Amtes für Gesundheit der Hitler-Jugend in Alt Rehse. Die Gebietsärzte und -ärztinnen der Hitler-Jugend sowie die mit Sonderaufgaben in der Erweiterten Kinderlandverschickung beauftragten Ärzte und Ärztinnen waren vom 16. bis 19. Oktober 1941 in die Führerschule der deutschen Ärzteschaft Alt Rehse zu einer Arbeitstagung einberufen worden.

zung eines Vereins an, der sich dem Bau, der Einrichtung und dem Betrieb künftiger Kinderklinken widmen sollte; Contis Statthalter war in diesem Fall der Berliner Kinderarzt Ernst Wentzler.[163]

„Deutsches Kinderkrankenhaus e.V."

Davon ausgehend, „daß im Kampfe gegen die Säuglings- und Kindersterblichkeit die Unterbringung, sowie die ärztliche und pflegerische Betreuung kranker Kinder in einwandfreien und eigens für diesen Zweck errichteten und organisierten Krankenhäusern eine der wichtigsten und vordringlichsten Aufgaben des Reiches"[164] darstelle, hatte Wentzler ein weit gefasstes Konzept künftiger klinischer Versorgung entworfen. Er forderte die Verdoppelung der Kinderkrankenhausbetten von vier auf acht je 10.000 Einwohner, was auf ein „Bauprogramm von 300 Kinderkrankenhäusern mit je 100 Betten" hinauslief. Noch schwerer wogen für ihn die Mängel der bestehenden Kinderkrankenhäuser, die er durch Verbesserungen „in menschlich-seelischer und erziehlicher Hinsicht, in medizinisch fachärztlicher und in wirtschaftlicher und baulicher Beziehung" beheben wollte. Im Frühjahr 1942 erfolgte die Gründung eines Vereins „Deutsches Kinderkrankenhaus e.V.", dessen Vorsitz Wentzler übernahm.[165] Die Aufsicht über die Vereinsarbeit lag beim Hauptamt für Volksgesundheit der NSDAP; die Schirmherrschaft übernahm Reichsgesundheitsführer Conti. Ferner beteiligten sich an der Gründungsversammlung Viktor Brack, Chef des Hauptamtes II der Kanzlei des Führers, der den stellvertretenden Vorsitz übernahm, sowie Vertreter des Hauptamtes für Volksgesundheit der NSDAP (Dr. Ramm[166] und Dr. Röhrs[167]) und des Amtes Gesundheit der NSV (Dr. Strohschneider[168] und

163 Vgl. Ernst Wentzler, Das künftige „Deutsche Kinderkrankenhaus", in: Die Ärztin 19 (1943), S. 198–201; ders., Kind und Krankenhaus. Zur Gründung des Vereins „Deutsches Kinderkrankenhaus", in: Gesundheitsführung – Ziel und Weg, Jg. 1942, S. 198–201 und S. 207. Zu Ernst Wentzlers Rolle in der sogenannten Kindereuthanasie vgl. Thomas Beddies/Heinz-Peter Schmiedebach, Der Pädiater Dr. Ernst Wentzler und die Kinderklinik Frohnau (1923–1964), in: Berlin in Geschichte und Gegenwart. Jahrbuch des Landesarchivs Berlin, Berlin 2002, S. 137–158 (gekürzt auch: Der Kinderarzt und „Euthanasie"-Gutachter Ernst Wentzler, in: Monatsschrift Kinderheilkunde 151 (2003) (http://www.springerlink.com/content/pwvrfn9w4u39h-q6y/fulltext.pdf, letzter Zugriff: 1.4.2010)).

164 Wentzler, Das künftige „Deutsche Kinderkrankenhaus", S. 198.

165 Vgl. Landesarchiv Berlin, B Rep. 042, Acc. 2147, Nr. 28067. Vgl. auch: Götz Aly, Der saubere und der schmutzige Fortschritt, in: Reform und Gewissen. „Euthanasie" im Dienst des Fortschritts (= Beiträge zur nationalsozialistischen Gesundheits- und Sozialpolitik, Bd. 2), Berlin 1985, S. 9–78, hier S. 33–40.

166 RAR: Rudolf Ramm, geb. 1887; Approb. 1920; seit Okt. 1939 bei der Reichärztekammer Beauftragter für die ärztliche Fortbildung und für die Reichsarbeitsgemeinschaft Krebsforschung.

167 RAR: Hans-Dietrich Röhrs, geb. 1901; Approb. 1927; 1934 Haus der Ärzte Hamburg (Geschäftsführer); 1941 Hauptamt für Volksgesundheit München (Amt für Gesundheitspolitik); 1944 zur Waffen-SS einberufen.

168 RAR: Harald Strohschneider, geb. 1907; Approb. 1935; lt. RAR-Karte u.a. bei der NSV in Wien tätig.

Frau Dr. Stark[169]). Zweck des Vereins sollte die Errichtung von Kinderkrankenhäusern sein, die „den Grundsätzen der Reichsgesundheitsführung zur Verwirklichung verhelfen, auf neuen Wegen die Säuglings- und Kindersterblichkeit zu bekämpfen und die Betreuung kranker Kinder neu zu gestalten". Die materielle Ausstattung erfolgte durch die Beleihung des enteigneten Grundvermögens des Missionswerkes Johannesbund e.V. im rheinischen Leutesdorf mit 200.000 RM. Somit fiel die finanzielle Basis zunächst sehr viel bescheidener aus als bei der jugendärztlichen Akademie, allerdings waren auch die Aufgaben weniger umfangreich: „Die Hauptarbeit der Geschäftsstelle [...] besteht in dem Entwurf einer Musteranstalt.[170] Diese Anstalt soll den Typ des ‚Deutschen Kinderkrankenhauses' gewissermaßen als Modell und Vorbild aller künftigen Kinderkrankenhäuser verkörpern. [...] Es besteht die Absicht, in dieser Musteranstalt, welche als Fortsetzung der Kinderklinik Berlin-Frohnau [...] erbaut werden soll, etwas zu schaffen, was spätere Bauherren auf diesem Gebiete [...] der Mühe überhebt, nun ihrerseits wieder all diese Erwägungen und Arbeiten noch einmal vorzunehmen, sondern sie in den Stand setzt, wenigstens sich in allen Hauptfragen nach dem Musterbau richten zu können."[171] Zwar war unter den Kriegsverhältnissen nicht an einen Neubau zu denken, doch trieb man die Vorbereitung und Planung möglichst voran, „um dem deutschen Volke als erstem auf der Welt für seine kranken Kinder eine gute und würdige Unterbringung zu schaffen"[172].

Mit der ärztlichen Leitung eines „Deutsches Kinderkrankenhauses" war künftig regelmäßig ein Facharzt für Kinder- und Säuglingskrankheiten zu betrauen. Die Bettenzahl sollte 200 nicht überschreiten, um „menschlichen Kontakt zwischen dem leitenden Arzt, der Elternschaft und den ihm anvertrauten Kindern" zu ermöglichen. Die seelische und erzieherische Betreuung der Kinder sollte als therapeutischer Faktor berücksichtigt werden, auch an die Zuziehung von Kindergärtnerinnen und Lehrpersonal war gedacht. Grundsätzlich sollten sämtliche Krankheitszustände, soweit sie Kinder bis zum 13. Lebensjahr beträfen, im „Deutschen Kinderkrankenhaus" behandelt werden. Die Zusammenarbeit mit anderen Spezialgebieten habe sich so zu gestalten, dass „der Facharzt tatsächlich zum Kinde kommt und nicht [...] umgekehrt verfahren wird". Der Verein „Deutsches Kinderkrankenhaus" sollte in eine feste Beziehung zum Amt Gesundheit der NSV treten: „Es ist hierbei vereinbart worden, daß zum vollständigen Ring des ‚Deutschen Kinderkrankenhauses' ein Säuglingsheim mit Kleinkinderabteilung der NSV gehören soll, welchem eine Station für Mutter und Kind und in den meisten Fällen auch eine Schwesternschule und Frauenmilchsammelstelle angegliedert wird. [...] Die ärztliche Leitung des ganzen liegt in einer Hand,

169 RAR: Maria Stark, geb. 1905; Approb. 1931; 1941 Hauptstellenleiterin des Hauptamtes für Volkswohlfahrt, Berlin-Grunewald.

170 Die Geschäftsstelle wurde in der Wentzlerschen Klinik in Berlin-Frohnau angesiedelt. Als Fachleute bei der Konzeption der „Musteranstalt" wurden u.a. der Architekt Walter Krüger und der Pädiater Carl Noeggerath (Freiburg) hinzugezogen.

171 Wentzler, Das künftige „Deutsche Kinderkrankenhaus", S. 201.

172 Ebd.

nämlich in der des leitenden Kinderarztes." Als Träger der künftigen Krankenhäuser war der Verein „Deutsches Kinderkrankenhaus" vorgesehen.

Wentzlers Konzept, das klar auf die Versorgung kranker Kinder bis zum Alter von 13 Jahren und damit orthodox kinderärztlich ausgelegt war, kann als regelrechter Gegenentwurf zu den Plänen Franz Hamburgers verstanden werden, der mit seinen Forderungen zur Einrichtung stationärer „kinder- und jugendkundlicher" Einrichtungen, in denen zu Studienzwecken selbst gesunde Kinder untergebracht werden sollten, bei Leonardo Conti auf wenig Resonanz gestoßen war.

Der HJ-Gesundheitsdienst im Krieg

Der Zweite Weltkrieg beeinflusste unmittelbar und nachhaltig das Leben mehrerer Millionen Kinder und Jugendlicher, die in Deutschland als HJ-Angehörige auf Gedeih und Verderb mit dem nationalsozialistischen Regime verbunden waren. Ihre Existenzbedingungen änderten sich mit Kriegsbeginn grundlegend, da vertraute Strukturen und Abläufe in der Familie, der Schule, den Betrieben und auch in der Hitler-Jugend selbst in einem sich beschleunigenden und radikalisierenden Prozess zumeist unumkehrbar aufgelöst wurden. Die Minderjährigen waren dieser Entwicklung ohne Ausweichmöglichkeit und ohne eigene Gestaltungsspielräume ausgeliefert. HJ-Dienst war seit 1939 erklärtermaßen Kriegsdienst, zunächst noch neben dem „normalen" Leben mit Familie und Schule, dann das „normale" Leben immer mehr verdrängend. Die im Rahmen der sogenannten Kriegshilfseinsätze der Hitler-Jugend zu leistenden Dienste wurden im Verlauf des Krieges nicht nur zahlreicher, umfassender und gefährlicher, sondern in ihrem Charakter auch immer „militärischer". Auf der Grundlage der „Jugenddienstpflicht" wurden Jugendliche für den Luftschutzdienst, für Schanzarbeiten an den Grenzen des Reiches, für die Rüstungsindustrie und für zahllose weitere Aufgaben im Rahmen der Kriegswirtschaft mobilisiert.[1] Die Entwicklung eskalierte schließlich in einer forcierten „Wehrertüchtigung" in eigens eingerichteten Lagern, in der „Werbung" von Hitler-Jungen für Wehrmacht und Kampfverbände der SS sowie zuletzt in der Einziehung selbst der (noch) nicht frontdiensttauglichen Jugendlichen zum sogenannten Volkssturm. Jahrelange – und bezogen auf die bewusste Wahrnehmung lebenslang wirksame – Indoktrination und gezielte Desinformation machten es möglich, dass die Übernahme verantwortungsvoller „kriegswichtiger" Tätigkeiten, „abenteuerliche" Ausnahmezustände einschließlich längerer Lageraufenthalte sowie das vorsätzlich genährte Gefühl, als Teil einer „Schicksalsgemeinschaft" an historischen Ereignissen teilzuhaben, bei den Jugendlichen in ein gläubiges Engagement für Führer und „Endsieg" mündeten. Ein Engagement, das selbst unter den extremen Bedingungen von Mangelwirtschaft und Bombenkrieg erstaunlich lange aufrechterhalten werden konnte: „Wir ertrugen diesen Krieg ohne zu murren, man hatte ihn

1 Vgl. Zweite Durchführungsverordnung zum Gesetz über die Hitler-Jugend (Jugenddienstverordnung) vom 25. März 1939, in: Reichsgesetzblatt, T. I, 1939, S. 709ff. Teilabdruck in: Jahnke/Buddrus (Hrsg.), Deutsche Jugend 1933–1945, Nr. 107 (S. 160ff.). Eine Übersicht über „reichseinheitliche" und „örtliche" Kriegseinsätze bietet: Buddrus, Totale Erziehung für den totalen Krieg, T. 1, S. 45.

uns aufgedrängt, so lehrte man uns. Wir lebten eine Idee. Sie war unser Mantel, wenn uns kalt war, wenn wir Hunger hatten und pro Person drei Kartoffeln auf den Teller gezählt bekamen. Sie wärmte uns, wenn wir in den Kellern saßen und auf die Bomben horchten. Wir verachteten die, die beteten, wenn der Putz von den Wänden rieselte – wir waren programmiert, Helden zu sein, und so waren wir es, auch wenn manches, was wir taten, nur noch als absolute Hirnlosigkeit bezeichnet werden kann."[2] In Anbetracht der tatsächlichen Kriegslage ist im Nachhinein rational nicht mehr nachvollziehbar, dass zahllose Jugendliche noch in den letzten Monaten des „Dritten Reiches" dieser Funktionalisierung ihres Idealismus sowie dem „fatalistischen Zynismus oder zynischen Fatalismus"[3] der Verantwortlichen zum Opfer fallen mussten.

Gesundheitssicherung im Krieg

Für die Hitler-Jugend waren bereits mit dem Feldzug gegen Polen im Herbst 1939 hohe Verluste an Führungspersonal einhergegangen, die sich unmittelbar auch auf Umfang und Qualität der Jugendbetreuung auswirken mussten. So berichtete am 18. Mai 1942 der Stabsführer der Reichsjugendführung Helmut Möckel in einer Besprechung führender Parteifunktionäre: „Da bis auf einen ganz verschwindend kleinen Prozentsatz alle Jugendführer, darunter bis zu den 16 und 17jährigen zum Arbeitsdienst und zur Wehrmacht eingezogen seien, stünden fast keine Jugendführer mehr zur Verfügung. Man sei deshalb gezwungen gewesen, [...] insbesondere auch die Lehrerschaft zur Übernahme der Hitler-Jugend-Führerschaft heranzuziehen. [...] Es werde sehr schwer sein die Lücke zu schließen, die durch den Heldentod von über 7500 Jugendführern bereits jetzt gerissen wurde."[4]

Verstärkt wurden diese Störungen im Betrieb der HJ, als im Verlauf des Krieges der reguläre Dienst zunehmend Einschränkungen und Ausfällen unterlag. Verdunkelung, Luftgefährdung und Zerstörung behinderten die Durchführung von Heimabenden, Sport und Geländedienst; HJ-Heime und Herbergen mussten für kriegswichtige Zwecke abgegeben, Neubauten unterbrochen werden; Sommerlager fanden nicht oder nur noch für ausgewählte Gruppen statt.

Gleichzeitig wurden die Jugendlichen verstärkt für kriegsbedingte Sonderaufgaben herangezogen und neben den bereits genannten Kriegshilfsdiensten insbesondere auch zur Mitarbeit in der Landwirtschaft oder für

2 Bericht einer ehemaligen BDM-Führerin in: Ingeborg Bayer (Hrsg.), Ehe alles Legende wird, Baden-Baden 1979, S. 213.

3 Beispiele für diesen Einsatz und das sinnlose Verheizen immer jüngerer Kinder und Jugendlicher in den letzten Kriegsmonaten bei: Buddrus, Totale Erziehung für den totalen Krieg, T. 1, S. 46ff. (hier auch Zitat).

4 Jahnke/Buddrus (Hrsg.), Deutsche Jugend 1933–1945, Nr. 223 (S. 348ff., S. 349); vgl. auch: Buddrus, Totale Erziehung für den totalen Krieg, T. 1, S. 344–355.

Aufgaben im Rahmen der Kinderlandverschickung eingesetzt.[5] Ein erheblicher Teil dieser zusätzlichen Pflichten entfiel auch auf den Bereich des Gesundheitsdienstes, und zwar sowohl flankierend im Rahmen kriegsbedingter Aufgaben in der HJ selbst als auch außerhalb der Jugendorganisation in Lazaretten, Krankenhäusern und anderen Einrichtungen der „Heimatfront". Betroffen waren in diesem Zusammenhang vor allem die Mädchen des BDM und die jungen Frauen des Werks „Glaube und Schönheit", für die zu Beginn des Krieges eine Ausbildung in Erster Hilfe obligatorisch geworden war.[6] Unter Verlust ihres Initiativ- und Innovationspotentials im Bereich der Gesundheitspflege, -erziehung und -forschung präsentierte sich die Gesundheitsführung der HJ unter diesen Bedingungen als eine überbeanspruchte Organisation, die zunehmend auf Dienstleitungen im Bereich der Gesundheitssicherung reduziert wurde und sich dafür wohl oder übel auch mit den überkommenen staatlichen Strukturen zusammenschließen musste.

Die bis 1939 aufgebaute ambitionierte Gesundheitsführung der Jugend als Mittel zum vorgeblichen Zweck einer langfristig angelegten „Aufartung des Volkes" wurde im „totalen Krieg" reduziert auf eine Kräfte absorbierende, allein der Not gehorchende Improvisation medizinischer und sozialer Betreuungs- und Sicherungsaufgaben. Dabei ging es vor allem auch darum, der Wehrmacht einigermaßen geeignete Rekruten zur Verfügung stellen zu können, wobei die Anforderungen an Konstitution und Gesundheit im Laufe des Krieges immer niedriger angesetzt wurden.[7]

Änderungen und Beschränkungen

Da der Hitler-Jugend seit Kriegsbeginn kontinuierlich qualifizierte Kräfte des Gesundheitsdienstes für die Zwecke des zivilen und militärischen Medizinalwesens entzogen wurden, bestand seit Ende 1939 kaum mehr eine Möglichkeit, zu einer einigermaßen adäquaten personellen Ausstattung der Gesundheitsführung der Jugend (zurück) zu gelangen. Zahlreiche bewährte und engagierte Führer und Unterführer wurden zur Wehrmacht eingezogen; in vielen Fällen hatten sie sich zu Kriegsbeginn freiwillig gemeldet.[8] Im Bereich des Gesundheitsdienstes trat dieser Mangel an haupt- wie auch an ehrenamtlichen Arbeitskräften besonders deutlich zutage, da er mit dem ohnehin dringenden Bedarf an Ärztinnen und Ärzten im zivilen wie im mili-

5 Vgl. Albert Müller (Bearb.), Die Betreuung der Jugend, S. 28.

6 Vgl. den Abschnitt „Gesundheitssicherung" dieser Studie.

7 Die Wehrmacht erwartete „über die Gesunderhaltung hinaus auch Gesundheitsförderung", um damit die Schäden zu vermeiden, die „in der neuzeitlichen Verstädterung und in der Technisierung, kurz in der Domestikation, also dem Loslösen aus dem Zusammenleben mit der Natur, erwachsen" (N.N. (Anton) Waldmann, Was erwartet die Wehrmacht von der gesundheitlichen Betreuung der Jugend?, in: Das Junge Deutschland 30 (1936), S. 1–5, S. 1).

8 Vgl. Buddrus, Totale Erziehung für den totalen Krieg, T. 1, S. 337ff.

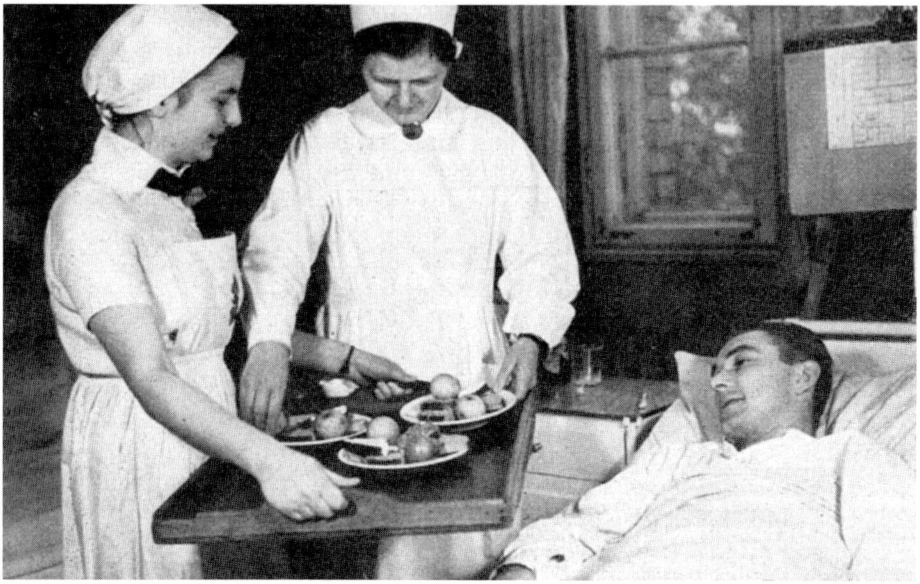

Gesundheitsdienstmädel im Kriegseinsatz.

tärischen Bereich zusammentraf.[9] Da zudem die Neuorganisation des Medizinstudiums im Sommer 1939 nicht nur die Verkürzung der Ausbildung auf vier vorklinische und sechs klinische Semester mit sich brachte, sondern auch die Abschaffung des Medizinalpraktikantenjahrs, standen für den Gesundheitsdienst der HJ auch weniger Studierende mit weniger Zeit zur Verfügung als noch in den Friedensjahren.[10] Zwar sah die neue Studienordnung auch berufspraktische Ausbildungselemente vor, doch betraf dies vorrangig einen seit Juni 1939 obligatorischen Land- und Fabrikdienst. Hinzu kam, dass besonders für die Männer mit der neuen Studienordnung, deren

9 „Besondere Sorgen bereite die gesundheitliche Betreuung der Jugend, da sich hier der Mangel an Ärzten besonders geltend mache." (Stabsführer Möckel als Vertreter der Reichsjugendführung in einer Besprechung führender Parteifunktionäre am 18. Mai 1942, in: Jahnke/Buddrus (Hrsg.), Deutsche Jugend 1933–1945, Nr. 223 (S. 349)). „Zu Beginn des Krieges wurden vierte und fünfte klinische Semester notapprobiert. Es ist eine sehr große Zahl von nun sogenannten fertigen Ärzten, die damit plötzlich in das Leben der Ärzteschaft treten. – Nun bitte ich sie aber keineswegs zu denken, daß die Ärzteführung vielleicht glaubt, daß diese jungen, notapprobierten Ärzte nun auch wirklich Ärzte sind." (Kurt Blome, Gesundheitsführung und Wissenschaft, in: Die Gesundheitsführung. „Ziel und Weg", Jg. 1940, S. 2–6, S. 2). Vgl. zu dieser Problematik auch: Thom, Formen der Mitwirkung der deutschen Ärzteschaft.

10 Die praktische Ausbildung bestand laut Bestallungsordnung vom 17. Juli 1939 (§ 4 Abs. 5) aus: „a) Krankenpflegedienst von mindestens sechs Monaten; b) Fabrik- oder Landdienst von sechs Wochen; c) Tätigkeit als Famulus von insgesamt sechs Monaten". Die Bestallungsordnung ist abgedruckt bei: Mersmann, Medizinische Ausbildung im Ditten Reich, S. 218 ff. Als neue Lehrinhalte wurden in das vorklinische Studium vor allem Bevölkerungspolitik und Rassenhygiene (sowie Geschichte der Medizin) aufgenommen. Vgl. Mersmann, Medizinische Ausbildung im Ditten Reich, S. 55 ff.; außerdem: Grüttner, Studenten im Dritten Reich; Bestallungsordnung abgedruckt bei: Ramm, Ärztliche Rechts- und Standeskunde, S. 185 ff.

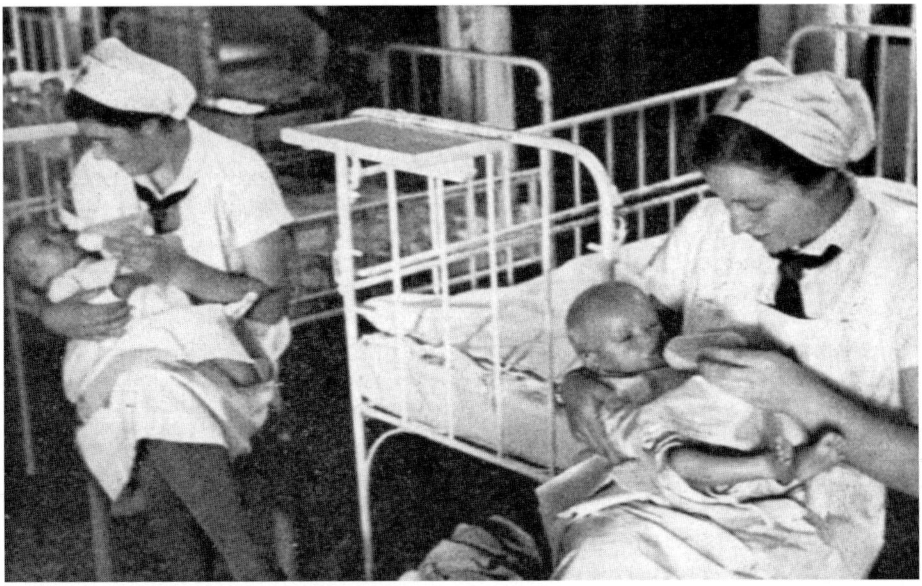

Kinderpflege durch Gesundheitsdienstmädel im Krieg.

Umsetzung mit dem Beginn des Zweiten Weltkriegs zusammenfiel, die militärische Komponente der Ausbildung stärker in den Vordergrund trat. So hieß es in § 5 (1): „Wehrfähige genügen ihrer Verpflichtung zur Ausbildung in der Krankenpflege in der Regel vor Beginn des Studiums im Sanitätsdienst der Wehrmacht oder der bewaffneten Teile der SS."[11] Einen entsprechenden Krankenpflegedienst in einer Universitätsklinik oder in einem anderen Krankenhaus sollten unter „Aufsicht des Deutschen Roten Kreuzes" allein „Wehrunfähige und weibliche Studierende" leisten. Diese gehörten während ihres Studiums obligatorisch „einer Bereitschaft des Deutschen Roten Kreuzes oder dem Gesundheitsdienst der Hitler-Jugend an".[12] Für den Dienst in der HJ standen also männliche Studierende nur noch in geringer Zahl zur Verfügung. Für sie dürfte diese Tätigkeit, zu der sie nur aufgrund ihrer Untauglichkeit für den Wehrdienst gekommen waren, zudem wenig reizvoll gewesen sein. In der Konsequenz aller Veränderungen ab 1939 ist festzustellen, dass Studierende der Medizin und Jungärzte gerade in einer Zeit, in der die gesundheitliche Gefährdung der Jugendlichen unter den Kriegsbedingungen anerkanntermaßen zunahm, für den Dienst im Rahmen der HJ-Arbeit nicht mehr in ausreichendem Umfang zur Verfügung standen.[13] Ein gewisser Ausgleich konnte immerhin durch den Einsatz junger Frauen aus dem Werk „Glaube und Schönheit" geschaffen werden: Be-

11 Bestallungsordnung vom 17. Juli 1939, § 5, Abs. 1; abgedruckt bei: Mersmann, Medizinische Ausbildung im Ditten Reich, S. 218ff.
12 Bestallungsordnung vom 17. Juli 1939, § 5, Abs. 2 und 3; abgedruckt bei: Ebd.
13 Vgl. Blome, Der ärztliche Nachwuchs, S. 163f.

reits Anfang September 1939 verkündete der Reichs-Jugend-Pressedienst, dass die Hitler-Jugend der Wehrmacht nicht nur gesunden (männlichen) Nachwuchs stelle, sondern dass auch 35.000 Gesundheitsdienstmädel des BDM „in immer stärkerem Maße zur Hilfeleistung auf den verschiedensten Gebieten" eingesetzt würden:[14] „Um den noch weiter ansteigenden Bedarf an solchen Hilfskräften decken zu können, sollen ab sofort alle 17-jährigen Mädel – also der erste Jahrgang des BDM.-Werkes ‚Glaube und Schönheit' – die Ausbildung als Gesundheitsdienstmädel erhalten."[15] Die Teilnahme an der Arbeitsgemeinschaft „Gesundheitsführung" im BDM-Werk wurde dementsprechend als Kriegseinsatz gewertet, „da die Kenntnisse, die darin vermittelt werden, zum intensiven Einsatz in der Nachbarschaftshilfe, in den Nähstuben und im Osteinsatz notwendig sind"[16].

Vor dem Hintergrund der Personalknappheit und der immer stärker zutage tretenden Erfordernisse des Krieges war das personalintensive, uneffektive und zudem nicht spannungsfreie Nebeneinander von staatlicher Schularzttätigkeit und parteiamtlichem Gesundheitsdienst in der Hitlerjugend nicht länger haltbar. Um „Doppelarbeit zu vermeiden", wurde im März 1940 bestimmt, dass während des Krieges alle zur Beurteilung und Überprüfung der HJ-Tauglichkeit sowie zur Herbeiführung gesundheitlicher Maßnahmen notwendigen Untersuchungen und Nachuntersuchungen, Gesundheits- und Zahngesundheitsappelle nicht mehr von HJ-Ärztinnen und -Ärzten, sondern von den in der Schulgesundheitspflege tätigen Ärzten der Gesundheitsämter, also von staatlichen Stellen, durchzuführen seien.[17] Diese Ärzte sollten in der Wahrnehmung ihrer Aufgaben die Bezeichnung Jugendarzt oder -ärztin tragen und – soweit möglich – zugleich HJ-Ärzte sein.[18] Die Jugendgesundheitspflege umfasste demnach künftig den Zeitraum vom 6. bis zum 18. Lebensjahr, war also für die HJ nach unten auf das Einschulungsalter und für die Schulgesundheitspflege nach oben auf die Maturität hin erweitert worden. Die Maßnahmen der erweiterten Schulgesundheitspflege sollten in Reihenuntersuchungen, Kontroll- und Nachuntersuchungen, Gesundheitsappellen, jugendärztlichen Sprechstunden, gesundheitsfürsorgerischen Maßnahmen, der Bekämpfung übertragbarer Krankheiten,

14 Vgl. etwa: Willi Dissmann/Max Wegner, Jungen und Mädel im Krieg (Erlebt und aufgeschrieben. Bücher für Jungen und Mädel), Berlin/Leipzig 1941, S. 147–150 („Ein BDM.-Mädel wird Rote-Kreuz-Schwester).

15 Reichs-Jugend-Pressedienst, Nr. 202 vom 3./4. Sep. 1939.

16 Jutta Rüdiger, Geleitwort zu: Reichsjugendführung (Hrsg.), Arbeitsrichtlinien der Hitler-Jugend. Das BDM-Werk „Glaube und Schönheit", o.O.1939, S. 3.

17 Vgl. Gemeinsamer Runderlass des Reichsministeriums des Innern, des Jugendführers des Deutschen Reiches und des Reichsministers für Wissenschaft, Erziehung und Volksbildung vom 6. März 1940 (RMBliV., S. 471); abgedruckt auch in: Amt für Gesundheit der Hitler-Jugend (Hrsg.), Grundsätze des Reichsgesundheitsführers und des Reichsjugendführers, S. 17ff.

18 Vorgeblich wurde damit keinesfalls beabsichtigt, „die langjährig mit großem idealen Einsatz tätigen Hitler-Jugend-Ärzte durch die beamteten Ärzte zur Ablösung zu bringen. Vielmehr wird erstrebt, daß jeder bewährte Hitler-Jugend-Arzt, der die Laufbahn eines Jugendarztes einschlagen will, fest in die jugendärztliche Arbeit eingebaut wird." (Amt für Gesundheit der Hitler-Jugend (Hrsg.), Grundsätze des Reichsgesundheitsführers und des Reichsjugendführers, S. 13). Faktisch lag die ärztliche Führung und Betreuung der HJ aber schon aufgrund des Ärztemangels häufig bei den beamteten Schulärzten.

Zahngesundheitsuntersuchungen und der Schulung von Lehrern bestehen. Reihenuntersuchungen wurden zunächst für alle Jugendlichen mit sechs, zehn, 14, 15 und 18 Jahren angesetzt. In den Jahren, für die keine Untersuchungen vorgesehen waren, sollten Gesundheitsappelle stattfinden, also ärztliche Sichtungen der im Turnzeug angetretenen Mädchen und Jungen, bei denen dann nur solche Kinder und Jugendlichen zu einer eingehenden Untersuchung bestimmt wurden, die anfällig oder sonst gefährdet erschienen.[19] Zur Dokumentation der Ergebnisse wurde ein „Jugendgesundheitsbogen" entworfen, der bei den Gesundheitsämtern geführt wurde.[20] Diese Durchführungsbestimmungen über die Jugendgesundheitspflege bezogen prinzipiell auch Ausleseuntersuchungen für Adolf-Hitler-Schulen, Führerschulen[21], Landdienst und Landjahr[22] in das Aufgabengebiet des Jugendarztes mit ein.[23] Allerdings galt auch hier, dass diese Maßnahmen während des Krieges nur „im Rahmen des Möglichen"[24] erfolgen sollten, da nicht genügend Ärzte zur Verfügung stünden. Letztlich betraf dieser Vorbehalt den gesamten Jugendgesundheitsdienst der Hitler-Jugend und bedeutete, dass zahlreiche vorgesehene oder angeordnete Vorhaben tatsächlich nicht mehr stattfanden.[25]

Ebenfalls noch im Jahr 1940 wurde zur „weiteren Sicherstellung der gesundheitlichen Betreuung der deutschen Jugend" zwischen der

19 Vgl. Geisler, Jugendarzt und Jugendführung, S. 22.

20 Vgl. Amt für Gesundheit der Hitler-Jugend (Hrsg.), Grundsätze des Reichsgesundheitsführers und des Reichsjugendführers, S. 39–60. Der Jugendgesundheitsbogen unterlag der ärztlichen Schweigepflicht; er war unter Aufsicht und in der Dienstelle des Jugendarztes aufzubewahren. Er bildete die Grundlage für alle weiteren gesundheitsführenden Maßnahmen: „Der Berufsberater bekommt damit auch endlich die Unterlagen, die es ihm ermöglichen, jeden jungen Menschen an den Platz zu bringen, wo er die besten Leistungen geben kann. Arbeitsdienst und Wehrmacht brauchen sich künftig nicht mehr allein auf ihre Einstellungsuntersuchung zu verlassen. Dadurch, daß ihnen bei der Eintrittsmusterung ein Auszug der Untersuchungsergebnisse vom 10. bis 18. Lebensjahr im Gesundheitspaß der Hitler-Jugend übergeben wird, bekommen sie einen Querschnitt über die gesundheitliche Entwicklung jedes jungen Menschen in die Hand, der ihre Beurteilungsarbeit wesentlich verbessert." (Robert Hördemann, Neuordnung im Gesundheitsdienst der Jugend, in: Die Gesundheitsführung. „Ziel und Weg", Jg. 1940, S. 114f.).

21 Zu den nationalsozialistischen Eliteschulen allgemein vgl. Schreckenberg, Erziehung, Lebenswelt und Kriegseinsatz der deutschen Jugend, S. 102–111.

22 Der Gesundheitsführung der HJ fiel für den Landdienst eine dreifache Aufgabe zu: 1. Auslese der sich freiwillig zum Landdienst meldenden Jugendlichen nach den Gesichtspunkten der körperlichen, erbbiologischen und charakterlichen Eignung; 2. gesundheitliche Aspekte bei Bau und Ausgestaltung der Landdienstlager sowie bei der Lebensführung und Arbeitsbeanspruchung der Landdienstler; 3. Vorbereitung der Landdienstführer und -führerinnen auf die wichtigsten Belange der Jugendgesundheitsführung. Vgl. Erika Geisler, Die Gesundheitsführung beim Landdienst der Hitler-Jugend, in: Die Gesundheitsführung. „Ziel und Weg", Jg. 1941, S. 239–244, S. 239. Zu Landjahr, Landdienst, Pflichtjahr und Hauswirtschaftlichem Jahr vgl. Schreckenberg, Erziehung, Lebenswelt und Kriegseinsatz der deutschen Jugend, S. 122–135.

23 Vgl. Hördemann, Neuordnung im Gesundheitsdienst der Jugend, S. 114f.

24 Geisler, Jugendarzt und Jugendführung, S. 24.

25 So heißt es zur „Durchführung der Jugendgesundheitspflege" 1941: „[...] hat der Reichsinnenminister bestimmt, daß von den Gesundheitsämtern im Benehmen mit den Führern der Banne Reihenuntersuchungen durchzuführen sind, soweit dies ohne Gefährdung der zur Zeit vordringlichen Aufgaben der Gesundheitsämter sowie der ärztlichen Versorgung der Zivilbevölkerung möglich ist." (Münch. Med. Wschr. Nr. 44, 1941, S. 1197).

Reichsstudentenführung (Amt Wissenschaft und Facherziehung) und der Reichsjugendführung vereinbart, alle der Hitler-Jugend angehörenden Medizinstudenten und -studentinnen in den Arbeitsgemeinschaften „Gesundheitsführung der deutschen Jugend“ innerhalb der Fachgruppe Volksgesundheit der jeweiligen Universität zusammenzufassen. Bei der HJ wurden sie in sogenannten Medizinergefolgschaften geführt. Die Führer dieser Gefolgschaften wurden von den Gebietsärzten der HJ und den Fachgruppenleitern Volksgesundheit der Reichsstudentenführung einvernehmlich bestimmt; der Einsatz der Gefolgschaftsmitglieder im praktischen Gesundheitsdienst der Hitler-Jugend (Formationsdienst) hatte nach Anweisung des Gebietsarztes zu geschehen.[26] Tatsächlich geht jedoch aus einem Überblick des Altherrenbundes über den Kriegseinsatz der deutschen Studenten für den Sommer 1941 hervor, dass in der Hitler-Jugend selbst nur eine verhältnismäßig geringe Anzahl von 230 Studenten bei der ärztlichen Lagerbetreuung der HJ und des BDM tätig wurden, während im erweiterten medizinischen Bereich 2750 Studierende in Kliniken und Lazaretten, 500 in Apotheken, 340 als Hilfspersonal bei der Kinderlandverschickung und 440 als Helferinnen im DRK eingesetzt werden konnten.[27]

Während die Vereinheitlichung der Jugendgesundheitspflege entsprechend dem Erlass vom 6. März 1940 in der Bevölkerung sehr positiv aufgenommen worden war,[28] trafen 1942 weitere Einschränkungen auf breite Ablehnung bei Ärzten, Erziehern und Eltern. Durch Erlass des Reichsministeriums des Innern vom 24. Februar 1942 war hinsichtlich der Jugendgesundheitspflege während des Krieges angeordnet worden, dass die Reihenuntersuchungen für die 6- und 10-Jährigen anlässlich der Beurteilung der Schulfähigkeit bzw. der Tauglichkeit für die Aufnahme in das Jungvolk und den Jungmädelbund nicht mehr stattfinden sollten. Am 28. Februar des Jahres wurde festgelegt, dass auch die Jugendzahnpflege unter Verzicht auf die Durchführung der Behandlung der Schulanfänger und der bereits behandelten unteren Jahrgänge nur noch die älteren Jahrgänge erfassen sollte.[29] Faktisch liefen die angeordneten Maßnahmen darauf hinaus, dass zugunsten einer kurzfristigen Verbesserung der Betreuung Jugendlicher, die kurz vor der Einberufung zur Wehrmacht standen, die medizinische Überwachung der jüngeren Kinder eingeschränkt bzw. aufgegeben wurde. Da jedoch, so die Gegner dieser Regelungen, gerade bei der ungünstigen Ernährungslage, die sich vor allem auf die Entwicklungsjahre nachteilig auswirken müsse, der Erkennung von Frühschäden (Tuberkulose, Haltungsfehler, Fußschäden, Zahnschäden) eine besondere Bedeutung zukomme, sei es für Erzieher und Eltern ungemein wertvoll und für die Kinder

26 Vgl. Das junge Deutschland 34 (1940), S. 239; auch in: Der Öffentliche Gesundheitsdienst (A) 6 (1940), S. 659.
27 Vgl. Zs. für Ärztl. Fortbildung 39 (1942), S. 355.
28 Vgl. Boberach (Hrsg.), Meldungen aus dem Reich 1938–1945, S. 1026.
29 Vgl. Jahnke/Buddrus (Hrsg.), Deutsche Jugend 1933–1945, Nr. 221 (S. 346).

unbedingt notwendig, zu Beginn der Schulpflicht Klarheit über die gesundheitlichen Verhältnisse herbeizuführen.[30]

Einen deutlichen Hinweis auf die nur noch eingeschränkten Möglichkeiten einer zunehmend kurzatmig (re-)agierenden HJ-Gesundheitsführung gibt ein Referat des Reichsarztes HJ, Richard Liebenow, vor deutschen und ausländischen Medizinern 1942. Liebenow stellte auf der Veranstaltung in Innsbruck zunächst fest, dass die Hitler-Jugend seit 1939 an fast allen Kriegseinsätzen beteiligt gewesen sei: „Überall, wo Arbeitskräfte fehlen, springen Jungen und Mädel ein, ob das in der Ernte ist [...], ob in den Fabriken, in der Wirtschaft, bei den Behörden, beim Luftschutz oder bei der Feuerwehr, in den Lazaretten oder bei den Sammlungen, überall steht die Jugend in vorderster Linie."[31] Da dieser „vielseitige Arbeitseinsatz der Hitler-Jugend auch große gesundheitliche Gefährdungen"[32] in sich trage, müssten dringend vorbeugende Maßnahmen ergriffen werden.[33] Liebenow rekurrierte in diesem Zusammenhang – rhetorisch nicht ungeschickt – auf die bis 1939 erreichten Erfolge in der Gesundheitsführung der Jugend, um letztlich aber einzuräumen, dass die Reihenuntersuchungen vielfach bereits durch sogenannte Gesundheitsappelle für bedürftige Jugendliche ersetzt worden seien. Diese Appelle kämen jedoch nur für Jugendliche infrage, die „längere Zeit krank waren, die vom Turnen und Sport befreit sind, oder sonst irgendwie dadurch auffallen, daß sie in ihrer Leistungsfähigkeit gemindert sind, das sind weiter die Kameraden, von denen die Eltern, die Hitler-Jugend-Führer und Lehrer eine eingehende Untersuchung wünschen, weil ein merkliches Nachlassen ihrer Leistungen festgestellt wird"[34]. Darüber hinaus würden vor allem Tauglichkeitsuntersuchungen für die vielfältigen Einsätze der Hitler-Jugend durchgeführt, so etwa für die Aufnahme in die Führerschulen der HJ, für den Ernteeinsatz, aber auch für die Kinderlandverschickung.[35] Liebenow weiter: „Eine wirkliche Jugendgesundheitspflege werden wir aber erst nach dem Kriege durchführen können, wenn unsere Jugendärzte von der Front zurückkommen und nun mit der Gesundheitserziehung die wahre vorbeugende Gesundheitspflege des deutschen Volkes beginnen."[36]

30 Vgl. Boberach (Hrsg.), Meldungen aus dem Reich 1939–1945, S. 3939ff.

31 Liebenow, Die Gesundheitsführung der Hitler-Jugend im Kriege, S. 176f.

32 Ebd., S. 177.

33 Bereits im Rahmen einer Führertagung der Hitler-Jugend des Gebiets Berlin am 11. Juni 1940 in der Berliner Philharmonie unter dem Motto „Gesunde Jugend – wehrhaftes Volk" war Arthur Axmann, zu dieser Zeit HJ-Obergebietsführer, vor allem auf eine mögliche Überbeanspruchung der Hitler-Jugend im Rahmen der bevorstehenden Ernteeinsätze eingegangen. Die Gesundheit der Jugend dürfe durch keine zu große Belastung gefährdet werden, „zu der ein Übermaß an Begeisterung und Einsatzfreude einmal hinreißen könnte" (Erika Geisler, Gesunde Jugend – wehrhaftes Volk, in: Die Ärztin 16 (1940), S. 167f.; vgl. auch: „Durchführung der Jugendgesundheitspflege (= Untersuchungen für die Sondereinheiten und für den Landdienst der Hitler-Jugend): RdErl. d. RMdI vom 28.1.1941 (RMinBl.f.inn.Verw. Nr. 6/41, S. 202)).

34 Liebenow, Die Gesundheitsführung der Hitler-Jugend im Kriege, S. 179.

35 Vgl. ebd., S. 179f.

36 Ebd., S. 181.

HJ-Gesundheitsdienst im Kriegseinsatz

Der Krieg veränderte unmittelbar den gesundheitspolitischen Pflichtenkatalog der Hitler-Jugend, indem er etwa bei der medizinischen Bewältigung der Luftkriegsfolgen (einschließlich der Luftabwehr), bei der erweiterten Kinderlandverschickung oder der Wehrertüchtigung neue, direkt auf den Krieg bezogene gesundheitspolitische Handlungsfelder erzeugte. Während einer – wohl der letzten – Tagung der Gebietsärzte der Hitler-Jugend 1944 in Prag bezog sich der Reichsarzt HJ, Richard Liebenow, besonders auf diese kriegsbedingten Tätigkeitsbereiche,[37] ohne darauf einzugehen, dass vielerorts durch die sich inzwischen als dramatisch darstellende Kriegslage der Arbeit der Hitler-Jugend und damit auch ihres Gesundheitsdienstes die Grundlage bereits entzogen worden war.[38]

Erweiterte Kinderlandverschickung

Träger der ursprünglichen „Jugenderholungspflege" im nationalsozialistischen Deutschland, zu der auch die Landverschickung geschwächter oder gefährdeter Jugendlicher gehörte, waren in arbeitsgemeinschaftlicher Zusammenarbeit Partei und Staat, ergänzt durch Aktionen der Betriebsfürsorge. Als durchführende Institution mit dem größten Leistungsaufwand trat dabei die NS-Volkswohlfahrt hervor, an deren Hauptamt die Führung der Arbeitsgemeinschaft „Reichszentrale Landaufenthalt für Stadtkinder e.V." übertragen worden war.[39] Erst nach 1939 gewann die „erweiterte Kinderlandverschickung" als Kriegsmaßname auch für zahlreiche gesunde Kinder und Jugendliche an Bedeutung. Anders als zuvor wurden nun nicht mehr einzelne betroffene Kinder verschickt, sondern ganze Klassen und sogar Schulen für längere Zeit vornehmlich aus luftkriegsgefährdeten Ballungsgebieten evakuiert.

Die Hitler-Jugend wurde in diese etwa seit Herbst 1940 anlaufende große Aktion umfassend einbezogen, da im Gegensatz zur ursprünglichen Regelung der Schulunterricht in der „erweiterten Kinderlandverschickung" weitergeführt wurde. Lehrer mussten neben ihren Aufgaben im Unterricht

37 Vgl. Deutsches Ärzteblatt 74 (1944), S. 116f.

38 Auf der Tagung sprachen im Weiteren, wiederum ohne erkennbare Bezugnahme auf die Zeitläufte: Prof. Dr. Kleinschmidt (Köln): „Die kindliche Konstitution"; Prof. Dr. Bessau (Berlin): „Die kindliche Vitalität"; Prof. Dr. Joppich (Berlin): „Grundfragen der körperlichen Erziehung im Jugendalter" (gedruckt: Gerhard Joppich, Grundfragen der körperlichen Erziehung im Jugendalter, in: Deutsches Ärzteblatt 74 (1944), S. 146–150); Prof. Dr. Bennholdt-Thomsen (Prag): „Die Entwicklungswandlung der Jugend in ihren biologischen und pathologischen Folgen"; Prof. Dr. Hofmeier (Straßburg): „Die ärztliche Beurteilung Jugendlicher" (gedruckt: Kurt Hofmeier, Die ärztliche Beurteilung Jugendlicher, in: Deutsches Ärzteblatt 74 (1944), S. 126–129); Prof. Dr. Günter Schultze (Greifswald): „Einflüsse auf die Entwicklung weiblicher Jugendlicher"; Prof. Dr. Kretschmer (Marburg): „Konstitution und Charakter; insbesondere konstitutionelle Reifungsprobleme"; Prof. Dr. Freiherr von Verschuer (Berlin): „Erbanlagen und Charakter Jugendlicher"; Prof. Dr. Villinger (Breslau): „Umwelt und Charakter Jugendlicher".

39 Vgl. Geisler, Jugendarzt und Jugendführung, S. 40.

als Lagerleiter Verantwortung übernehmen;[40] HJ-Führer und BDM-Führerinnen wurden ihnen als „Lagermannschaftsführer" und „Lagermädelschaftsführerinnen" zur Seite gestellt und leiteten die Jugendlichen außerhalb der Unterrichtszeit. Nach den Bestimmungen verpflichteten sich die Eltern, ihre Kinder sechs Monate in der Lagergemeinschaft, die zumeist mit der ursprünglichen Schulgemeinschaft identisch war, zu belassen. Unter den Bedingungen der Gemeinschaftsunterbringung über einen so langen Zeitraum waren gesundheitliche Schutzmaßnahmen von besonderer Wichtigkeit. Sie fielen vornehmlich in das Aufgabengebiet der HJ-Gesundheitssicherung, die für diesen Bereich während des Krieges erheblich ausgedehnt wurde und die medizinische Versorgung der Lager der erweiterten KLV übernahm – durch die Feldschere und Gesundheitsdienstmädel sowie durch HJ-Ärzte im Rahmen einer notwendigen „großzügigen Organisation der Gesundheitserziehung, Seuchenhygiene und Behandlung der Jugendlichen"[41]: „(1) Der JFdDR. beabsichtigt, in den aus Anlaß der Kinderlandverschickung errichteten Heimen und Lagern der HJ. eine besondere Gesundheitssicherung einzurichten, soweit es sich um Großlager handelt oder eine schnelle ärztliche Versorgung wegen der örtlichen Lage nicht gewährleistet ist. Zu diesem Zweck sollen Feldschere und Gesundheitsdienstmädel der HJ., die in der ersten Hilfeleistung ausgebildet sind und Krankenstuben betreuen und überwachen können, eingesetzt werden, und zwar jeweils für 3 Monate.

(2) Soweit es der HJ. nicht gelingt, die erforderlichen Feldschere und Gesundheitsdienstmädel im Wege freier Vereinbarung einzusetzen, kommt für die Heranziehung die Anwendung der Notdienst-VO. vom 15.X.1938 (RGBl. I, S. 1441) in Betracht. In diesen Fällen werden die HJ.-Gebietsgeldverwalter im Einvernehmen mit den HJ.-Gebietsärzten bei den nach der Bek. vom 8.VII.1939 (RGBl. I, S. 1204) zuständigen unteren Verw.-Behörden oder staatl. Pol. Verwaltern den Antrag stellen, die namentlich bezeichneten Feldschere oder Gesundheitsdienstmädel zum langfristigen Notdienst (und zwar auf Dauer von 3 Monaten) heranzuziehen und der HJ.-Gebietsführung zur Dienstleistung zuzuweisen."[42]

In einem „Randbericht" für die „Junge Welt" schrieb Erika Geisler 1941 über die Arbeit der Feldschere in einem KLV-Lager: „Für drei Monate ist eine große Zahl von Feldscheren durch Notdienstverpflichtung aus Beruf oder Schule herausgezogen worden, um als Mitarbeiter der Ärzte im Gesundheitsdienst der Kinderlandverschickung zu arbeiten. [...] Vor allem überwachen sie die tägliche Gesundheitsführung der Jungen. Ein Zahn-

40 Vgl. Heinrich Schulz, Der Aufstieg der deutschen Kinderlandverschickung, in: Das Junge Deutschland 35 (1941), S. 5–9. Der Artikel leitet die erweiterte Kinderlandverschickung aus der Jugenderholungspflege der Vorkriegszeit her und spricht beschönigend von einer „erweiterten Landverschickung aus Großstädten", ohne auf die Luftgefährdung einzugehen. Es ist die Rede von (1941) „zur Zeit auf dem Lande untergebrachten 300.000 Großstadtkindern" (ebd., S. 9).

41 Geisler, Jugendarzt und Jugendführung, S. 40 (Zitat) sowie S. 44 ff.

42 Heranziehung von Hilfspersonal auf Grund der Notdienst-VO. A. Notdiensteinsatz von Feldscheren und Gesundheitsdienstmädeln (Erweiterte Kinderlandverschickung der HJ [...] RdErl. d. RmdI. vom 1.XI.1940 (RminBl. f. inn. Verw. Nr. 45/40) Auszugsweise Mitteilung).

bürsten- und Waschzeugappell gehört ebenso zu ihrer Aufgabe wie die Sorge für die Sauberkeit der Jungen überhaupt. In der Revierstube leisten sie Pflegedienst und führen sorgfältig und gewissenhaft die Anweisungen des Arztes aus. Die Verteilung von Cebionzucker, Halspinselungen in Zeiten gesteigerter Krankheitsbereitschaft können dem sorgfältig und gewissenhaft arbeitenden Feldscher übertragen werden. So leisten Feldschere einen vielseitigen und verantwortlichen Kriegseinsatz in der erweiterten Kinderlandverschickung."[43]

Wehrertüchtigung

1935 hatte Helmut Stellrecht[44], damals Beauftragter des Reichsjugendführers für die Ertüchtigung der deutschen Jugend, durchaus im Einklang mit Reichsjugendführer Baldur von Schirach festgestellt, dass in Deutschland die Jugend nicht auf dem Weg einer militärischen Grund- oder Vorausbildung ertüchtigt würde: „Keinem jungen Menschen wird eine Militärwaffe, ein Gewehr 98, ein Maschinengewehr [...] in die Hand gegeben. Wir wollen das nicht. Das ist nicht jugendlich. – Wir wollen keine Ausrichtung einer Jugend auf das Töten hin. [...] sie muß nur erzogen werden, das Land zu verteidigen. Aber die Waffe gehört erst in die Hand des Mannes."[45] Als probates Mittel zur körperlichen und seelischen Ertüchtigung des jungen deutschen Menschen verstand er das Leistungsabzeichen der Hitler-Jugend. Hier, so Stellrecht, sei alles zusammengefasst: „Die Körperschule, der Geländedienst und das Sportschießen. Jeder Junge wird hier im Training ausgerichtet auf das gemeinschaftliche Ziel. Wenn er es erreicht hat, so wird ihm das Leistungsabzeichen an die Brust gesteckt. Das beweist, daß er gewandt ist, daß er körperlich leistungsfähig ist, aber auch weltanschaulich sich geschult hat, daß er den Typ darstellt, den wir als deutschen Jungen haben wollen."[46] Letztlich liefen seine Vorstellungen darauf hinaus, dass moderne Heerführer darauf angewiesen seien, ganz bestimmte körperliche Leistungen bei ihren Rekruten voraussetzen zu können, die in die Grundschule eingebaut sein müssten: „Man kann nach unserer Auffassung nur noch den Mann Soldat werden lassen, der körperlich leistungsfähig, der tapfer, der treu ist und die geistigen Voraussetzungen zum Kampfe mitbringt."[47]

Unter den Bedingungen des Krieges war dieses auf lange Zeiträume angelegte Programm jedoch nicht durchzuhalten. Vielmehr wurden als Ersatz

43 Erika Geisler, Feldschere. Ein Randbericht aus der KLV.-Arbeit, in: Junge Welt 3 (1941), S. 4.

44 Vgl. Kurzbiografie bei: Buddrus, Totale Erziehung für den totalen Krieg, T. 2, S. 1217f. 1937 wurde Stellrecht zum (ersten) Chef des Amtes für körperliche Ertüchtigung ernannt.

45 Stellrecht, Soldatentum und Jugendertüchtigung, S. 19. Stellrecht war 1934 Obergebietsführer im Stab der Reichsjugendführung und damit wesentlich für die politische „Schulung" der Hitlerjugend verantwortlich. Vgl. Wolfgang Benz/Hermann Graml/Hermann Weiß (Hrsg.), Enzyklopädie des Nationalsozialismus, 3. Aufl., München 1988; Ernst Klee, Das Kulturlexikon zum Dritten Reich. Wer war was vor und nach 1945, Frankfurt am Main 2007.

46 Ebd.

47 Ebd., S. 21.; vgl. auch: Stellrecht, Neue Erziehung, S. 145ff.

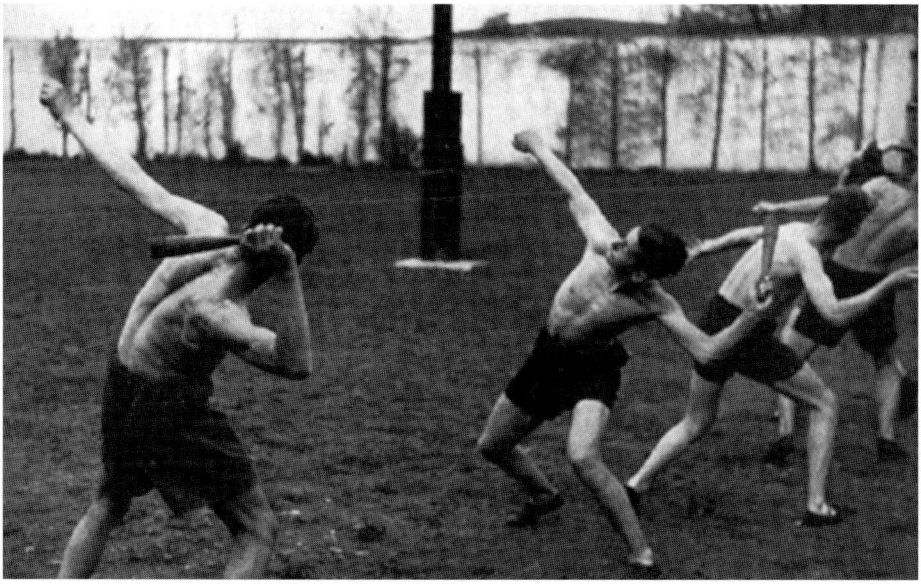

Wehrertüchtigung: HJ beim „Keulenweitwurf".

für die in erschreckend kurzer Zeit in großem Ausmaß entstandenen Verluste zunehmend jüngere und körperlich weniger leistungsfähige Reservisten eingezogen. Bereits am 15. Januar 1941 wurde das bisherige „Amt für körperliche Ertüchtigung" der Jugendführung in „Amt Wehrertüchtigung" umbenannt[48] und am 22. Juni 1941 – dem Tag des Überfalls auf die Sowjetunion – widmete sich ein ganzes Heft der Zeitschrift „Das Junge Deutschland" der Frage des Nachwuchses für die Wehrmacht aus der Hitlerjugend. Unter Titeln wie „Erziehung zur Wehrfreudigkeit"[49] und „Jugendgemäße Wehrertüchtigung"[50] wurde die Jugend auf den Heeresdienst als „letzte und höchste Schule vaterländischer Erziehung"[51] eingestimmt. Die Wehrertüchtigung aller 17-jährigen Jungen hatte die HJ als besondere Aufgabe im Krieg durchzuführen. Für die in mehrwöchigen Lehrgängen erfolgende Ausbildung im Schieß- und Geländedienst stellte die Wehrmacht zwar Ausbilder; die Hitler-Jugendführung war aber selbst für den Aufbau und die Organi-

48 Vgl. Jahnke/Buddrus (Hrsg.), Deutsche Jugend 1933–1945, Nr. 202 (S. 328f.). Der ursprünglich als „Gesundheitspass" der Hitler-Jugend eingeführte Ausweis zum Nachweis entsprechender Untersuchungen und ihrer Ergebnisse hieß 1942 „Tauglichkeitsausweis" (Amt für Gesundheit der Hitler-Jugend (Hrsg.), Grundsätze des Reichsgesundheitsführers und des Reichsjugendführers, S. 61 ff.).

49 Vgl. Ernst Schlünder, Erziehung zur Wehrfreudigkeit, in: Das Junge Deutschland 35 (1941), S. 193–197.

50 Vgl. Hans Frießner, Jugendgemäße Wehrertüchtigung, in: Das Junge Deutschland 35 (1941), S. 197–200.

51 Ebd., S. 197.

sation der Wehrertüchtigungslager (1942: 80 Lager für je 250 Jungen) zuständig.[52]

Vor dem Hintergrund dieser „kriegswichtigen" Aktivitäten konnten die bis dahin gültigen Standards der Jugendgesundheitserziehung und Gesundheitspflege nicht länger aufrechterhalten werden.[53] Auch Forschungsvorhaben im Rahmen der ärztlichen Jugendkunde wurden zurückgestellt, während gleichzeitig die Gesundheitssicherung (Feldscherdienst) – wie zu Beginn der Bewegung – ein starkes Übergewicht im Rahmen der Gesundheitsführung bekam. Hatte die politische und ideologische Führung die Hitler-Jugend und ihren Gesundheitsdienst ursprünglich als „Garanten der Zukunft", als Aufbauorganisation zur Schaffung rassisch überlegener, gesunder Generationen propagiert, so ließ sie diese im Verlauf des Krieges zu einer Kombattantenorganisation verkommen, die in nahezu allen gesellschaftsrelevanten Sektoren, vor allem aber in den Bereichen Gesundheit und Soziales, der Absicherung (und Verlängerung) des Krieges im Innern und schließlich auch an den Fronten diente.

52 So Stabsführer Möckel als Vertreter der Reichsjugendführung in einer Besprechung führender Parteifunktionäre am 18. Mai 1942. Vgl. Jahnke/Buddrus (Hrsg.), Deutsche Jugend 1933–1945, Nr. 223 (S. 348ff., S. 349).

53 Vgl. Gemeinsamer Runderlass des Reichsministeriums des Innern, des Jugendführers des Deutschen Reiches und des Reichsministers für Wissenschaft, Erziehung und Volksbildung vom 6. März 1940 (RMBliV., S. 471), abgedruckt in: Amt für Gesundheit der Hitler-Jugend Reichsjugendführung (Hrsg.), Grundsätze des Reichsgesundheitsführers und des Reichsjugendführers für die Durchführung der Jugendgesundheitspflege, Amsterdam 1942, S. 17ff.

Schluss

Wäre die nationalsozialistische Machtübernahme darauf beschränkt gewesen, allein die politische Herrschaft zu erobern und das demokratische Staatsgebilde durch ein totalitäres zu ersetzen, so wäre dieses Ziel im Laufe des Jahres 1933 bereits erreicht gewesen. Tatsächlich galt den NS-Ideologen jedoch die Übernahme der Staatsgewalt – die den Elan der Bewegung absehbar dämpfen würde[1] – im Wesentlichen als Ausgangspunkt einer weitergehenden Umwälzung, die mit dem rassenbiologischen Programm einer Höherzüchtung des nordisch-germanischen Typus zugleich ein Streben in Permanenz sein sollte.[2] Diese Perpetuierung der Revolution hatte vor allem die radikale nationalsozialistische Partei mit ihren Gliederungen durch den uneingeschränkten Zugriff auf das geistige, seelische und körperliche Potential der Volksgenossen zu gewährleisten.[3] Es ist dieser Aspekt – weniger der Einflussnahme des totalitären Staates als vielmehr der totalitären Bewegung –, der ausschlaggebend auf die Jugend und den Jugendgesundheitsdienst wirkte. Mit der Hitler-Jugend als exklusiver Organisation der gesamten deutschen Jugend war der umfassende Zugriff auf die Mädchen und Jungen im Reifungsalter möglich geworden. Diese Bemächtigung wurde aufwändig inszeniert und auch der Parteiführung gegenüber in immer

1 Hans Frank, einer der frühen Gefolgsmänner Hitlers, hat die Zwangsläufigkeit der Entwicklung nach 1933 „Im Angesicht des Galgens“ in alliierter Haft reflektiert: „Dieses Masseneinströmen von Neumitgliedern in die Partei hatte aber vor allem eine totale Gesinnungsverwässerung, Kampfgeistabtötung zur Folge. Diese Wirkung trat um so deutlicher in Erscheinung, als sie an das Kernproblem der Partei im Dritten Reich unmittelbar heranführte, welches in der einfachen Frage liegt: was soll eine Partei eigentlich noch darstellen, die ihr Ziel, die alleinige Macht im Reich zu erlangen, erreicht hat und imstande ist, alle ihre Programmpunkte mit Hilfe des beherrschten Staatsapparats in die Wirklichkeit umzusetzen, keine anderen Parteien neben sich mehr bekämpfen muß und damit eigentlich ihre eigentümliche Existenzberechtigung nun völlig andersartig neu erweisen muß? Dies war die Grundfrage des Hitlersystems, die das Verhältnis der Partei zum Staat zerreibende Auswirkungen in furchtbarster Selbstzerstörung zeigen sollte.“ (Hans Frank, Im Angesicht des Galgens. Deutung Hitlers und seiner Zeit auf Grund eigener Erlebnisse und Erkenntnisse, München 1953, S. 184f.).

2 Vgl. Michael Burleigh/Wolfgang Wippermann, The racial State: Germany 1933–1945, Cambridge u.a. 1991, S. 306f.

3 Unter Radikalismus versteht Helmuth Plessner „allgemein die Überzeugung, daß wahrhaft Großes und Gutes nur aus bewusstem Rückgang auf die Wurzeln der Existenz entsteht; den Glauben an die Heilkraft der Extreme, die Methode, gegen alle traditionellen Werte und Kompromisse Front zu machen. [...] Seine These ist Rückhaltlosigkeit, seine Perspektive Unendlichkeit, sein Pathos Enthusiasmus, sein Temperament Glut. Es ist die geborene Weltanschauung der Ungeduldigen, soziologisch der unteren Klassen, biologisch: der Jugend.“ (Helmuth Plessner, Grenzen der Gemeinschaft. Eine Kritik des sozialen Radikalismus (= ND der Ausgabe Bonn 1924), Frankfurt am Main 2002, S. 14).

neuen Bekenntnissen der Treue und Kampfbereitschaft hervorgehoben. Die Hitler-Jugend der NSDAP repräsentierte in hervorragender Weise das militärähnlich reglementierte System totaler Erfassung und Vereinnahmung mit allen Merkmalen bürokratischer Verfestigung und Hierarchisierung, der Zentralisierung der Führungsgewalt sowie der Dominanz hauptamtlicher Führungskader.

Dem paradoxen Konzept einer dauerhaften Revolution und den damit verbundenen unausgesetzten Forderungen des Partei- und Propagandaapparats nach höchster Gesundheit und Rassereinheit war notwendig immanent, dass sie nicht an ihr Ende gelangen durften. Vielmehr waren, wenn das Ziel näher zu rücken schien, die Auslese-Kriterien mit der Konsequenz zu verschärfen, dass die Selektion und „Ausmerze" von „Minus-Varianten" immer weitere Personengruppen erfasste.[4] Das Bestreben, „Gesundheit infinitesimal zu optimieren" und das deutsche Volk als idealen „Volkskörper" einem perfekten Staatswesen anzupassen,[5] ließ so unweigerlich die grundlegende Spannung zwischen der leidensfreien Gesundheitsgesellschaft des „neuen Menschen"[6] auf der einen und den anthropologischen Anlagen und Limitiertheiten der Individuen auf der anderen Seite aufbrechen und führte damit zu Selektion, Isolation und Elimination derjenigen, die den Erwartungen nicht genügen konnten.[7]

Die dauernd verunsichernde, jede und jeden betreffende und potentiell gefährdende Forderung nach Vollendung des Individuums, öffentlich umgesetzt in der (Gegen-)Darstellung „minderwertiger", kränklicher und schwacher Körper, kann als notwendige negative Entsprechung der Orte tatsächlich verwirklichter Utopien („Heterotopien") verstanden werden, an denen exemplarisch das Ideal des „erbgesunden", starken und überlegenen „arischen" Körpers repräsentiert wurde. Am Beispiel der HJ-Lager wie auch der „zeit-räumlich" begrenzten Inszenierungen der Reichsberufswettkämpfe und des Jahres der Gesundheitspflicht können sowohl für die HJ-

4 Franz Neumann konstatiert, aus dem Gegensatz zwischen „totalitärem Staat" (Leviathan) und „totalitärer Bewegung" (Behemoth) habe sich während des Zweiten Weltkriegs eine neue Gesellschaftsform gebildet, in der die herrschenden Gruppen die Bevölkerung „ohne die Vermittlung durch den wenigstens rationalen, bisher als Staat bekannten Zwangsapparat" durch Propaganda und Gewalt direkt kontrollierten (Franz Neumann, Behemoth. Struktur und Praxis des Nationalsozialismus 1933–1944, Frankfurt am Main 1998, S. 505–530, hier S. 543).

5 Der Begriff des „Volkskörpers" implizierte die Vorstellung eines homogenen und sich selbst regulierenden Organismus und ließ die NS-Gemeinschaft als „organisch definiert und biologisch aufgefasst" erscheinen: „Als Teile eines eigenen Organismus verloren die einzelnen Körper an Autonomie, individuelle Gesundheit und Reproduktionsfähigkeit wurden nicht mehr als Privatsache, sondern als Aufgabe des Staates begriffen." (Diehl, Körperbilder und Körperpraxen im Nationalsozialismus, S. 20).

6 Vgl. zum Ideal des „Neuen Menschen" auch: Eduard Seidler, Der neue Mensch. Sozialutopien der menschlichen Fortpflanzung, in: Peter Petersen (Hrsg.), Retortenbefruchtung und Verantwortung. Anthropologische, ethische und medizinische Aspekte neuerer Fruchtbarkeitstechnologien, Stuttgart 1985, S. 115–123.

7 „Vor diesem Hintergrund rechtfertigen es die bei den Realisierungsversuchen zu Tage tretenden Hemmungslosigkeiten und Grausamkeiten, der Frage nachzugehen, ob Sozialutopien barbarische, inhumane Glücksverheißungen sind." (Helmut Jenkis, Sozialutopien – barbarische Glücksverheißungen? Zur Geistesgeschichte der Idee von der vollkommenen Gesellschaft (= Philosophische Schriften, Bd. 6), Berlin 1992, S. VII.).

Ärzte und Gesundheitsführer als auch für die Hitler-Jugend selbst konkrete räumliche Orte beschrieben werden, an denen sich das „Gute“ an und in der Medizin im Nationalsozialismus zu materialisieren schien.[8] Hier konkretisierte sich die Gesundheits- und Körperpolitik als Optimierung physischer Leistungsfähigkeit, die den individuellen Körper hauptsächlich unter dem Gesichtspunkt seiner reproduktiven und kriegerischen Funktionen in den Blick nahm. Die Orte der Realisierung, überwiegend geschaffen und organisiert von parteiamtlichen Stellen, erfüllten dabei eine grundlegend wichtige Funktion, indem sie erfolgreiche Modelle darboten, die auf das (noch) utopische Ganze schließen lassen sollten. Die Jugend als „Zukunftsträgerin“ bot sich für diese Präsentation wie auch für die langfristig angelegte Umsetzung der rassenhygienischen Konzepte nicht nur deshalb in besonderer – man ist versucht zu sagen, in natürlicher – Weise an, weil „letzten Endes nur das Kindesalter entscheidende Modifikationen der Anlagen eines Menschen“ ermöglichte.[9] Zugleich schien die Jugend für diese Rolle prädestiniert, weil sie absehbar und dauerhaft für die rassenbiologische Neuorientierung und den Umbau der gesellschaftlichen Grundlagen in Deutschland zu gewinnen sein würde.[10]

Die Exklusivität (der „Laborcharakter“) der Heterotopien machte es außerdem möglich, Rückständigkeiten und Misserfolge bei der Umsetzung vermeintlich schlüssiger und wissenschaftlich unwiderlegbarer erbbiologischer Einsichten und Erkenntnisse in größeren Maßstäben (noch) nicht überwundenen ethischen Wertvorstellungen und traditionellen Institutionen – zunächst der Familie (Partnerwahl, Zeugung und Sexualität), aber auch der Schule, der Arbeitswelt und der urban geprägten populären Kultur des „laissez-faire“ – anzulasten: „In der angezielten Veränderung von Werten und Handlungsmustern liegt“, so Peter Weingart, „soziologisch betrachtet, das Wesentliche des Einflusses der Wissenschaft auf die Gesellschaft [...]. In vielen Fällen wirkt er indirekt, doch wenn Utopien entworfen werden, ist er direkt und beabsichtigt.“[11] Tatsächlich nahm sich die Hitler-Jugend als dritte Kraft der Jugenderziehung im nationalsozialistischen

8 Da für die NS-Gesundheitspolitik der möglichst große Nutzen der Menschen für die Zwecke des Systems entscheidend war, darf das Aufgabengebiet „Gesundheit“ auch in den Bereichen, in denen es mit vermeintlich „positiven“ Konnotationen versehen ist, nicht isoliert betrachtet werden. Das „Jahr der Gesundheitspflicht“ der Hitlerjugend 1939 war das Jahr, in dem die Tötung des Kindes „K“ den Auftakt zu den Krankenmordaktionen bildete und in dem mit dem Angriff auf Polen ein Krieg begonnen wurde, auf den auch die NS-Gesundheitsführung wesentlich hin ausgerichtet war und dem zahllose Angehörige der Hitler-Jugend zum Opfer fielen.

9 Hofmeier, Die ärztliche Beurteilung Jugendlicher, S. 126.

10 Bereits zu Beginn des 20. Jahrhunderts hatte Wilhelm Schallmayer, diesen Zusammenhang vorwegnehmend, die Etablierung einer „generativen“ Ethik als „wissenschaftliche und erzieherische Weiterbildung der herrschenden Ethik durch Aufnahme von Pflichten zugunsten der Rasse (d.h. hier zugunsten der Erbqualitäten späterer Generationen unseres gesellschaftlichen Gemeinwesens)“ gefordert (Wilhelm Schallmayer, Generative Ethik, in: Archiv für Rassen- und Gesellschaftsbiologie 6 (1909), S. 199–231, S. 203; vgl. auch: Peter Weingart, Eugenische Utopien. Entwürfe für die Rationalisierung der menschlichen Entwicklung, in: Harald Welzer (Hrsg.), Nationalsozialismus und Moderne (= Tübinger Beiträge zu Philosophie und Gesellschaftskritik, Bd. 5), Tübingen 1993, S. 166–183, S. 176).

11 Weingart, Eugenische Utopien, S.167.

chen an kranken und behinderten Menschen. Michael Kater weist darauf hin, dass 1942 die jüngeren Ärzte zu einem beträchtlichen Teil, wenn nicht gar mehrheitlich mit der „Euthanasie“ einverstanden waren, und zwar so, „wie die Nazis sie propagierten und wie sie zweifellos an den medizinischen Hochschulen diskutiert wurde, während die älteren Ärzte dem ‚Gnadentod‘ wesentlich reservierter gegenüberstanden“[14]. Die Antwort auf die Frage, welche Auswirkungen es auf die deutsche Medizin in der Zeit nach 1945 gehabt hat, dass eine ganze Generation von Ärzten und vor allem Ärztinnen in der Hitler-Jugend und auch als Hitler-Jugend-Ärzte zu Erfüllungsgehilfen der Gesundheits- und Rassenpolitik des Regimes sozialisiert worden waren, steht bislang noch aus.[15]

Letztlich blieb das propagandistisch verbrämte und überhöhte Ziel einer umfassenden Gesundheitsführung der Jugend durch „Jungärzte“ und „Jugendärzte“ im „Dritten Reich“ Stückwerk. Vieles kam über die Planungsphase nicht hinaus, vieles war erst im Entstehen begriffen, als der Kriegsbeginn weitere Umsetzungen zunichte machte. Auch das Jahr der Gesundheitspflicht 1939, hier mit einigem Recht als Höhepunkt einer Entwicklung vorgestellt, markiert als „kurzes“ Jahr zugleich den Wendepunkt und den Beginn des Niedergangs des Jugendgesundheitsdienstes im Zweiten Weltkrieg. Trotz einer Reihe realisierter Aktivitäten, die als Leistungsschauen der Jugendgesundheitsführung der Legitimation gegenwärtigen und künftigen Handelns dienen sollten, entsteht aus den parteiamtlichen Verlautbarungen dieses Jahres bereits der Eindruck von Halbherzigkeit und mangelndem Interesse. Bereits in der Frühphase des Krieges fehlte es an Personal, weil ein Großteil der HJ-Führer und zahlreiche Ärzte eingezogen worden waren oder sich freiwillig gemeldet hatten. Das Erreichte (Schirmbilduntersuchungen auf Tuberkulose, Jugendzahnpflege, Rachitisprophylaxe) konnte nicht bewahrt werden. Der mit dem Kriegsverlauf immer dramatischer werdende Abzug von Ärzten zur Wehrmacht ließ die Gesundheitsorganisation stark zusammenschrumpfen und ab Sommer 1944, als die Wehrmachtsverluste bislang nicht gekannte Dimensionen erreichten, schließlich zusammenbrechen und die Jugendgesundheitsführung kollabieren.[16]

14 Kater, Ärzte als Hitlers Helfer, S. 381. Robert J. Lifton schreibt: „Wo immer erfahrene Ärzte an den Tötungen beteiligt waren, wurden sie rasch von jüngeren Leuten ersetzt, und einige jüngere Ärzte wurden schnell in höhere Positionen befördert.“ (Robert J. Lifton, Ärzte im Dritten Reich, Stuttgart 1988, S. 83).

15 In der Tat muss gerade bei der Betrachtung der Rolle der Ärztinnen zwischen einer gewissen an der Oberfläche bleibenden Scheinemanzipation und dem dominierenden Antifeminismus der NS-Weltanschauung unterschieden werden. Vgl. Schreckenberg, Erziehung, Lebenswelt und Kriegseinsatz der deutschen Jugend unter Hitler, S. 212. Andererseits ist im Hinblick auf die Zeit nach 1945 festzuhalten, dass vielleicht weniger der Nationalsozialismus als vielmehr der Krieg die Berufstätigkeit von Frauen, und zwar gerade im Bereich des Gesundheitswesens durchaus beförderte. In den Gesundheitsberufen ergaben sich für Frauen – zumal unter den katalytischen Bedingungen der Jahre 1939 bis 1945 – neue Perspektiven qualifizierter Berufstätigkeit. Vgl. etwa: Miller-Kipp, Der Bund Deutscher Mädel in der Hitlerjugend. Erziehung zwischen Ideologie und Herrschaftsprozeß, Weinheim u.a. 1985.

16 Vgl. Buddrus, Totale Erziehung für den totalen Krieg, T. 1, S. 923.

Gesellschaftliche Wirklichkeit ist ein Zusammenspiel vieler, relativ autonomer Wirklichkeiten. So haben auch Kinder und Jugendliche die Realität des NS-Staates innerhalb ihres jeweiligen alltagsweltlichen Kontextes erfahren, vermittelt über konkrete Situationen und Personen. Autobiografische Berichte aus dieser Zeit belegen, dass diese Erfahrungen höchst unterschiedlich sein konnten. Der Verfasser hat anlässlich eines Vortrages zum Thema dieser Studie erlebt, dass nicht wenige der im Auditorium anwesenden Frauen und Männer der HJ-Generation der festen Überzeugung waren, in der Hitler-Jugend weder körperliche Untersuchungen noch überhaupt präventive oder erzieherische gesundheitliche Maßnahmen erlebt zu haben. Die vorhandenen Erinnerungen bestanden vielmehr vornehmlich an (wehr-)sportliche Aktivitäten, Aufmärsche und mehr oder weniger inhaltsleere Gruppenabende. Ohne hier die Bedeutung einiger weniger und zufälliger Diskussionsbeiträge zu hoch veranschlagen zu wollen, geben die spontanen Äußerungen doch zu denken. Die Zeitzeugen hatten den Nationalsozialismus in Gestalt der Hitler-Jugend zwar als ein umfassendes System der Lebensorganisation in Erinnerung, die Gesundheitsführung als ein Werkzeug zur Sozialisierung im Sinne des nationalsozialistischen Menschenbildes jedoch nur als Marginalie wahrgenommen. Dieses Phänomen wäre zum einen damit zu erklären, dass die Jugendlichen als Objekte der Gesundheitsführung die konkreten Maßnahmen – etwa Reihenuntersuchungen – nur punktuell und in größeren Zeitabständen erlebten, und diese Kontakte für die meisten Jungen und Mädchen auch ohne weitere Konsequenzen blieben. Zum anderen ist festzustellen, dass die Realisierung der gesundheitsdienstlichen Maßnahmen in der HJ mit den groß dimensionierten Planungen tatsächlich niemals Schritt hielt, dass erhebliche regionale Unterschiede in Umfang und Intensität der Betreuung bestanden und dass – wie gezeigt werden konnte – insbesondere im Krieg, einer Zeit, für die die Erinnerungen häufig ausgeprägter und intensiver sind, der Gesundheitsdienst tatsächlich stark eingeschränkt wurde.[17]

Aufgrund der ungünstigen Quellenlage ist letztlich nicht mehr vollständig festzustellen, ob und in welchem Umfang der Gesundheitsdienst der Hitler-Jugend tatsächlich seinen selbst gestellten Auftrag einer umfassenden Kontrolle, Pflege und Erziehung der Jugend im Bereich der Gesundheit realisieren konnte. Es scheint der Realität aber nahezukommen, wenn man hinsichtlich der Umsetzung des umfassenden gesundheitsführenden Zugriffs auf die Jugend für die Zeit bis 1939 von einem „noch nicht" und für die Kriegszeit von einem „nicht mehr" spricht. Es klafften also zu jeder Zeit Anspruch und Wirklichkeit der Gesundheitsführung auseinander. Vergleichsweise geschlossen erscheint diese Schere im Jahr 1939, dem (kurzen) „Jahr der Gesundheitspflicht", das faktisch mit dem Beginn des Krieges endete.

17 Bezeichnenderweise – auch dies sei hier nur als persönlicher Eindruck wiedergegeben – unterscheiden sich die Beobachtungen von Ärztinnen und Ärzten, die haupt- oder ehrenamtlich im Rahmen der Gesundheitsführung aktiv waren, ganz wesentlich von den Berichten der damaligen Hitler-Jugend. Tatsächlich verbinden sich in den Berichten und Lebensläufen Berufswahl, Studium, Dissertation und erste ärztliche Tätigkeiten mit der gesundheitsdienstlichen Tätigkeit in der HJ, wobei in den Erzählungen wiederum die Erlebnisse der Kriegszeit überwiegen.

Der Wandel von der vorbeugenden Gesundheitspflege der Vorkriegszeit zur militarisierten „Gesundheitssicherung" im Rahmen der kaum verbrämten Einbeziehung der Jugend in den Krieg und die Kriegswirtschaft lässt sich paradigmatisch an den Veränderungen in der „Lagerwelt des Dritten Reiches" deutlich machen. Waren die Sommerlager zu Friedenszeiten vorrangig als Maßnahmen breit und langfristig angelegter Gesundheitsförderung und körperlicher Ertüchtigung konzipiert, so wandelte sich dies über die Stationen Landdienstlager (Pflichtdienste in der Landwirtschaft), erweitere Kinderlandverschickung (Evakuierung der Großstadtjugend) Wehrertüchtigungslager (Vorbereitung auf den Wehrdienst) bis hin zu Kriegsgefangenen- oder Flüchtlingslagern. „Sicher ist", so Dagmar Ellerbrock, „dass vor allem seit den 1940er Jahren die erwarteten Körpererfahrungen angesichts der Kriegsjahre und der drohenden Niederlage nicht vollständig in erwünschten Körpererfahrungen aufgingen. Vielmehr verknüpften sich erwartete Körpererfahrungen immer enger mit Ängsten, die zum Teil sorgenvoll auf die Zukunft gerichtet waren und zum Teil sogar bereits eine leidvolle Bestätigung erfahren hatten."[18] Auch aus der stolzen Hitler-Jugend wurde binnen weniger Jahre eine „Generation von Kriegskindern", die bis zum heutigen Tage mit ihren Erinnerungen und Erfahrungen leben muss.

Zuletzt kam der Hitler-Jugend sogar noch die Jugend abhanden, zahlreiche Jungen und Mädchen wurden – unter ständiger Ausweitung der Tauglichkeitskriterien – zu Diensten aller Art an der Heimatfront herangezogen, schließlich auch zum Waffendienst an der Front in der Heimat. Der Kampf gegen die Beschleunigung, gegen die „Frühreifung" der Großstadtjugend, endete im frühzeitigen Zwangserwachsenwerden im Krieg.

18 Dagmar Ellerbrock, Zur Übersterblichkeit arischer Männerkörper. Körperbilder in Transition, in: Diehl (Hrsg.), Körper im Nationalsozialismus, S. 281–305, S. 290.

Anhang

Quellen und Literatur

Quellen

Bundesarchiv Berlin
NS 26
NS 38 III, B1–146;
NS 38 III B2–108;
NS 38 III, A-O-4.1 (1);
NS 38 III, B2–11;
R 1501, Nr. 26257/1;
R 1501/3328.

Außerdem:
personenbezogene Unterlagen aus dem ehem. Berlin Document Center (BDC);
Reichsarztregister der Kassenärztlichen Vereinigung Deutschlands (RAR).

Landesarchiv Berlin
Landesarchiv Berlin: A Rep. 244–02, Nr. 1;
Landesarchiv Berlin: A Rep. 030–04, Nr. 2910;
Landesarchiv Berlin, B Rep. 042, Acc. 2147, Nr. 28067.

Archiv der Humboldt-Universität zu Berlin
Z/B2, Akte 9 (Zentralarchiv 1895).

Archiv für Kinder- und Jugendmedizin Berlin im Archiv der Humboldt-Universität zu Berlin
Akten der Deutschen Gesellschaft für Kinderheilkunde (DGfK) 1933–1945;
Akten der Vereinigung Rhein.-Westf. Kinderärzte 1933.

Historisches Psychiatrie-Archiv der Charité – Universitätsmedizin Berlin
Ordner „Werner Siemens-Institut für Röntgenforschung im Städt. Robert Koch-Krankenhaus (1931–1936).

Brandenburgisches Landeshauptarchiv Potsdam
BLHA Potsdam, Rep. 55, VIIa, Nr. 216.

Literatur

Ackermann, Wilhelm: Der ärztliche Nachwuchs zwischen Weltkrieg und nationalsozialistischer Erhebung (= Arbeiten der deutsch-nordischen Gesellschaft für Geschichte der Medizin, der Zahnheilkunde und der Naturwissenschaften, Bd. 25), Greifswald 1940.
Aly, Götz: Der saubere und der schmutzige Fortschritt, in: Reform und Gewissen. „Euthanasie“ im Dienst des Fortschritts (= Beiträge zur nationalsozialistischen Gesundheits- und Sozialpolitik, Bd. 2), Berlin 1985, S. 9–78.

Amt für Gesundheit der Hitler-Jugend Reichsjugendführung (Hrsg.): Grundsätze des Reichsgesundheitsführers und des Reichsjugendführers für die Durchführung der Jugendgesundheitspflege, Amsterdam 1942 (auch: 2. Aufl., Berlin 1943).

Anschütz, Gerhard: Die Verfassung des Deutschen Reichs vom 11. August 1919. Ein Kommentar für Wissenschaft und Praxis (= Stilkes Rechtsbibliothek, Bd. 1), 12. (3. bearb.) Aufl., Berlin 1930.

Ash, Mitchell: Wissenschaft und Politik als Ressourcen für einander, in: Rüdiger vom Bruch/Brigitte Kaderas (Hrsg.): Wissenschaften und Wissenschaftspolitik. Bestandsaufnahmen zu Formationen, Brüchen und Kontinuitäten im Deutschland des 20. Jahrhunderts, Stuttgart 2002, S. 32–49.

Axmann, Arthur: „Das kann doch nicht das Ende sein". Hitlers letzter Reichsführer der Jugend erinnert sich, Koblenz 1995.

Ders.: Der deutsche Jugendschutz. Ein Sieg der Beharrlichkeit, in: Das Junge Deutschland 32 (1938), S. 242–245.

Baader, Gerhard: Zwischen Züchtungsutopien, Leistungsideologie und der der „Ausmerze" des so genannten erblich „Minderwertigen". 20 Jahre Forschung in der sozial- und Rassenhygiene, in: Virus. Beiträge zur Sozialgeschichte der Medizin 5 (2005), S. 23–42.

Bäcker, Otto/Lucaß, Rudolf: Der Kräutergarten. Ein Führer durch die spezielle Heilpflanzenkunde. Zugleich eine Zusammenstellung aller Heil- und Gewürzpflanzen, die auf deutschem Boden ihren natürlichen Standort haben oder angebaut werden können (hrsg. von der Deutschen Versuchsanstalt für Ernährung und Verpflegung G.m.b.H., Berlin), Berlin 1941.

Ders.: Die Aufarbeitung der Heilpflanzen unter Berücksichtigung der biologischen Verfahren. Eine Grundlage zur Heilpflanzenkunde (= Heidelberg, Med. Diss. v. 30. Dez. 1938), Stollberg im Erzgebirge 1937.

Bahnen, Paul: Geländesport im deutschen Arbeitsdienst, in: Deutscher Arbeitsdienst 4 (1934), S. 33.

Battenberg, Ludwig: HJ-Übungslager für Körperbehinderte und Entwicklungsgehemmte. Dargestellt am Beispiel des „Waldhauses Edenkoben" im Gebiet 25 (Saarpfalz), in: Das Junge Deutschland 32 (1938), S. 155–168.

Baumann, Zygmunt: Biologie und das Projekt der Moderne, in: Mittelweg 36, 4 (1993), S. 3–16.

Bayer, Ingeborg (Hrsg.): Ehe alles Legende wird, Baden Baden 1979.

Beck, Christoph: Auswahlbibliografie, in: Kristina Hübener (Hrsg.): Brandenburgische Heil- und Pflegeanstalten in der NS-Zeit (= Schriftenreihe zur Medizin-Geschichte des Landes Brandenburg, Bd. 3), Berlin 2002, S. 403–474.

Beddies, Thomas/Schmiedebach, Heinz-Peter: Der Pädiater Dr. Ernst Wentzler und die Kinderklinik Frohnau (1923–1964), in: Berlin in Geschichte und Gegenwart. Jahrbuch des Landesarchivs Berlin, Berlin 2002, S. 137–158 (gekürzt auch: Beddies, Thomas: Der Kinderarzt und „Euthanasie"-Gutachter Ernst Wentzler, in: Monatsschrift Kinderheilkunde 151 (2003), S. 1020–1026, in: http://www.springerlink.com/content/pwvrfn9w4u39hq6y/fulltext.pdf, letzter Zugriff: 1.4.2010).

Benjamin, Walter: Rückblick auf Stefan George, in: Rolf Tiedemann u.a. (Hrsg.): Walter Benjamin. Gesammelte Schriften, Bd. III, Frankfurt am Main 1991, S. 392–399.

Benke, Uwe: Wie blind ist die blinde Hitlerjugend? Zur Geschichte der HJ an der Staatlichen Blindenanstalt Berlin-Steglitz in den Jahren 1933 bis 1935, in: Bezirksamt Steglitz von Berlin/Arbeitskreis Nationalsozialismus in Steglitz (Hrsg.): Steglitz im Dritten Reich. Beiträge zur Geschichte des Nationalsozialismus in Steglitz (= Stätten der Geschichte Berlins, Bd. 69), Berlin 1992, S. 196–205.

Bennholdt-Thomsen, Carl: Über normale Entwicklung und Entwicklungsgrenzen des Kindes, in: Robert Hördemann (Hrsg.): Die Gesundheitsführung der Jugend, München/Berlin 1939, S. 14–38.

Benz, Wolfgang/Graml, Hermann/Weiß, Hermann (Hrsg.): Enzyklopädie des Nationalsozialismus, 3. Aufl., München 1988.
Benzenhöfer, Udo: „Kinderfachabteilungen“ und „NS-Kindereuthanasie“, Wetzlar 2000.
Ders.: Genese und Struktur der „NS-Kinder- und Jugendlicheneuthanasie“, in: Monatsschrift für Kinderheilkunde 151 (2003), S. 1012–1019.
Berger, Ernst (Hrsg.): Verfolgte Kindheit. Kinder und Jugendliche als Opfer der NS-Sozialverwaltung, Wien/Köln/Weimar 2007.
Bilz, Rudolf (Hrsg.): Psyche und Leistung. Bericht über die 3. Tagung der Deutschen Allgemeinen Ärztlichen Gesellschaft für Psychotherapie in Wien/Stuttgart 1941.
Bleker, Johanna/Jachertz, Norbert (Hrsg.): Medizin im Dritten Reich, 2. erw. Aufl., Köln 1993.
Bloch, Charles: Die SA und die Krise des NS-Regimes 1934, Frankfurt am Main 1970.
Blome, Kurt: Anrechnung der Jungarztkurse in Alt-Rehse auf die Medizinalpraktikantenzeit, in: Deutsches Ärzteblatt 66 (1936), S. 209.
Ders.: Arzt im Kampf: Erlebnisse und Gedanken, Leipzig 1942
Ders.: Der ärztliche Nachwuchs, in: Die Gesundheitsführung. „Ziel und Weg“, Jg. 1940, S. 163–169.
Ders.: Die Führerschule der deutschen Ärzteschaft in Alt-Rehse, in: Deutsches Ärzteblatt 67 (1937), S. 10ff.
Ders.: Die Führerschule der deutschen Ärzteschaft in Alt-Rehse, in: Deutsches Ärzteblatt 66 (1936), S. 8ff.
Ders.: Gesundheitsführung und Wissenschaft, in: Die Gesundheitsführung. „Ziel und Weg“, Jg. 1940, S. 2–6.
Ders.: Jungarztkurse an der Führerschule der Deutschen Ärzteschaft zu Alt-Rehse im Jahre 1936, in: Deutsches Ärzteblatt 66 (1936), S. 155.
Ders.: Kindergesundheit im Krieg, in: Die Gesundheitsführung. „Ziel und Weg“, Jg. 1940, S. 363ff.
Boberach, Heinz (Hrsg.): Meldungen aus dem Reich. Die geheimen Lageberichte des Sicherheitsdienstes der SS, Herrsching 1984ff.
Bock, Gisela: Zwangssterilisation im Nationalsozialismus. Studien zur Rassenpolitik und Frauenpolitik, Opladen 1986.
Braasch, Georg Hans: Formen des gemeinschaftlichen Tuns und Erlebens in Jungvolk und Hitler-Jugend und ihre Bedeutung für die Entfaltung der seelischen Struktur des deutschen Jungen (= Math.-Nat.wiss. Diss. Jena 1936), Jena 1938.
Brandenburg, Hans Christian: Die Geschichte der HJ. Wege und Irrwege einer Generation, 2. durchges. Aufl., Köln 1982.
Bratusch-Marrain, Alois: Bericht von der 43. Tagung der Deutschen Gesellschaft für Kinderheilkunde in Wien vom 22.–24. September 1932, in: Jahrbuch für Kinderheilkunde 137 (1932), S. 215–226.
Brehme, Thilo: Aufgaben und Bedeutung der Kinderheilkunde im neuen Deutschland, in: Monatsschrift für Kinderheilkunde 62 (1934), S. 183ff.
Brüning, Hermann (Hrsg.): Verhandlungen der einunddreissigsten (ausserordentlichen) Versammlung der Gesellschaft für Kinderheilkunde in Leipzig 1917, Wiesbaden 1918.
Buddrus, Michael: Totale Erziehung für den totalen Krieg. Hitlerjugend und nationalsozialistische Jugendpolitik (= Texte und Materialien zur Zeitgeschichte, Bd. 13, 1 und 13, 2), München 2003.
Bude, Heinz: Deutsche Karrieren. Lebenskonstruktionen sozialer Aufsteiger aus der Flakhelfer-Generation, Frankfurt am Main 1987.
Burleigh, Michael/Wippermann, Wolfgang: The Racial State: Germany 1933–1945, Cambridge u.a. 1991.
Büttner, Malin: Nicht minderwertig, sondern mindersinnig … Der Bann G für Gehörgeschädigte in der Hitler-Jugend, Frankfurt am Main u.a. 2005.

Cimbal, Walter: Die Neurosen des Kindesalters mit besonderer Berücksichtigung von Lernschwäche und Schwererziehbarkeit, Berlin u. a. 1927.
Conti, Leonardo: Die Bedeutung der Wissenschaft, insbesondere der kinderärztlichen, in der Gesundheitsführung, in: Deutsche Medizinische Wochenschrift 68 (1942), S. 53–59.
Ders.: Gedanken zur Stellung des Arztes im Dritten Reich, in: Arthur Gütt u. a. (Bearb): Der Amtsarzt. Ein Nachschlagewerk für Medizinal- und Verwaltungsbeamte, Jena 1936, S. 1–5.
Ders.: Nationalsozialismus und Volksgesundheit. Zum 30. Januar 1943, in: Die Gesundheitsführung. „Ziel und Weg", Jg. 1943, S. 29 ff.
Cunningham, Andrew (Hrsg.): The Laboratory Revolution in Medicine, Cambridge 2002.
Darré, R. Walther: Neuadel aus Blut und Boden, München 1930.
de Rudder, Bernhard/Linke, Franz (Hrsg.): Biologie der Großstadt (= Frankfurter Konferenzen für medizinisch naturwissenschaftliche Zusammenarbeit, Bd. 4), Dresden/Leipzig 1940.
Diehl, Paula: Körperbilder und Körperpraxen im Nationalsozialismus, in: Dies. (Hrsg.): Körper im Nationalsozialismus. Bilder und Praxen, Paderborn 2006, S. 9–32.
Dies.: Macht – Mythos – Utopie. Die Körperbilder der SS-Männer (= Politische Ideen, Bd. 17), Berlin 2005.
Diehl-Thiele, Peter: Partei und Staat im Dritten Reich. Untersuchungen zum Verhältnis von NSDAP und allgemeiner innerer Staatsverwaltung 1933–1945 (= Münchener Studien zur Politik, Bd. 9), München 1969.
Dissmann, Willi/Wegner, Max: Jungen und Mädel im Krieg (Erlebt und aufgeschrieben. Bücher für Jungen und Mädel), Berlin/Leipzig 1941, S. 147–150 („Ein BDM.-Mädel wird Rote-Kreuz-Schwester").
Dudek, Peter: Nationalsozialistische Jugendpolitik und Arbeitserziehung. Das Arbeitslager als Instrument sozialer Disziplinierung, in: Hans-Uwe Otto/Heinz Sünker (Hrsg.): Politische Formierung und soziale Erziehung im Nationalsozialismus, Frankfurt am Main 1991, S. 414–466.
Ehrenfels, Christian von: Die konstitutive Verderblichkeit der Monogamie, in: Archiv für Rassen- und Gesellschaftsbiologie 4 (1907), S. 615–651, 803–830.
Eidenbenz, Mathias: „Blut und Boden". Zu Funktion und Genese der Metaphern des Agrarismus und Biologismus in der nationalsozialistischen Bauernpropaganda R. W. Darrés, Frankfurt am Main u. a. 1992.
Ellerbrock, Dagmar: Zur Übersterblichkeit arischer Männerkörper. Körperbilder in Transition, in: Paula Diehl (Hrsg.): Körper im Nationalsozialismus. Bilder und Praxen, Paderborn 2006, S. 281–305.
Endruweit, Klaus: Teplitz. Gesundheitliche Untersuchungen in einem deutschen Dorfe Bessarabiens im Rahmen einer Reichsberufswettkampfarbeit (= Würzburg, Med. Diss. vom 20. Aug. 1941), Würzburg 1941.
Engels, Friedrich: Die Entwicklung des Sozialismus von der Utopie zur Wissenschaft (= Nachdr. der Ausg. Hottingen-Zürich 1882), Berlin 1980.
Escherich, Theodor: Die Grundlagen und Ziele der modernen Pädiatrie, in: Ders./Abraham Jacobi: Der gegenwärtige Stand der Kinderheilkunde und ihre Beziehungen zu den angrenzenden Wissensgebieten. Zwei Vorträge gehalten in der pädiatrischen Sektion des internationalen Kongresses für Wissenschaften und Künste in St. Louis am 23. September 1904, Berlin 1905, S. 5–32.
Fahrenbach, Sabine/Thom, Achim (Hrsg.): Der Arzt als „Gesundheitsführer". Ärztliches Wirken zwischen Ressourcenerschließung und humanitärer Hilfe im 2. Weltkrieg, Frankfurt am Main 1991.
Fehlertabelle für wehrärztliche Untersuchungen, Berlin 1936.
Fenner, Kurt: Die Entwicklung und Organisation der Kinderfürsorge im neuen Staat, in: Monatsschrift für Kinderheilkunde 68 (1937), S. 371–388.

Fest, Joachim: Der zerstörte Traum. Vom Ende des utopischen Zeitalters, 3. Aufl., Berlin 1991.
Förster, Christa (Bearb.): Hitler-Jugend. Primär- und Sekundärliteratur der Bibliothek für Bildungsgeschichtliche Forschung (= Bestandsverzeichnisse zur Bildungsgeschichte, Bd. 10), Berlin 2003.
Foucault, Michel: Von anderen Räumen, in: Ders.: Schriften in vier Bänden. Dits et Ecrits, Bd. IV (1980–1988), hrsg. von Daniel Defert und François Ewald, Frankfurt am Main S. 931–942.
Frank, Hans: Im Angesicht des Galgens. Deutung Hitlers und seiner Zeit auf Grund eigener Erlebnisse und Erkenntnisse, München 1953.
Frei, Norbert (Hrsg.): Medizin und Gesundheitspolitik in der NS-Zeit (= Sondernummer Schriftenreihe der Vierteljahreshefte für Zeitgeschichte), München 1991.
Freisler, Roland/Kunisch, Siegmund/Spieler, Christian: Das Gemeinschaftslager „Hanns Kerrl“, Berlin 1934.
Freyer, Hans: Die politische Insel – Eine Geschichte der Utopien von Platon bis zur Gegenwart, Leipzig 1936.
Frießner, Hans: Jugendgemäße Wehrertüchtigung, in: Das Junge Deutschland 35 (1941), S. 197–200.
Galton, Francis: Eugenics. Its Definition, Scope and Aims, London 1905.
Gauwerky, Friedrich: Die Reichsfachgruppe Medizin in der Führerschule Alt-Rehse, in: Deutsches Ärzteblatt 67 (1937), S. 375f.
Ders.: Frühjahrstagung der Reichsfachgruppe Medizin in Alt-Rehse, in: Der Jungarzt 5 (1938), S. 89–92.
Ders.: Jahresrückblick über die Arbeit der Reichsfachgruppe Medizin, in: Der Jungarzt 7 (1938), S. 89–92, S. 90.
Ders.: Jungarztobmänner und Verbindungsmänner des NSD-Ärztebundes in Alt-Rehse, in: Der Jungarzt 5 (1938), S. 41f.
Gebauer, Gunter: Räume des Anderen, in: Paula Diehl (Hrsg.): Körper im Nationalsozialismus. Bilder und Praxen, Paderborn 2006, S. 325–330.
Gebhardt, Karl: Neue Wege der Übungsvorsorge, in: Volksgesundheitswacht 5 (1934), S. 7–11, S. 8f.
Geisler, Erika: Die Gesundheitsführung beim Landdienst der Hitler-Jugend, in: Die Gesundheitsführung. „Ziel und Weg“, Jg. 1941, S. 239–244.
Dies.: Feldschere. Ein Randbericht aus der KLV.-Arbeit, in: Junge Welt 3 (1941), S. 4.
Dies.: Gesunde Jugend – wehrhaftes Volk, in: Die Ärztin 16 (1940), S. 167f.
Dies.: Jugendarzt und Jugendführung, München 1942 (SD aus: Hans Reiter/J. Breger (Hrsg.): Deutsches Gold. Gesundes Schaffen – Frohes Schaffen, München 1942).
Dies.: Jugendgesundheitsführung im Kriege, in: Die Ärztin 18 (1942), S. 50–54.
Gerst, Thomas: Ärztliche Standesorganisation und Standespolitik in Deutschland 1945–1955, in: MedGG-Beihefte 21, Stuttgart 2004, S. 113–119.
Gerstner, Alexandra/Könczöl, Barbara/Nentwig, Janina (Hrsg.): Der Neue Mensch. Utopien, Leitbilder und Reformkonzepte, Frankfurt am Main u.a. 2006.
Gesler, Heinz: Medizinstudent im Osten. Bericht über die Semesterarbeit der Medizinischen Fachschaft Königsberg, in: Der Jungarzt, 7. Folge (WS 1936/37), 20 (1936), S. 413.
Giesecke, Hermann: Die Hitlerjugend, in: Ulrich Herrmann (Hrsg.): Die Formung des Volksgenossen. Der „Erziehungsstaat“ des Dritten Reiches (= Geschichte des Erziehungs- und Bildungswesens in Deutschland, Bd. 6), Weinheim u.a. 1985, S. 173–188.
Giordano, Ralph: Wenn Hitler den Krieg gewonnen hätte. Die Pläne der Nazis nach dem Endsieg, Hamburg 1989.
Gnüg, Hiltrud: Utopie und utopischer Roman, Stuttgart 1999.
Göckenjan, Gerd: Kurieren und Staat machen. Gesundheit und Medizin in der bürgerlichen Welt, Frankfurt am Main 1985.

Graf, Georg Engelbert: Jung und alt in der proletarischen Jugendbewegung (= Proletarische Jugend. Sammlung sozialistischer Jugendschriften, H. 4), Berlin 1922.
Grosse, Hans: Freizeit, Gesundheit, Ertüchtigung in den Sommerlagern 1935 der Sächsischen HJ, Leipzig 1935.
Grotjahn, Alfred: Fünfundzwanzig Jahre Soziale Hygiene. Rückblick und Ausblick, in: Sozialhygienische Mitteilungen. Mitteilungen der Baden-Württembergischen Gesellschaft für Sozialhygiene 1930, H. 3, S. 68–71.
Gruber, Max von: Die Pflicht gesund zu sein, München 1909.
Grüttner, Michael: Studenten im Dritten Reich, Paderborn u.a. 1995.
Gursky, Ernst Herbert: Jungärzte in Alt-Rehse, in: Deutsches Ärzteblatt 66 (1936), S. 477–483.
Guse, Martin: „Wir hatten noch gar nicht angefangen zu leben". Eine Ausstellung zu den Jugendkonzentrationslagern Moringen und Uckermark 1940–1945. Lagergemeinschaft und Gedenkstätteninitiative KZ Moringen e.V., Düsseldorf 1992.
Gütt, Arthur u.a. (Bearb): Der Amtsarzt. Ein Nachschlagewerk für Medizinal- und Verwaltungsbeamte, Jena 1936.
Gütt, Arthur/Moebius, E.: Der öffentliche Gesundheitsdienst (= Handbücherei für den öffentlichen Gesundheitsdienst, Bd. 1), Berlin 1935.
Haack, Ilse: „Erfolgreiche Jugenderholungspflege", in: Das Junge Deutschland 34 (1940), S. 178–181.
Habs, Hubert/Simon, Otto: Über den Wert systematischer Untersuchungen an Jugendlichen (Auf Grund von Reihenuntersuchungen in der Hitlerjugend), in: Deutsche Medizinische Wochenschrift 60 (1934), S. 1806 ff.
Hamburger, Franz: Nationalsozialismus und Medizin, in: Wiener Klinische Wochenschrift 52 (1939), S. 133–138.
Ders.: Über die Ausbildung des Mediziners in der Kinderheilkunde, in: Wiener Klinische Wochenschrift 43 (1930), S. 769–774.
Harten, Hans Christian/Neirich, Uwe/Schwerendt Matthias: Rassenhygiene als Erziehungsideologie des Dritten Reichs. Bio-bibliographisches Handbuch (= edition bildung und wissenschaft, Bd. 10), Berlin 2006.
Hartung-von Doetinchem, Dagmar/Winau, Rolf (Hrsg.): Zerstörte Fortschritte. Das Jüdische Krankenhaus in Berlin 1756 – 1861 – 1914 – 1989 (= Stätten der Geschichte Berlins, Bd. 35), Berlin 1989.
Hasché, Erwin: Zur Frage der Röntgenreihenuntersuchungen im Kindesalter, in: Zeitschrift für Kinderheilkunde 62 (1941), S. 275 ff
Haupt, Joachim: Neuordnung im Schulwesen und Hochschulwesen (= Das Recht der nationalen Revolution, Bd. 5), Berlin 1933.
Heidepriem, Lore: Der erste Ärztinnenlehrgang in Alt-Rehse, in: Deutsches Ärzteblatt 66 (1936), S. 1056 f.
Heinze, Hans: Praktische Psychologie und Charakterologie. Arbeitsgemeinschaft Wiek der Medizinischen Fachschaft der Universität Leipzig, in: Der Jungarzt, 4. Folge, SoSe 1935, S. 146 ff.
Hentschel, Willibald: Mittgart. Ein Weg zur Erneuerung der germanischen Rasse, 3. Aufl., Dresden 1911.
Hepp, Michael: Vorhof zur Hölle. Mädchen im „Jugendschutzlager" Uckermark, in: Angelika Ebbinghaus (Hrsg.): Opfer und Täterinnen. Frauenbiographien des Nationalsozialismus (= Schriften der Hamburger Stiftung für Sozialgeschichte des 20. Jahrhunderts, Bd. 2), Nördlingen 1987, S. 191–217.
Hering, Sabine/Schilde, Kurt: Das BDM-Werk „Glaube und Schönheit". Die Organisation junger Frauen im Nationalsozialismus, Opladen 2004.
Hermand, Jost: Die Utopie des Fortschritts. 12 Versuche, Köln u.a. 2007.
Hess, Volker: Der wohltemperierte Mensch. Wissenschaft und Alltag des Fiebermessens (1850–1900), Frankfurt am Main/New York 2000.

Heubner, Otto: Über die Notwendigkeit der Errichtung von Kinderkliniken an den preussischen Universitäten, in: Klinisches Jahrbuch 11 (1903), S. 523–532.
Hitler, Adolf: Mein Kampf. Zwei Bände in einem Band. Ungekürzte Ausgabe, 721.–725. Aufl., München 1942.
Ders.: Proklamation zum Bau des Reichsparteitagsgeländes vom 7. September 1937, in: Max Domarus (Hrsg.): Reden und Proklamationen 1932–1945, Bd. 1, München 1965, S. 715ff., S. 717.
Hockerts, Günter (Hrsg.): Akten der Reichskanzlei. Regierung Hitler 1933–1945, Bd. IV: 1937 (bearb. von Friedrich Hartmannsgruber), München 2005.
Hofmeier, Kurt: Die ärztliche Beurteilung Jugendlicher, in: Deutsches Ärzteblatt 74 (1944), S. 126–129.
Ders.: Die Erziehung des Kindes zur körperlichen und seelischen Gesundheit, in: Ders. (Hrsg.): Körperliche und geistige Erziehung der Kinder und Jugendlichen, Stuttgart 1939, S. 1–23.
Ders.: Erbanlagen und Erziehung, in: Monatsschrift für Kinderheilkunde 68 (1937), S. 82–86.
Hondrich, Karl Otto: Der Neue Mensch, Frankfurt am Main 2001.
Hördemann, Richard: Ausbau der Gesundheitsführung der Jugend, in: Das Junge Deutschland 31 (1937), S. 385–388, S. 385.
Hördemann, Robert: Der Arzt als Gesundheitserzieher, in: Ders. (Hrsg.): Die Gesundheitsführung der Jugend, München/Berlin 1939, S. 9–13.
Ders.: Die Gesundheitsführung der Jugend, in: Das Junge Deutschland 33 (1939), S. 6–10.
Ders.: Neuordnung im Gesundheitsdienst der Jugend, in: Die Gesundheitsführung. „Ziel und Weg", Jg. 1940, S. 114f.
Huerkamp, Claudia: Der Aufstieg der Ärzte im 19. Jahrhundert, Göttingen 1985.
Hüttenberger, Peter: Nationalsozialistische Polykratie, in: Geschichte und Gesellschaft 2 (1976), S. 417–442.
Jaedicke, Hans-Georg: Zur biologischen Gestaltung der Freizeit. Untersuchungen über die Wirkung verschiedener Feriengestaltung großstädtischer Schüler (= Med. Diss. Berlin 1937).
Jahnke, Günter: Die Hygiene in den Zeltlagern der Hitler-Jugend (= Untersuchungen und Erfahrungen in den Zeltlagern der Danziger Hitler-Jugend) (= Med. Diss. Marburg 1940), Danzig 1939.
Jahnke, Karl Heinz/Buddrus, Michael: Deutsche Jugend 1933–1945. Eine Dokumentation, Hamburg 1989.
Jahnke-Nückles, Ute: Die Deutsche Gesellschaft für Kinderheilkunde in der Zeit der Weimarer Republik und des Nationalsozialismus (= Med. Diss. Freiburg/Br. 1992).
Jenkis, Helmut: Sozialutopien – barbarische Glücksverheißungen? Zur Geistesgeschichte der Idee von der vollkommenen Gesellschaft (= Philosophische Schriften, Bd. 6), Berlin 1992.
Ders.: Die Sommerlager unserer Jugend, in: Das Junge Deutschland 33 (1939), S. 415ff.
Ders.: Grundfragen der körperlichen Erziehung im Jugendalter, in: Deutsches Ärzteblatt 74 (1944), S. 146–150.
Ders./Kitzing, Eberhard (unter Mitarb. von Grete Deicke-Busch): Das Sommerzeltlager, in: Robert Hördemann (Hrsg.): Die Gesundheitsführung der Jugend, München/Berlin 1939, S. 332–388.
Joppich, Gerhard/Quednau, Hans: Über das Verhalten des Blutdruckes bei körperlicher Arbeit im Kindes- und Jugendalter (entstanden mit Unterstützung der Akademie für Jugendmedizin; aus dem Kaiserin Auguste Victoria-Haus, Reichsanstalt zur Bekämpfung der Säuglings- und Kleinkindersterblichkeit – Direktor: Prof. Dr. Joppich), in: Monatsschrift für Kinderheilkunde 94 (1944), S. 363–375.
Kaempf, Helmut: Die Aufgaben des HJ.-Arztes, in: Deutsche Medizinische Wochenschrift 63 (1937), S. 873f.

Kameradschaft (Die). Lagerschulung 1939 (= Sonderausgabe für die Sommerlager Mai 1939).
Kater, Michael H.: Ärzte als Hitlers Helfer, Hamburg/Wien 2000.
Ders.: Die „Gesundheitsführung" des Deutschen Volkes", in: Medizinhistorisches Journal 18 (1983), S. 349–375.
Ders.: Hitlerjugend, Darmstadt 2005.
Kaufmann, Günter: Das kommende Deutschland. Die Erziehung der Jugend im Reich Adolf Hitlers, Berlin 1940.
Ders.: Jugendgesundheit und Leistungsvermögen. Zur Jahresparole 1939, in: Das Junge Deutschland 33 (1939), S. 2–6.
Keim, Wolfgang: „Gab es einen Paradigmenwechsel im Erziehungsdenken unter der Nazi-Diktatur?", in: Hartmut Lehmann/Otto Gerhard Oexle (Hrsg.): Nationalsozialismus in den Kulturwissenschaften, Bd. 2: Leitbegriffe – Deutungsmuster – Paradigmenkämpfe. Erfahrungen und Transformationen im Exil (= Veröffentlichungen des Max-Planck-Instituts für Geschichte, Bd. 211), Göttingen 2004, S. 223–258.
Keller, Arthur: (Referat:) Verhandlungen der Deutschen Gesellschaft für Kinderheilkunde (80. Versammlung Deutscher Naturforscher und Ärzte in Cöln, 1908), in: Jahrbuch für Kinderheilkunde 68 (1908), S. 577–617.
Keppel, Claudia: Berliner Gesellschaft für Kinderheilkunde (Gründungs-)Sitzung vom 8. Nov. 1935, in: Kinderärztliche Praxis 7 (1936), S. 44f.
Kinz, Gabriele: Der Bund Deutscher Mädel. Ein Beitrag über die außerschulische Mädchenerziehung im Nationalsozialismus (= Europäische Hochschulschriften; ReiheXI: Pädagogik, Bd. 421), Frankfurt am Main 1991.
Kitzing, Eberhard: Die Verpflegung in den Zeltlagern der Hitlerjugend (= Wege zur Leistung, Bd. 1), Leipzig 1938.
Klee, Ernst: Auschwitz, die NS-Medizin und ihre Opfer, Frankfurt am Main 1997, S. 179ff.
Ders.: Das Kulturlexikon zum Dritten Reich. Wer war was vor und nach 1945?, Frankfurt am Main 2007.
Ders.: Das Personenlexikon zum Dritten Reich. Wer war was vor und nach 1945?, Frankfurt am Main 2003.
Klemperer, Victor: LTI. Notizbuch eines Philologen, 12. Aufl., Leipzig 1993.
Klönne, Arno: Jugend im Dritten Reich: Die Hitler-Jugend und ihre Gegner. Dokumente und Analysen, Düsseldorf 1982.
Kopke, Christoph: „Wir wollen die Gärtner des Volkes sein". Der Mediziner Ernst Günther Schenck, das Schwabinger Krankenhaus und das KZ Dachau, in: Oberbayerisches Archiv 131 (2007), S. 179–190.
Kraas, Andreas: Lehrerlager 1932–1945. Politische Funktion und pädagogische Gestaltung, Bad Heilbrunn/Obb. 2004.
Krüger, Heinz Hermann: Handbuch der Jugendforschung, Opladen 1992.
Kubach, Fritz (Hrsg.): Studenten bauen auf! Der 4. Reichsberufswettkampf der deutschen Studenten 1938/39. Ein Rechenschaftsbericht, München o.J. (1940).
Ders.: Studentische Selbsterziehung durch Fachgruppenarbeit und Reichsberufswettkampf, in: Der Jungarzt 3 (1937), S. 10ff.
Kuhlo, Ursula: Das Referat Ärztinnen, in: Die Ärztin 16 (1940), S. 113ff.
Dies.: Der Gesundheitsdienst des BDM, in: Das Junge Deutschland 32 (1938), S. 86–89.
Labisch, Alfons/Tennstedt, Florian: Der Weg zum „Gesetz über die Vereinheitlichung des Gesundheitswesens" vom 3. Juli 1934. Entwicklungslinien und -momente des staatlichen und kommunalen Gesundheitswesens in Deutschland (= Schriftenreihe der Akademie für öffentliches Gesundheitswesen, Bd. 13, 1 und 13, 2), Düsseldorf 1985.
Lang, Jochen von: Der Hitlerjunge: Baldur von Schirach. Der Mann, der Deutschlands Jugend erzog, München 1991.
Langer, Hans: Lassen sich konstitutionelle Fehler durch die Verschickungsfürsorge beeinflussen?, in: Monatsschrift für Kinderheilkunde 48 (1930), S. 116–130.

Leers, Johann von: Was wir von unseren Studenten erwarten, in: Der Jungarzt, 3. Folge, Wintersemester 1934/35, 7 (1935), S. 1–4.

Lenoir, Timothy: Politik im Tempel der Wissenschaft. Forschung und Machtausübung im deutschen Kaiserreich, Frankfurt am Main 1992.

Lepp, Nicola/Roth, Martin/Vogel, Klaus (Hrsg.): Der neue Mensch. Obsessionen des 20. Jahrhunderts (= Katalog zur Ausstellung des Deutschen Hygiene-Museums Dresden), Ostfildern-Ruit 1999.

Liebenow, Richard: Ärztliche Jugendkunde. Zur Gesundheitsführung der deutschen Jugend, in: Die Gesundheitsführung. „Ziel und Weg", Jg. 1942, S. 169 ff.

Ders.: Die Gesundheitsführung der Hitler-Jugend im Kriege, in: Aus deutscher Medizin. Ausländisch-deutsches Medizinertreffen Innsbruck 1942, hrsg. von der Auslandsabteilung der Reichsgesundheitsführung und dem Auslandsamt der Deutschen Dozentenschaft, Berlin/Wien 1944, S. 172–182.

Lifton, Robert J.: Ärzte im Dritten Reich, Stuttgart 1988.

Linneweh, Friedrich: Über den Abbau biogener Guanidinverbindungen durch ein bisher unbekanntes Bakterienferment: Guanidodesimidase (= Med. Diss. Würzburg 1934).

Ders.: Über die Pathogenese und die Grundlagen zur Therapie der Säuglingsintoxikation (= Med. Hab.-Schr. vom 16. Juli 1940, Berlin 1941).

Longerich, Peter: Die braunen Bataillone. Geschichte der SA, München 1989.

Losemann, Volker: Zur Konzeption der NS-Dozentenlager, in: Manfred Heinemann (Hrsg.): Erziehung und Schulung im Dritten Reich (= Veröffentlichungen der Historischen Kommission der Deutschen Gesellschaft für Erziehungswissenschaft, Bd. 4), Stuttgart 1980, S. 87–109.

Lösener, Bernhard/Knost, Friedrich A.: Die Nürnberger Gesetze über das Reichsbürgerrecht und den Schutz des deutschen Blutes und der deutsche Ehre (= Sammlung Vahlen, Bd. 23), Berlin 1936.

Lottermoser, Heinz: Leistungssteigerung durch HJ-Lager, in: Das Junge Deutschland 32 (1938), S. 168–173.

Lüdemann, Ernst (Hrsg.): Gemeinschaftserziehung im Landheim und Schulungs-Lager. Durch Lebens- und Arbeitsgemeinschaft zur Volksgemeinschaft. Beiträge zur neuen Erziehung, Düsseldorf 1934.

Maibaum, Thomas: Die Führerschule der deutschen Ärzteschaft Alt-Rehse (= Diss. Med. Hamburg 2007; auch unter: http://deposit.d-nb.de/cgi-bin/dokserv?idn=986256293, letzter Zugriff: 1.4.2010).

Maitra, Robin T.: „… wer imstande und gewillt ist, dem Staate mit Höchstleistungen zu dienen!" Hans Reiter und der Wandel der Gesundheitskonzeption im Spiegel der Lehr und Handbücher der Hygiene zwischen 1920 und 1960 (= Abhandlungen zur Geschichte der Medizin und der Naturwissenschaften, Bd. 88), Husum 2001.

Mann, Erika: Zehn Millionen Kinder. Die Erziehung der Jugend im Dritten Reich. Mit einem Geleitwort von Thomas Mann, Reinbek bei Hamburg 1997.

Marschalck, Peter: Bevölkerungsgeschichte Deutschlands im 19. und 20. Jahrhundert, Frankfurt am Main 1984.

Marten, Heinz-Georg: Sozialbiologismus. Biologische Grundpositionen der politischen Ideengeschichte, Frankfurt am Main 1983.

Mercier, Louis-Sébastien: L'an deux mille quatre cent quarante. Rêve s'il en fut jamais, London (recte: Neuchâtel) 1771 (dt.: Das Jahr 2440. Ein Traum aller Träume, Frankfurt am Main 1982).

Mersmann, Ingrid: Medizinische Ausbildung im Ditten Reich (= Diss. Med. München 1978).

Mertens, Adolf: Schulungslager und Lagererziehung, Dortmund 1937, S. 24.

Meyer, Karl: Körperliche Förderung der Jugend in den Lagern der Hitlerjugend (nachgewiesen an Körper- und Leistungsmessungen im Hochlandlager 1938) (= Nat.wiss. Diss. München 1940), o. O. 1939.

Michels, Wolfgang: Über das rote Blutbild in einem HJ.-Zeltlager (= Med. Diss. Köln 1940), Düsseldorf 1941.
Miller-Kipp, Gisela: Der Bund Deutscher Mädel in der Hitlerjugend, in: Ulrich Herrmann (Hrsg.): Die Formung des Volksgenossen, Der „Erziehungsstaat" des Dritten Reiches (= Geschichte des Erziehungs- und Bildungswesens in Deutschland, Bd. 6), Weinheim u. a. 1985, S. 189–205.
Mittelstraß, Gustav/Schneehagen, Christian (Hrsg.): Freideutscher Jugendtag 1913, Hamburg 1913.
Morel, Bénédict Auguste: Traité des dégénérescences physiques, intellectuelles et morales de l´espèce humaines et des causes qui produisent ces variétés maladives, Paris 1857.
Morus, Thomas: „De optimo statu repuplicae deque nova insula Utopia", Löwen 1516 (engl.: 1551, dt.: unter dem Titel ‚Insel Utopia', 1612; dt. Ausgabe etwa: Thomas Morus: Ein wahrhaft kostbares und ebenso bekömmliches wie kurzweiliges Buch über die beste Staatsverfassung und die neue Insel Utopia, Frankfurt am Main u. a. 1986).
Mühlenkamp, Paul: Gesundheitsführung der Hitlerjugend. Vortrag, gehalten am 21. Juni 1937 in der Tonhalle zu Düsseldorf, in: Deutsches Ärzteblatt 67 (1937), S. 969 ff.
Müller, Albert (Bearb.): Die Betreuung der Jugend. Überblick über eine Aufgabe der Volksgemeinschaft, im Auftrage der Reichsarbeitsgemeinschaft bearbeitet von Albert Müller, Berlin 1943.
Ders.: Der Weg zum Jugendschutzgesetz 1938, in: Junge Deutschland 32 (1938), S. 246–263.
Ders.: Gesundheit durch Jugendschutz, in: Das Junge Deutschland 33 (1939), S. 34 ff., S. 34
Muth, Heinrich: Das „Jugendschutzlager" Moringen, in: Dachauer Hefte 5 (1989), S. 223–252.
N.N. (A. Schf.): Gesundheitsdienst im Lager und auf Fahrt. Ergebnisse einer Inspektionsfahrt durch die Sommerlager der HJ, in: Reichs-Jugend-Pressedienst Nr. 175 vom 31. Juli/1. August 1938, Bl. 1 f.
N.N. (Erika Geisler): Junge Eysenbärthe? Nein: HJ-Feldschere! Ausgebildet und bewährt!, in: Junge Welt 3 (1941), S. 3.
N.N. (schi.): Die Sommerlager der HJ. – vom Arzt gesehen. Klimatologen und Ärzte zu den Auswirkungen des Lagerlebens, in: Reichs-Jugend-Pressedienst Nr. 161 vom 15. Juli 1938, Bl. 2 f.
N.N. (Kaufmann): Die deutsche Jugend im Zeltlager, in: Das Junge Deutschland 31 (1937), S. 360–366.
N.N.: „Erziehung zur Gesundheit. Baldur von Schirach auf der Reichstagung des sozialen Amtes, in: Reichs-Jugend-Pressedienst Nr. 9 vom 12.1.1939, Bl. 1 f.
N.N.: Das Schulungslager Rittmarshausen. Sein Sinn und seine Aufgabe (= Schriftenreihe des Hochschulkreises Niedersachsen). Göttingen o. J. (1935).
N.N.: Dr. Wagner über das Gesundheitswesen, in: Deutsches Ärzteblatt 64 (1934), S. 583–587, S. 587.
N.N.: Gauamtsleiter in Alt-Rehse, in: Ziel und Weg 7 (1937), S. 536 f.
N.N.: Gesundheitlich Zeltlagerordnung, in: Führerdienst Gebiet Sudetenland 35 (Juni, Juli, August) 1940, S. 36–45 (modifiziert auch in: Führerdienst Gebiet Sudetenland 35 Juli/August 1941, S. 29–40).
N.N.: Kriegs-Sommerlager 1944: Hitler-Jugend Gebiet Berlin (3), Berlin 1944.
N.N.: Neuschloss 1943: Sommerlager des Bannes Königgrätz (Hitler-Jugend, Bann 483), Königgrätz 1943.
N.N.: Sommerlager und Jugendgesundheit. Ein Gespräch mit Reichsarzt HJ. Dr. Hördemann, in: Reichs-Jugend-Pressedienst Nr. 158 vom 14. Juli 1939, Bl. 1 f.
N.N.: Unser Sommerlager 1944: Bund Deutscher Mädel, Gebiet Berlin (3), Berlin 1944.
N.N.: Vogelsang – Erlebnis und Aufgabe. Die Arbeitstagung der Reichsfachgruppe Medizin auf der Ordensburg, in: Der Jungarzt H. 2 (1937), S. 6–13.

N.N.: Das Schulungslager der Leiter der Höheren Schulen Württembergs auf der Insel Reichenau 1935, Stuttgart 1935.
N.N.: Tagung der Vertrauensmänner der NSDAP bei den medizinischen Fakultäten, in: Deutsches Ärzeblatt 64 (1934), S. 1194–1198.
Neumann, Franz: Behemoth. Struktur und Praxis des Nationalsozialismus 1933–1944, Frankfurt am Main 1998.
öffentliche Gesundheitsdienst (Der). Textausgabe des Gesetzes über die Vereinheitlichung des Gesundheitswesens [...] nebst Durchführungsverordnungen, Reichsgebührenordnung und Erläuterungserlassen (= Handbücherei für den öffentlichen Gesundheitsdienst, Bd. 1a), Berlin 1935.
Orth, Karin: Das System der nationalsozialistischen Konzentrationslager. Eine politische Organisationsgeschichte, Hamburg 1999.
Osterloh, Jörg: Sowjetische Kriegsgefangene 1941–1945 im Spiegel nationaler und internationaler Untersuchungen. Forschungsüberblick und Bibliographie (= Hannah-Arendt-Institut für Totalitarismusforschung; Berichte und Studien, Bd. 3), Dresden 1995.
Patel, Kiran Klaus: „Auslese" und „Ausmerze". Das Janusgesicht der nationalsozialistischen Lager, in: Zeitschrift für Geschichtswissenschaft 54 (2006), S. 339–365.
Ders.: Erziehungsziel: Männlichkeit. Körperbilder und Körperpraktiken im Nationalsozialismus und im New Deal in den USA, in: Paula Diehl (Hrsg.): Körper im Nationalsozialismus. Bilder und Praxen, Paderborn 2006, S. 229–249.
Peltret, Johannes: Der Arzt als Führer und Erzieher. Einführungsvortrag, in: Deutsches Ärzteblatt 65 (1935), S. 563–567.
Peukert, Detlev J.: Jugend zwischen Krieg und Krise, Köln 1987.
Plessner, Helmuth: Grenzen der Gemeinschaft. Eine Kritik des sozialen Radikalismus (= Neudruck der Ausgabe Bonn 1924), Frankfurt am Main 2002.
Ploetz, Alfred: Die Tüchtigkeit unserer Rasse und der Schutz der Schwachen, Berlin 1895.
Poliakov, Léon: Der arische Mythos. Zu den Quellen von Rassismus und Nationalismus, Wien u.a., 1977.
Proctor, Robert: Racial Hygiene: Medicine under the Nazis, Cambridge 1988.
Quednau, Hans: Zum Problem der angeborenen Malaria (= Med. Diss. Berlin 1939).
Ramm, Rudolf: Ärztliche Rechts- und Standeskunde. Der Arzt als Gesundheitserzieher, 2. durchges. und verm. Auflage, Berlin 1943.
Ramme, Werner: Lagerhygiene und Gesundheitsführung in zwölf Sommerlagern des Deutschen Jungvolks (= Med. Diss. Göttingen 1940).
Randel, Edgar: Die Jugenddienstpflicht, Berlin 1942.
Raphael, Lutz: Die Verwissenschaftlichung des Sozialen als methodische und konzeptionelle Herausforderung für eine Sozialgeschichte des 20. Jahrhunderts, in: Geschichte und Gesellschaft 22 (1996), S. 165–193.
Reichsjugendführung (Hrsg.): Du hast die Pflicht, gesund zu sein!, Berlin 1939 (= Heft 1: Nikotin und Alkohol; Heft 2: Mund- und Zahnpflege; Heft 3: Gesund durch richtige Ernährung; Heft 4: Abhärtung durch Körperpflege Heft 5: Reif werden – rein bleiben).
Reichsjugendführung (Hrsg.): Gesundheitsvorschrift der Hitler-Jugend (= Dienstvorschrift der Hitler-Jugend), Berlin 1939.
Reichs-Medizinal-Kalender für Deutschland, Teil II (= Verzeichnis der deutschen Ärzte und Heilanstalten), Leipzig 1937.
Reid, George: Die 2. Reichstagung „Volksgesundheit und Genußgifte" vom 5.–7. März 1939 in Frankfurt am Main, in: Zeitschrift für psychische Hygiene 12 (1939), S. 133–139.
Ders.: Die Bedeutung der Genussgifte Alkohol und Nikotin für den menschlichen Körper, in: Robert Hördemann (Hrsg.): Die Gesundheitsführung der Jugend, München/Berlin 1939, S. 304–331.
Ders.: Jugenderziehung gegen Alkohol und Nikotin, in: Das Junge Deutschland 33 (1939), S. 18–23.

Reiter, Hans: „Ärzte – Forscher – Pfuscher. Vortrag gehalten auf der Tagung des NS-Ärztebundes des Gaues Magdeburg in Schierke/H., am 29. September 1933“, in: Deutsches Ärzteblatt 65 (1935), S. 1014–1018.
Rosemann, Mark (Hrsg.): Generations in Conflict. Youth Revolt and Generation Formation in Germany 1770–1968, Cambridge 1995.
Rothschuh, Karl Eduard: Stimmungsbild vom I. Jungärztelehrgang in der Führerschule der deutschen Ärzteschaft in Alt-Rehse, in: Der Jungarzt, 6. Folge, SoSe 1936, 18 (1936), S. 347f.
Ders.: Theoretische Biologie und Medizin. Zur biologischen Grundlegung und Wissenschaftstheorie der Medizin (= Berlin, Med. Diss. 1937), Berlin 1936.
Rott, Fritz: Die Aufgaben der Gesundheitsführung für Mutter und Kind unter Berücksichtigung der Ergebnisse der letzten 25 Jahre und der gegenwärtigen Problematik, in: Monatsschrift für Kinderheilkunde 62 (1934), S. 225–244.
Rüdiger, Jutta: Geleitwort, in: Reichsjugendführung (Hrsg.): Arbeitsrichtlinien der Hitler-Jugend. Das BDM-Werk „Glaube und Schönheit“, o.O. 1939.
Salge, Bruno: Die Entwicklung der Kinderheilkunde auf den deutschen Universitäten im letzten Jahrzehnt, in: Fritz Rott (Hrsg.): Beiträge zur sozialen Hygiene des Säuglings- und Kleinkindesalters, Berlin 1920, S. 192–198.
Schabel, Elmer: Soziale Hygiene zwischen Sozialer Reform und Sozialer Biologie. Fritz Rott (1878–1959) und die Säuglingsfürsorge in Deutschland (= Abhandlungen zur Geschichte der Medizin und der Naturwissenschaften, Bd. 71), Husum 1995.
Schackwitz, Herbert: Einen Sommer lang ... Praktischer Einsatz der Berliner Fachgruppe Medizin in einem Notstandsgebiet, in: Der Jungarzt 6 (1938), S. 67ff. und 150–155.
Ders.: Wann darf die Eheerlaubnis bei Lungentuberkulose nach dem Ehegesundheitsgesetz gegeben werden? (= Med. Diss. Berlin 1937).
Schäfer, Kurt Felix: Über die gesundheitlichen und hygienischen Maßnahmen vor der Errichtung von HJ.-Lagern und während des Lagerbetriebs (= Med. Diss. München 1939), München 1938.
Schallmayer, Wilhelm: Generative Ethik, in: Archiv für Rassen- und Gesellschaftsbiologie 6 (1909), S. 199–231.
Schallmayer, Wilhelm: Vererbung und Auslese in ihrer soziologischen und politischen Bedeutung: preisgekrönte Studie über Volksentartung und Volkseugenik, Jena 1903.
Ders.: Vererbung und Auslese. Grundriss der Gesellschaftsbiologie und der Lehre vom Rassedienst, 3. Aufl., Jena 1918.
Scharf, Lothar: Gehörlose in der Hitlerjugend und Taubstummenanstalt Bayreuth. Zeitgeschichtliche Dokumentation der Jahre 1933–1945, Berlin 2004.
Scheidt, Walter: Die rassehygienischen Aufgaben des Jugendarztes, in: Gesundheit und Erziehung 49 (1936), S. 161–167.
Schilter, Thomas: Unmenschliches Ermessen. Die nationalsozialistische „Euthanasie“-Tötungsanstalt Pirna-Sonnenstein 1940/41 (= Schriftenreihe der Stiftung Sächsische Gedenkstätten zur Erinnerung an die Opfer politischer Gewaltherrschaft, Bd. 5), Leipzig 1999.
Schirach, Baldur von: Die Hitler-Jugend. Idee und Gestalt, Berlin 1934.
Ders.: Hitler, wie ihn keiner kennt, München 1942.
Ders.: Ich glaubte an Hitler, Hamburg 1967.
Ders.: Ihr habt die Pflicht, gesund zu sein! Die Parole des Jahres der Jugend 1939, in: Das Junge Deutschland. Amtliches Organ des Jugendführers des Deutschen Reichs 33 (1939), S. 1.
Schlünder, Ernst: Erziehung zur Wehrfreudigkeit, in: Das Junge Deutschland 35 (1941), S. 193–197.
Schmidt, Ulf: Karl Brandt. The Nazi Doctor. Medicine and Power in the Third Reich, London 2007.

Schmierer, Klaus: Medizingeschichte und Politik. Karrieren des Fritz Lejeune in der Weimarer Republik und im Nationalsozialismus (= Abhandlungen zur Geschichte der Medizin und der Naturwissenschaft, Bd. 96), Husum 2002.
Schmitt-Sasse, Joachim: „Der Führer ist immer der Jüngste". Nazi-Reden an die deutsche Jugend, in: Thomas Koepner/Rolf-Peter Janz/Frank Trommler (Hrsg.): „Mit uns zieht die neue Zeit". Der Mythos Jugend, Frankfurt am Main 1985, S. 128–149.
Schmitz-Berning, Cornelia: Vokabular des Nationalsozialismus, Berlin u.a. 1998.
Schreckenberg, Heinz: Erziehung, Lebenswelt und Kriegseinsatz der deutschen Jugend unter Hitler. Anmerkungen zur Literatur (= Geschichte der Jugend, Bd. 25), Münster/Hamburg/London 2001.
Schröder, Paul: Jugend-Charakterkunde, in: Monatsschrift für Kinderheilkunde 83 (1940), S. 179–185.
Schröder, Peter: Die Leitbegriffe der deutschen Jugendbewegung in der Weimarer Republik. Eine ideengeschichtliche Studie (= Geschichte der Jugend, Bd. 22), Münster 1996.
Schubert, Helmut: Admiral Adolf von Trotha (1868–1940): Ein Versuch zur historisch-psychologischen Biographik, Freiburg/Br. 1976.
Schulte-Herbrüggen, Hubertus: Utopie und Anti-Utopie – Von der Strukturanalyse zur Strukturtypologie (= Beiträge zur Englischen Philologie, Bd. 43) (= Diss. Univ. Münster 1959), Bochum 1960.
Schulz, Heinrich: Der Aufstieg der deutschen Kinderlandverschickung, in: Das Junge Deutschland 35 (1941), S. 5–9.
Schulz, Hermann/Radebold, Hartmut/Reulecke, Jürgen: Söhne ohne Väter, Erfahrungen einer Kriegsgeneration, Berlin 2004.
Schwenk, Walter/Weimer, Gerhard: Ergebnisse einer jugendärztlichen Arbeitsgemeinschaft, in: Monatsschrift für Kinderheilkunde 82 (1940), S. 313–322.
Seidler, Eduard: „... vorausgesetzt, dass Sie Arier sind ..." Franz Hamburger (1874–1954) und die Deutsche Gesellschaft für Kinderheilkunde, in: Kurt Widhalm/Arnold Pollak (Hrsg.): 90 Jahre Universitäts-Kinderklinik am AHK in Wien. Umfassende Geschichte der Wiener Pädiatrie, Wien 2005, S. 44–52.
Ders.: Der neue Mensch. Sozialutopien der menschlichen Fortpflanzung, in: Peter Petersen (Hrsg.): Retortenbefruchtung und Verantwortung. Anthropologische, ethische und medizinische Aspekte neuerer Fruchtbarkeitstechnologien, Stuttgart 1985, S. 115–123.
Ders.: Die Kinderheilkunde in Deutschland, in: Paul Schweier/Eduard Seidler (Hrsg.): Lebendige Pädiatrie, München 1983, S. 13–86.
Ders.: Die Kinderheilkunde und der Staat, in: Monatsschrift für Kinderheilkunde 143 (1995), S. 1184–1191.
Ders.: Kinderärzte 1933–1945: entrechtet – geflohen – ermordet, erw. Neuaufl., Basel u.a. 2007.
Seifert, Friedrich: Medizinstudenten im Reichsberufswettkampf, in: Hippokrates vom 16.6.1938, S. 627f.
Seithe, Horst/Hagemann, Frauke: Das Deutsche Rote Kreuz im Dritten Reich (1933–1939). Mit einem Abriß seiner Geschichte in der Weimarer Republik, Frankfurt am Main 1993.
Siebert, Wolfgang: Jugendschutzgesetz. Kommentar mit systematischer Einleitung (= deutsche Jugendgesetze, Bd. 1), Stuttgart/Berlin o.J. (1938).
Simunek, Michael: NS-Euthanasie auf dem Gebiet des Protektorates Böhmen und Mähren, in: Karen Bayer/Frank Sparing/Wolfgang Woelk (Hrsg.): Universitäten und Hochschulen im Nationalsozialismus und in der frühen Nachkriegszeit, Stuttgart 2004, S. 125–146.
Smelser, Ronald: Robert Ley. Hitlers Mann an der Arbeitsfront, Paderborn 1989.
Speitkamp, Winfried: Jugend in der Neuzeit. Deutschland vom 16. bis zum 20 Jahrhundert, Göttingen 1998.
Spengler, Oswald: Politische Pflichten der deutschen Jugend. Rede, gehalten am 26. Februar 1924 vor dem Hochschulring deutscher Art in Würzburg, München 1924.

Stähle, Eugen: Gedanken über die Gesundheitsführung, in: Die Gesundheitsführung. „Ziel und Weg“, Jg. 1941, S. 228–232.
Stambolis, Barbara: Mythos Jugend – Leitbild und Krisensymptom. Ein Aspekt der politischen Kultur im 20. Jahrhundert (= Edition Archiv der deutschen Jugendbewegung, Bd. 11), Schwalbach/Ts. 2003.
Staudinger, Werner: Die heilkundliche Thematik im Reichsberufswettkampf (= Würzburg, Med. Diss. 1985), Pattensen (Hannover) 1984.
Stellrecht, Helmut: Die Wehrerziehung der deutschen Jugend, Berlin 1936.
Ders.: Neue Erziehung, Berlin 1942.
Ders.: Soldatentum und Jugendertüchtigung (= Schriften der Deutschen Hochschule für Politik, Bd. I/16), Berlin 1935.
Sternberger, Dolf/Storz, Gerhard/Süskind, Wilhelm E.: Aus dem Wörterbuch des Unmenschen, München 1970, S. 81–84.
Stöckel, Sigrid: Säuglingsfürsorge zwischen sozialer Hygiene und Eugenik. Das Beispiel Berlins im Kaiserreich und in der Weimarer Republik (= Veröffentlichungen der Historischen Kommission zu Berlin, Bd. 91), Berlin 1996.
Stoff, Heiko: Ewige Jugend. Konzepte der Verjüngung vom späten 19. Jahrhundert bis ins Dritte Reich, Köln/Weimar/Wien 2004.
Süß, Winfried: Der „Volkskörper“ im Krieg. Gesundheitspolitik, Gesundheitsverhältnisse und Krankenmord im nationalsozialistischen Deutschland 1939–1945 (= Studien zur Zeitgeschichte, Bd. 65), München 2003.
Szagunn, Ilse: Bericht über die Kinderkundliche Woche in Wien (47. Tagung der Deutschen Gesellschaft für Kinderheilkunde), in: Die Ärztin 16 (1940), S. 261–267.
Tetzlaff, Walter: Das Disziplinarrecht der Hitler-Jugend, Berlin 1944.
Thiele, Hans: Erfahrungen bei der Durchführung der Jugendgesundheitspflege, in: Der Öffentliche Gesundheitsdienst (A) 9 (1943), S. 252–256.
Thimm, Lea: Alt-Rehse, in: Die Ärztin 12 (1936), S. 187.
Thom, Achim: Formen der Mitwirkung der deutschen Ärzteschaft bei der Kriegsvorbereitung durch das faschistische Regime in den Jahren 1933 bis 1939, in: Sabine Fahrenbach/Achim Thom (Hrsg.): Der Arzt als „Gesundheitsführer“. Ärztliches Wirken zwischen Ressourcenerschließung und humanitärer Hilfe im 2. Weltkrieg, Frankfurt am Main 1991, S. 11–24.
Thomas, Hans (= Zehrer): Akademisches Proletariat, in: Die Tat 22 (1930/31), S. 816 ff.
Toellner, Richard: Ärzte im Dritten Reich, in: Johanna Bleker/Norbert Jachertz (Hrsg.): Medizin im Dritten Reich, 2. erw. Aufl., Köln 1993, S. 11–24.
Topp, Sascha: Der „Reichsausschuß zur wissenschaftlichen Erfassung erb- und anlagebedingter schwerer Leiden“. Zur Organisation der Ermordung minderjähriger Kranker im Nationalsozialismus 1939–1945, in: Thomas Beddies/Kristina Hübener (Hrsg.): Kinder in der NS-Psychiatrie (= Schriftenreihe zur Medizin-Geschichte des Landes Brandenburg, Bd. 10), Berlin 2004, S. 17–54.
Tornau, N.N. (Udo): Ärzte unter sich, in: Das schwarze Korps 2 (1935), S. 6.
Treziak, Ulrike: Deutsche Jugendbewegung am Ende der Weimarer Republik. Zum Verhältnis von Bündischer Jugend und Nationalsozialismus (= Quellen und Beiträge zur Geschichte der Jugendbewegung, Bd. 28), Frankfurt am Main 1986.
Ullrich, Aquilin: Das Trachom bei der ehemaligen deutschen Volksgruppe in Bessarabien (mit einem Vorwort über ihre Lebensbedingungen und gesundheitlichen Verhältnisse) (= Med. Diss. v. 19. Nov. 1941 Würzburg), o.O. 1941.
van den Bussche, Hendrik: Ärztliche Ausbildung und medizinische Studienreform im Nationalsozialismus, in: Johanna Bleker/Norbert Jachertz (Hrsg.): Medizin im „Dritten Reich“, 2. erw. Aufl., Köln 1993, S. 117–128.
Deers.: Im Dienst der „Volksgemeinschaft“: Studienreform im Nationalsozialismus am Beispiel der ärztlichen Ausbildung, Berlin/Hamburg 1989.

Verschuer, Otmar von: Die heutige Erblehre des Menschen, in: Monatsschrift für Kinderheilkunde 62 (1934), S. 113–123.
Volksschulen im Deutschen Reich 1936 (= Statistik des Deutschen Reichs, Bd. 506), Neudr. o. O. 1979.
Waldmann, Anton: Was erwartet die Wehrmacht von der gesundheitlichen Betreuung der Jugend?, in: Das Junge Deutschland 30 (1936), S. 1–5.
Weber, Max: Wissenschaft als Beruf. Ges. Aufsätze zur Wissenschaftslehre, Tübingen 1922.
Wedemeyer-Kolwe, Bernd: Der Neue Mensch. Körperkultur im Kaiserreich und in der Weimarer Republik, Würzburg 2004.
Wehn, Otto: Hitlerjugend und Fürsorgeerziehung, in: Das junge Deutschland 29 (1935), S. 166 ff.
Wehner, Gerhart: Die rechtliche Stellung der Hitler-Jugend, Dresden 1939.
Weingart, Peter/Kroll, Jürgen/Bayertz, Kurt: Rasse, Blut und Gene. Geschichte der Eugenik und Rassenhygiene, Frankfurt am Main 1988.
Ders.: Eugenische Utopien. Entwürfe für die Rationalisierung der menschlichen Entwicklung, in: Harald Welzer (Hrsg.): Nationalsozialismus und Moderne (= Tübinger Beiträge zu Philosophie und Gesellschaftskritik, Bd. 5), Tübingen 1993, S. 166–183.
Ders.: Züchtungsutopien – wildes Denken über die Verbesserung des Menschen, S. 1 (http://bieson.ub.uni-bielefeld.de/volltexte/2003/112/pdf/PeterWeingart.pdf, letzter Zugriff: 1.4.2010).
Wentzler, Ernst: Das künftige „Deutsche Kinderkrankenhaus“, in: Die Ärztin 19 (1943), S. 198–201.
Ders.: Kind und Krankenhaus. Zur Gründung des Vereins „Deutsches Kinderkrankenhaus“, in: Gesundheitsführung. „Ziel und Weg“, Jg. 1942, S. 198–201 und S. 207.
Ders.: Zur Nachwuchsfrage der Kinderärzte, in: Ärzteblatt für Berlin und Kurmark 51 (1938), S. 1–4.
Witt, Detmar: Die Entwicklung der Pädiatrie zum eigenen Fachgebiet. Dargestellt nach den Protokollen der Deutschen Ärztetage und nach den Publikationen im Deutschen Ärzteblatt (= Med. Diss. München 1980).
Wortmann, Ewald: Bevölkerungsbewegung eines schleswig-holsteinischen Dorfes (Eddelak in Dithmarschen) (= Med. Diss. vom 28. Nov. 1938 Würzburg), Würzburg 1937.
Wortmann, Michael: Baldur von Schirach. Hitlers Jugendführer, Köln 1982.
Würschinger, Otto: Leistungswochen der Hitler-Jugend, in: Das Junge Deutschland 37 (1943), S. 141–146.
Zapp, Albert: Untersuchungen zum Nationalsozialistischen Deutschen Ärztebund (NSDÄB) (= Med. Diss. Kiel 1979).
Zeller, Wilfried: Das Jugendalter und der Jugendarzt, in: Ders. (Hrsg.): Handbuch der jugendärztlichen Arbeitsmethoden, Leipzig 1938, S. 1–9.
Ders.: Der Jugendarzt, seine Aufgaben und Methoden, in: Gesundheit und Erziehung 49 (1936), S. 129–136.
Ders.: Die hygienische Volksbelehrung als jugendärztliche Aufgabe, in: Gesundheit und Erziehung 48 (1935), S. 289–292.
Ziesché, Hermogenes: Durchbruch zur ärztlichen Jugendkunde, in: Das Junge Deutschland 36 (1942), S. 165–169.

Abbildungsnachweis

Archiv des Verlages: Umschlagseite vorn oben
Charité – Universitätsmedizin Berlin, Inst. f. Geschichte der Medizin, Bildarchiv: 122, 175 (Umschlagseite vorn rechts)
Das Junge Deutschland (1939): 129
Der Jungarzt (1937): 93, 95
Der Jungarzt (1938): 99
Deutsches Ärzteblatt (1933): 108, 109
Deutsches Ärzteblatt (1936): 113
Deutsches Gold (1942): 134, 135 (Umschlagseite hinten), 148, 149, 166, 167
HJ-Führerdienst: HJ-Gebiet Niederdonau 4 (1941): 142
Wir schaffen. Jahrbuch des BDM 1938: 32

Der Autor

Thomas Beddies, geboren 1958, Dr. phil. habil., ist Historiker und Wissenschaftlicher Assistent am Institut für Geschichte der Medizin der Charité – Universitätsmedizin Berlin. Seine Forschungsschwerpunkte sind Geschichte der Pädiatrie, Geschichte der Psychiatrie und Medizin im Nationalsozialismus. Er ist Mitherausgeber der im be.bra wissenschaft verlag erschienenen Bände »Dokumente zur Psychiatrie im Nationalsozialismus« und »Kinder in der NS-Psychiatrie«.